食源性疾病防治知识

——医务人员读本

主　编　黄　琼　郭云昌
主　审　张志强　张永慧　严卫星　杨杏芬
编　委（按姓氏笔画排序）
　　　　邓小玲　卢玲玲　陈子慧　郭云昌
　　　　黄　琼　黄　熙　黄　蔚　梁骏华
　　　　蒋　琦　潘雪梅

人民卫生出版社

图书在版编目（CIP）数据

食源性疾病防治知识:医务人员读本/黄琼,郭云昌主编.—北京:人民卫生出版社,2014

ISBN 978-7-117-18581-3

Ⅰ.①食… Ⅱ.①黄…②郭… Ⅲ.①食物性传染病-防治 Ⅳ.①R512.99

中国版本图书馆 CIP 数据核字（2014）第 021476 号

人卫智网	www.ipmph.com	医学教育、学术、考试、健康，购书智慧智能综合服务平台
人卫官网	www.pmph.com	人卫官方资讯发布平台

食源性疾病防治知识
——医务人员读本

主　　编：黄　琼　郭云昌
出版发行：人民卫生出版社（中继线 010-59780011）
地　　址：北京市朝阳区潘家园南里 19 号
邮　　编：100021
E - mail: pmph @ pmph.com
购书热线：010-59787592　010-59787584　010-65264830
印　　刷：中煤（北京）印务有限公司
经　　销：新华书店
开　　本：787×1092　1/16　**印张**：12
字　　数：285 千字
版　　次：2014 年 3 月第 1 版　2023 年 8 月第 1 版第 3 次印刷
标准书号：ISBN 978-7-117-18581-3
定　　价：36.00 元
打击盗版举报电话：**010-59787491**　**E-mail**：WQ @ pmph.com
质量问题联系电话：**010-59787234**　**E-mail**：zhiliang @ pmph.com

前　言

　　食源性疾病是一个全球性的公共卫生问题。美国疾病预防控制中心(以下疾病预防控制中心简称 CDC)估计,美国每年有 4800 万人患病,超过 12 万人住院,3000 人死于食源性疾病。高危人群主要是婴幼儿、老年人和免疫功能低下者。由于人口结构、饮食习惯、食品生产和销售模式、微生物适应性的变化以及公共卫生资源和基础设施的缺乏,新的食源性疾病不断涌现,老的食源性疾病仍在流行。随着人类旅行和贸易机会的增加,食源性疾病感染的风险也不断增加,导致其在本地乃至全球范围内传播。

　　临床医务人员在预防和控制食源性疾病暴发中起着关键的作用,他们在临床一线收集食源性疾病患者的信息并发现食源性疾病暴发的线索。引起疾病传播的源头通常难以在某个患者身上发现,公共卫生部门更能专业地从暴发事件中调查到源头。临床医务人员尽早、尽快发现和报告可能的暴发病例或看似散在分布的暴发病例,及时采集患者标本并送检,公共卫生专业人员就能及时对现场开展流行病学调查,迅速明确病原体,更有效地提出防控措施,就可能将暴发控制在尽可能小的范围,维护公众健康和降低社会及经济影响。

　　受国家卫生计生委制定《食源性疾病管理办法》配套技术规范的委托,编者结合所承担的科技部卫生行业公益性科研专项"食品安全应急与监测预警技术研究和应用"(200902009)和"稻米镉健康监护对策与食源性疾病溯源技术研究"(201302005)的研究需求,组织了一批公共卫生领域具有博士硕士学位的青年科技人员历时三年编写了食源性疾病防治知识培训教材,期间得到广东省疾病预防控制中心领导和柯昌文、李晖、柯碧霞、李柏生、梁兆铭、裴福全、张紫虹等同事的大力支持和协助,并在广东省 30 家监测医院近 3000 名医务人员中试用,同时也在江苏、上海、陕西、四川省监测医院中推广使用,收集了大量的一线工作意见和建议。本书成稿后还收集和吸取了江苏省疾病预防控制中心袁宝君,上海市疾病预防控制中心刘弘,湖北省疾病预防控制中心史廷明,甘肃省疾病预防控制中心梁效成、河北省疾病预防控制中心朱小波和吉林省疾病预防控制中心白光大、翟前前等兄弟省份专家的宝贵意见和建议;本书附录 2"美国 CDC 适用医务人员的食源性疾病诊断和治疗指引"在中美新发和再发传染病合作项目官员吴蜀豫博士协调下得到美国 CDC 的鼓励与授权,附录 4"常见食源性有毒动植物鉴别彩图"得到中国疾病预防控制中心职业卫生与中毒控制所孙承业副所长和谢立璟医生的无私帮助,黄蔚医生为书稿的整理和编排付出了大量辛勤的劳动,在此一并表示衷心的感谢!

　　本书主要是为临床医务人员了解和掌握食源性疾病防治知识而编写的。第一章是食源性疾病基本概念和背景知识的介绍,第二章对一些重要的食源性疾病防治知识进行了介绍,第三章结合食源性疾病暴发的典型案例重点剖析了临床医务人员对疾病防控工作的重要性,附录收录了一些适用于医务人员阅读和使用的食源性疾病有关文献和资料,包括医务人员食源性疾病知识-态度-行为调查问卷、美国CDC适用医务人员的食源性疾病诊断和治疗指引、重要食源性疾病的危害、关联食品和诊断治疗参考手册、一些重要而常见的有毒动植物彩图等。通过加强学习和认识,一方面可促使临床医务人员了解和掌握食源性疾病防治知识,提高对食源性疾病的诊断治疗能力;另一方面,也可促使临床医务人员认识到他们在诊治疑似食源性疾病、发现聚集病例和识别暴发、及时向公共卫生部门报告方面的重要作用。当然,本书同样也适用于疾病预防控制专业技术人员,也可作为食品安全及公共卫生专业教学相关参考书籍。

　　由于学识水平和时间精力有限,难免有疏漏和错误之处,敬希读者谅解并给予批评指正,并可通过 huangqiong @ cdcp. org. cn 邮箱反馈宝贵意见和建议。

编　者

2014 年 1 月

目　录

第一章　概　述

第二章　常见食源性疾病防治重点

第三章　典型案例

附　录

第一章

概　述

食源性疾病防治知识
——医务人员读本

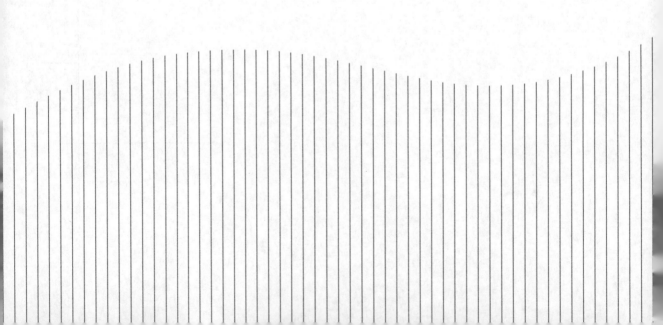

第一节　食源性疾病的概念和特点

《中华人民共和国食品安全法》(以下简称《食品安全法》)第99条规定:食品安全事故,指食物中毒、食源性疾病、食品污染等源于食品,对人体健康有危害或者可能有危害的事故。

因此,从《食品安全法》的角度,食品安全事故可以分为食品污染、食源性疾病、食物中毒三类。

食品污染(food contamination)是指在各种条件下,有毒有害物质进入到食物,造成食品安全性、营养性和(或)感官性状发生改变的过程。随着各种化学物质的不断产生和应用,有害物质的种类和来源也愈发繁杂。食品从种植、养殖到生产、加工、贮存、运输、销售、烹调直至餐桌的各个环节都有可能被某些有毒有害物质污染,以致食品卫生质量降低或对人体健康造成不同程度的危害。

根据WHO定义,食源性疾病(foodborne disease)是指食品中的各种致病因子经摄食进入人体内引起的感染性或中毒性疾病。根据这个定义,食源性疾病包括三个基本要素,即传播疾病的载体——食物;食源性疾病的致病因子——食物中的有毒有害物质;临床特征——中毒性或感染性表现。食源性疾病既包括传统意义上的食物中毒,也包括经食物传播的肠道传染病、食源性寄生虫病、人畜共患传染病以及食物过敏等。也有专家认为,因食物营养不平衡所造成的某些慢性非传染性疾病(如心血管疾病、肿瘤、糖尿病等)、食物中某些有毒有害物质引起的以慢性损害为主的疾病(包括致癌、致突变、致畸)等也应归此范畴。目前,医学上一般采用WHO定义的食源性疾病范畴,也是本书所指的食源性疾病的范畴。

食物中毒(food poisoning)是指摄入含有生物性、化学性有毒有害物质的食品或被有毒有害物质污染的食品后所出现的非传染性的急性、亚急性疾病。食物中毒既不包括因暴饮暴食而引起的急性胃肠炎、食源性肠道传染病和寄生虫病,也不包括因一次大量或长期少量多次摄入某些有毒、有害物质引起的以慢性损害为主要特征的疾病。近二十年来,一些发达国家和国际组织已经很少使用食物中毒的概念,更多使用的是"食源性疾病"的概念。

应当说,食品污染、食源性疾病、食物中毒三者是同中有异、异中有同的关系,三者有相同的特点,也有各自的特性,它们的关系可见图1-1。

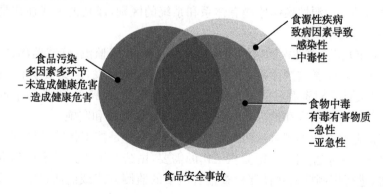

图1-1　食品污染、食源性疾病与食物中毒关系示意图

食源性疾病的复杂性主要表现在以下三方面：

1. 致病因子复杂 食源性疾病是一大类疾病，其致病因素多种多样，包括生物性和非生物性因素。食源性疾病可以由微生物及其毒素、寄生虫、生物毒素、真菌及其毒素和化学污染物等引起。虽然我国当前处于经济转型期，食品中化学物质非法添加问题比较突出，但已有的监测数据和各种文献报道均显示微生物性食源性疾病一直以来都是头号食品安全问题。

2. 食物载体复杂 在过去的20年，常见引起食源性疾病暴发的食物有牛奶（空肠弯曲菌）、贝类（诺如病毒）、未经灭菌的苹果酒（大肠杆菌 $O_{157}：H_7$）、生肉和未煮熟的鸡蛋（沙门菌）、鱼（雪卡毒素）、草莓（甲型肝炎病毒）和即食肉类（李斯特菌）等。随着食品生产、加工模式和饮食结构的不断调整，新的食物——致病因子组合还在不断被发现。

3. 临床表现复杂 食源性疾病患者的典型症状为胃肠道症状（呕吐、腹泻、腹痛），但有时也表现为非特异性症状。大部分食源性疾病患者由于病情较轻，仅有小部分就医，在就医并进行粪便标本检测的患者中，细菌比其他病原体更有可能被检测确认。在美国，引起食源性疾病的病原菌主要是弯曲菌、沙门菌和志贺菌，这些细菌致病具有明显的区域性和季节性。临床上一般较少对病毒引起的腹泻进行病原学检测，但病毒被认为是引起食源性疾病更常见的病原体。本书附录2表2-1中的食源性疾病表格总结了包括细菌、病毒、寄生虫和非感染性因素引起的食源性疾病的临床症状，附录3和第三章中也列出了多种食源性疾病的临床症状，如神经系统症状、呼吸系统症状甚至全身症状等，都说明了食源性疾病临床表现的复杂性。

第二节　食源性疾病监测的目的和分类

降低食源性疾病发病率和死亡率是防控工作的终极目标，而监测是实现这一目标的重要手段。食源性疾病监测是指有计划地、连续而系统地收集、整理、分析和解释疾病在人群中的发生及影响因素的相关信息，并及时将监测所获得的信息发送、反馈给相关的机构和人员，用于疾病预防控制策略和措施的制定、调整和评价。通过开展监测，可以评估疾病负担、及早识别疾病的暴发和流行、确定疾病防控重点、制定预防控制策略和措施及评价其效果，并为深入研究提供线索。简而言之，疾病监测是一种为公共卫生行动提供支持的行为，监测本身也是一种行动。食源性疾病监测有体系和系统的区别，成功的模式往往是综合监测体系下覆盖多种的监测系统。

2002年WHO将食源性疾病监测体系分为4类：非正式监测、症状监测、实验室监测和综合食物链监测。这4类监测体系一定程度上都可以发现暴发，但灵敏度不一样，监测的效力也不一样。4类体系对资源和能力的要求是逐步提高的，对跨部门、跨行业间的合作要求也是逐步加强的。各个国家和地区需结合实情有计划地开展和实施。

食源性疾病监测系统类型可从两个角度来分类，一种是按工作能动性可分为主动监测和被动监测系统。主动监测是根据监测工作的需要，由公共卫生人员定期到责任报告单位收集疾病报告、进行病例搜索并督促检查报告质量的监测方式或监测系统。被动监测是由责任报告人（如医务人员）按照既定的报告规范和程序向公共卫生机构（如县、区级疾病预防控制机构）常规地报告疾病数据和信息，而报告接收单位被动接受报告的监测方式或监测系统。食源性疾病的范围极广,不同种类的食源性疾病可能涉及人体多个系统器官的损害,从临床症状上来说食源性疾病与其他原因所致的同种疾病(如水源性肠道感染性疾病)常常难以区分。因此,除某些疾病特征与食用某种食品关系十分清晰地病例(如食用河豚鱼引起的河豚毒素中毒)外,在临床阶段往往无法识别、判断病例的发病原因是否为食源性,尤其当病因及致病途径尚不清楚时,最终判断需要结合临床表现、流行病学调查及实验室结果综合判定。而有效的监测,尤其是主动监测,能够获取与疾病相关的主要信息,为综合判断一起疾病暴发是否为食源性提供重要的基础数据,具有较大的公共卫生学意义。

另一种食源性疾病监测系统类型的分类方法是按监测对象不同分为病例监测和事件监测。前者如法定疾病报告系统,后者如突发公共卫生事件报告系统。

第三节　食源性疾病监测的模式与应用

(一)国际食源性疾病监测网络

伴随全球食品和动物饲料贸易规模日益扩大化,进行全球监控以及制定控制食源性疾病的全球协调战略也显得迫在眉睫。鉴于食源性疾病的全球蔓延趋势给公众身体健康、生命安全和社会经济可能带来严重危害,预防和控制食源性疾病暴发已成为各国政府的共同需求,食源性疾病的预防和控制工作需要通过对公共卫生更明确的承诺和更密切的国际伙伴关系来实现,但各国监测系统存在的差异却成为实现这一目标的障碍,因而亟需建立全球监测的伙伴关系和互联网络,让各国共同推进食源性疾病预防和控制相关工作。目前比较活跃的国际食源性疾病监测合作项目主要有:

1. 全球食源性疾病网络　全球食源性疾病网络(Global Foodborne Infections Network,GFN),是世界卫生组织(WHO)帮助成员国提高食源性疾病识别、控制及预防能力建设项目。为了促进以实验室为基础的综合性监测,鼓励在人类健康、兽医和食品相关科学和部门间建立协作关系,从而提高各国识别、应对和预防食源性疾病及其他感染性肠道疾病的能力,2000年WHO、美国CDC及其他合作伙伴共同组建了全球沙门菌监测网(WHO Global Salm-Surv,GSS),是GFN的前身,主要围绕非伤寒沙门菌引起的食源性疾病建立监测体系,以了解全球沙门菌的流行病学特征。GSS的主要任务是对其参与成员提供国际培训课程,提高实验室检测能力,增强沟通协作能力;提供外部质量控制体系,确保实验室对病原菌血清分型及抗生素敏感实验的可信度,发现实验室检测中存在的问题;建立沙门菌数据库,收集来国家参比实验室的菌株信息。2000~2005年,GSS举办了30个国际培训班,接受培训后微生物学家和流行病学家的技术有了一定提高,200多个国家参比实验室血清分型的正确率从76%提高到超过80%。为扩大监测病原体的范围,自2009年起,GSS更名为全球食源性疾病网络(GFN)。目前GFN有10家权威机构为成员实验室提供指引和技术支持,在全球有20个培训基地,已为超过130个国家的微生物学家和流行病学家提供包括中文、英文等语言在内的75个培训课程。目前GFN监测的致病菌主要包括沙门菌、弯曲菌、志贺菌、大肠杆菌、肉毒杆菌及霍乱弧菌,已收集超过150万株人源及40万株非人源沙门菌。

2. 国际细菌分子分型网络　国际细菌分子分型网络(PulseNet International)通过成员国之间及时交换食源性致病菌的DNA指纹图谱数据信息,加强食源性疾病暴发和新发食源性疾病早期识别、应急响应的实验室互联网系统。

美国 PulseNet 已与加拿大 PulseNet 合作,实现了两个网络的数据实时共享。

经丹麦哥本哈根国家血清研究所为首的欧洲科学家团队共同努力,建立了欧洲 PulseNet。

中国、中国香港、美国、日本、澳大利亚和新西兰等 13 个国家和地区在 2002 年共同建立了亚太区 PulseNet 网络(PulseNet Asia Pacific),由中国香港卫生署公共卫生化验所负责协调。该网络包含沙门菌分型组、服务器开发组、实验室间比对平台组、实验室资源与支持组等,帮助成员国建立和运用 PFGE 标准方法的能力。目前网络运行顺利,已取得一定成绩:2004 年 1 月日本冲绳县发生一起大肠埃希菌 O_{157} 暴发事件,通过美国与日本 PulseNet 的 PFGE 图谱交换比对,对病例进行确认,并查明源头是因旅客食用了美国飞往日本的飞机餐食中被大肠埃希菌 O_{157} 污染的牛肉糜所致。亚太区 PulseNet 网络还与美国 PulseNet 合作,开发并确认霍乱弧菌 PFGE 标准方法。

2004 年 9 月,中国 PulseNet 监测工作正式启动,目前多个省级 CDC 经中国 PulseNet 组委会认可,成为网络的区域中心实验室,并逐渐推广运用 PFGE 分型技术,在食源性疾病暴发的识别、分析、预警和控制措施改进中发挥重要作用。

(二)发达国家和地区食源性疾病监测体系

世界上多个国家和地区都建立了各自的食源性疾病监测体系,很多都为本地区的食品安全控制和保障发挥了重要作用。如澳大利亚和新西兰 2000 年建立的 OzFoodNet,丹麦 1995 年建立的综合耐药性监测和研究项目(DANMAP),日本的国家感染性疾病流行病学监测系统(NESID),加拿大的国家肠道病原体监测系统(C-EnterNet)等。美国的食源性疾病监测体系是其中最有代表性和影响力的体系之一。本节重点介绍美国的食源性疾病监测体系。

美国的食源性疾病综合监测体系是由许多相互关联的监测系统组成,每个系统就像智能手机的"应用"一样有各自不同的目的,报告流程从地方一级开始并贯穿整个国家,依赖与州及地方卫生部门之间的联系。目前有三大类,分别是①国家疾病监测系统;②哨点病例监测系统;③暴发监测系统,共九个系统在运作,这些监测系统都在发现和预防食源性疾病及其暴发方面发挥着各自的作用,其目的在于确保美国从农场到餐桌整个"食物供应链"过程中食品的安全性。

美国国家病例监测系统包括基础性和专项病例监测,前者如国家食源性疾病监测分子分型网络(National Molecular Subtyping Network for Foodborne Disease Surveillance, PulseNet)、全国法定报告疾病监测系统(National Notifiable Disease Surveillance System, NNDSS)、基于实验室的肠道疾病监测系统(Laboratory-based Enteric Disease Surveillance, LEDS)、全国肠道细菌耐药性监测(National Antimicrobial Resistance Monitoring System, NARMS);后者如李斯特菌行动(Listeria Initiative)、肉毒中毒监测系统(Botulism)和霍乱及其他弧菌(Cholera and other Vibrio Surveillance System, COVIS)监测系统。

哨点病例监测系统主要是指美国的食源性疾病主动监测系统(FoodNet)。

暴发监测系统主要包括美国食源性疾病暴发监测系统(FDOSS)和水源性疾病及暴发监测系统(WBDOSS)。

FoodNet 和 PulseNet 是美国几大食源性疾病监测系统中影响力较大的两个典范,为本节重点介绍内容。两个系统构建的初衷都与 1992～1993 年美国汉堡包引起的 *E. coli* O_{157} 暴发事件(726 人发病,4 名儿童死亡)有关。

FoodNet：1995年前，美国对食源性疾病监测主要采取层层上报的办法，由地方公共卫生实验室向州政府卫生部门报告，然后再向美国CDC汇总，但这套监测体系的漏报率较高。1995年后，美国新建食源性疾病主动监测网（FoodNet），该网络主要由美国CDC负责管理，与美国农业部（USDA）下属食品检验局（FSIS）、与美国食品与药品监督管理局（FDA）以及10个州卫生部门合作建立的食源性疾病加强监测系统。目前FoodNet共设立10个监测点（10个州），覆盖人口约4500万（15%美国人口）。FoodNet监测网络内有650间临床实验室，重点监测肠道腹泻病病原体，包括7种常见致病菌（沙门菌、志贺菌、致病性大肠埃希菌、李斯特菌、耶尔森菌、空肠弯曲菌、弧菌）和2种寄生虫（隐孢子虫和环孢虫）。FoodNet的主要任务是评估美国食源性疾病负担和变化趋势、特定病原体引起食源性疾病的食物载体和环境设施调查等。如基于2010年监测数据，美国对国内食源性疾病负担进行了评估，发现美国每年有140万人感染非伤寒沙门菌，导致1.5万人住院和400人死亡，肠炎沙门菌感染病例占了所有沙门菌病例的1/5；FoodNet开展了多项专项调查，并及时对调查和研究结果汇总分析，发现了很多此前不为人知的引起食源性感染的源头，并在此基础上提出临床实验室和临床医生在监测中需要改进之处，进一步提高监测预警能力的措施建议；此外，FoodNet还宣传预防控制知识以改善公众的卫生行为，改进减少食源性疾病负担的干预和控制措施。

PulseNet：美国于1996年正式启动了可对食源性致病菌进行分子分型鉴定的全国性电子化网络，即国家食源性疾病监测分子分型网络（PulseNet），该网络在全美各地方、州或领地以及联邦均设有网络实验室，由美国CDC负责协调，FDA、USDA下属FSIS、国家公共卫生实验室网络（Association of Public Health Laboratories，APHL）同为成员单位。这套系统采用了名为"脉冲场凝胶电泳"（Pulsed-Field Gel Electrophoresis，PFGE）的DNA指纹图谱鉴定技术，这是一种可分离质量大小从10kb到10mb分子的DNA方法，在细菌溯源研究中的应用是基于菌株的DNA指纹来确定菌株之间的亲缘关系。基本原理和方法：将细菌包埋于琼脂块中，用适当的内切酶在原位对整个细菌染色体进行酶切，酶切片段在特定的电泳系统中通过电场方向不断交替变换，在合适的脉冲时间等条件下得到良好的分离。PFGE能够在分子水平上对可疑食品中分离出的细菌分子亚型和来自患者的细菌亚型进行比较，确定二者是否同源，从而大大提高了对食源性疾病暴发快速识别和溯源的能力。例如，在众多沙门菌菌株中，每株都具有独特的PFGE图谱或指纹。因为食源性疾病暴发通常是由单一菌株造成的，所以调查者就能够将感染相同沙门菌菌株的聚集性病例与感染其他沙门菌的病例区分开，从而确保调查人员能集中精力调查暴发群体中的患病个体，以便更快速地识别疾病暴发的来源。PFGE还可以用来分析食品或环境中的菌株，以确定这些菌株是否与造成疾病暴发的菌株相匹配，从而锁定引起暴发的源头。PulseNet的目标是及早发现食源性疾病聚集病例，实现联邦、州、地方卫生部门以及国际间同行的即时沟通，促进暴发的早期识别，帮助食品监管机构有针对性地实施问题食品的下架、召回等监管措施，从源头上控制和阻断后续的疾病发生和暴发，提高食品安全管理水平。目前美国50个州的公共卫生实验室都有计算机与美国CDC的中央计算机实现联网，网络实验室使用标准化的PFGE分型方法（包括沙门菌、大肠埃希菌O_{157}、霍乱弧菌、志贺菌、副溶血弧菌、空肠弯曲菌和单增李斯特菌），在规定的时间内上传菌株的指纹图谱，建立PulseNet国家PFGE指纹图谱数据库，实现了与全国各地菌株指纹图谱的在线比较。PulseNet的这项功能使食源性病原菌检测基本满足了准确和快速的要求,引起暴发的病原菌分离的时间由几天缩短为几小时,大大提高了调查人员的分析能力,甚至能快速发现全国范围内跨地区的相对较小规模的暴发事件。PulseNet 已成功应用于美国数百起食源性疾病暴发的调查和原因食品溯源,可以识别全美各州都有散发病例的暴发事件,甚至某一个州仅有 1 例病例,也可以通过该网络与暴发事件建立联系:如 2006 年大肠埃希菌 O_{157} 污染菠菜事件、2009 年波及全美各州的沙门菌污染花生酱事件和 2011 年李斯特菌污染香瓜事件等,为可靠地确定食源性疾病患者和可疑食品中分离致病菌的同源性提供了重要的手段。

(三) 我国的食源性疾病监测体系和策略分析

2010 年我国全面启动食源性疾病监测工作,逐步构建主动监测与被动监测互为补充的食源性疾病监测、预警与控制体系,主动监测包括食源性疾病监测报告系统、食源性疾病分子溯源网络和人群调查,被动监测包括突发公共卫生事件报告系统、食源性疾病暴发报告系统。

1. 食源性疾病主动监测

(1)食源性疾病监测报告系统:该系统主要依托全国 31 个省(自治区、直辖市)和新疆生产建设兵团的哨点医院和 CDC,通过对个案病例信息的主动采集、汇总和分析,及时发现食源性疾病聚集性病例,提高食源性疾病暴发和食品安全隐患的早期识别、预警与防控能力。食源性疾病监测报告的三大工作模块分别为:个案信息采集,聚集性病例识别,信息核实与上报。哨点医院发现所有就诊患者中疑似食源性疾病病例(包括异常病例),及时采集症状与体征、饮食暴露史、临检结果、临床诊断等个案信息,汇总后报告辖区 CDC,CDC 对个案信息进行综合和关联性分析,及时发现可疑聚集性病例,确认为一次同源暴发事件后应及时报告卫生行政部门,并协助开展流行病学调查。

(2)食源性疾病分子溯源网络:该系统是依托全国 31 个省(自治区、直辖市)和新疆生产建设兵团的 CDC 建立的基因分型电子化系统,通过对食源性致病菌分离株进行分子分型,通过聚类分析发现聚集性病例。哨点医院检验科分离出沙门菌、志贺菌、副溶血性 5 弧菌等食源性致病菌,及时将菌株或粪便样本送至省或指定的地(市)CDC 实验室,进一步进行分子分型实验,CDC 对辖区内分子分型图谱进行搜索,发现图谱一致的可疑聚集性病例时,要结合个案病例信息进行核实调查,确认为一次同源暴发事件后应及时报告卫生行政部门,并协助开展流行病学调查。

(3)人群调查:根据地理位置、经济水平、人口密度等从我国不同行政地区选出 8 个具有区域代表性的省(自治区、直辖市)作为居民急性胃肠炎社区调查的国家级监测点,开展为期 12 个月的人群横断面调查。该调查为了解居民急性胃肠炎患病情况,发病趋势和流行特征,掌握急性胃肠炎病人的发病率、就诊率和粪便送检率,为估计人群食源性疾病的患病情况及疾病负担提供基础数据,了解居民急性胃肠炎的经济负担和影响因素,为预防控制食源性疾病相关政策的制定和卫生资源的合理配置提供依据。

2. 食源性疾病被动监测

(1)突发公共卫生事件管理信息系统:为加强突发公共卫生事件与传染病疫情监测报告管理工作,提供及时,科学的防治决策信息,有效预防,及时控制和消除突发公共卫生事件和传染病的危害,保障公众身体健康与生命安全。2003 年"非典"之后,中国 CDC 在全国 31 个省(自治区、直辖市)的 CDC 建立起"中国疾病预防控制信息系统",包含疾病监测信息报告管理系统、突发公共卫生事件管理信息系统、艾滋病综合防治信息系统等多个模块。食物中毒信息报告则涵盖于突发公共卫生事件管理信息系统的平台中。该模块上报的食物中毒事件主要包括一次中毒人数超过 30 人或出现死亡病例的事件;地区性或全国性重要活动期间发生食物中毒,一次中毒人数超过 5 人或出现死亡病例;学校、幼儿园、建筑工地等集体单位发生食物中毒,一次中毒人数超过 5 人或出现死亡病例。

(2)食源性疾病暴发(食物中毒)报告系统:为了全面掌握我国食源性疾病的发生情况,全面掌握食源性疾病暴发事件的高危食品和危险因素,为政府制定、调整食源性疾病防控策略提供依据,2010 年国家建立了食源性疾病暴发(包括食物中毒)报告系统。该系统覆盖全国 31 个省(自治区、直辖市),并延伸至地(市)、区(县)。各级 CDC 调查处置完毕所有级别的暴发事件(包括异常健康事件)后,按照既定的格式填报报告表,实现国家、省(自治区、直辖市)、地(市)和区(县)四级网络直报。

3. 我国食源性疾病监测策略的分析 我国食源性疾病监测工作处于起步阶段,这既是机遇也是挑战。我国应结合国情和国外先进经验构,分考虑社会经济、医疗体制、食品安全等现状,遵循属地管理、分级负责、依法有序、多方协作原则,逐步完善我国食源性疾病监测、预警、控制体系。基于目前我国已有的监测系统,改进疾病法定报告要求、提高实验室在监测中的支持作用、改进暴发监测和调查的质量、建立基于人群和实验室的主动监测体系是众多权威专家的共识。实现这些策略重点一方面要从根本上落实"医防合作"机制,如建立医生培训制度,提高医生的公共卫生意识和诊疗规范;加强公共卫生实验室对临床实验室的支持与联系,促进临床实验室对有公共卫生意义病原体分离和报送的责任等。另一方面也要加强不同部门和同一部门内部的合作交流和信息共享,促进食源性疾病综合监测体系的构建和成熟。

医院是食源性疾病监测的"哨所",医生是掌握患者第一手信息的人,近年来"三聚氰胺污染婴幼儿奶粉事件"、"阜阳劣质奶粉事件"等重大食品安全事故都是临床医生首先发现并报告的。这些事件的发现有赖于医生的专业知识和职业经验。一直以来如何提高处于监测前线的临床医生对食源性疾病的警觉性都是值得探索的问题。广东省 CDC 在这方面做了大量的尝试,取得了一定成效。具体措施包括:一是哨点医院选择,由省卫生厅授予其"食源性疾病监测示范医院"牌匾并邀请媒体向社会报道,促进食源性疾病患者聚集就诊的同时,增加监测医院诊断识别食源性疾病的主动性。二是由 CDC 专业人员进驻医院对重点科室医生进行全员培训。针对临床医生对食源性疾病甄别和认识的薄弱环节组织编写培训教材,入院主要培训医生掌握常见食源性疾病的症状,同时通过对典型案例重点剖析,强调临床一线医生认真负责、高度警惕的态度和主动报告的意识对早期发现食源性疾病暴发苗头的重要性和意义。三是建立日常网络、食源性疾病监测 QQ 群、传真、电话和定期资料更新强化的"双线"联络模式,保持疾病预防控制人员与临床医生、预防保健科医生的长期沟通和联系,强化了临床医生对食源性疾病的关注与认识,确保医疗机构与疾病预防控制机构在食源性疾病报告和暴发控制上的实时畅通。四是鼓励和肯定监测工作中表现突出的医务人员和疾病预防控制人员,总结和推广好的工作经验,加强各监测单位间的交流,促进监测工作机制的顺利推进。

第四节 腹泻患者实验室检测与治疗流程

我国目前对腹泻患者何时需要进行实验室检测? 检测什么指标? 进行哪些治疗? 尚未制定统一的标准或规范,以下材料(表 1-1、图 1-2、图 1-3)是加拿大腹泻患者实验室检测与治疗流程,有一定参考和借鉴意义。

表 1-1 急性感染性腹泻的致病因素

病原体	非血便	血便
细菌	产肠毒素的大肠埃希菌(旅行者腹泻)、副溶血性弧菌、志贺菌属、沙门菌属、耶尔森菌属	产气单胞菌属、弯曲菌属、产志贺样毒素的大肠埃希菌、(如大肠埃希菌 $O_{157}：H_7$ 和其他病毒株)、志贺菌属、沙门菌属、耶尔森菌属
病毒	诺如病毒、轮状病毒、腺病毒、星状病毒	
寄生虫	贾第鞭毛虫、隐孢子虫、等孢子球虫或环孢子虫属	痢疾阿米巴
毒素	艰难梭菌、金黄色葡萄球菌、蜡样芽胞杆菌、产气荚膜杆菌	

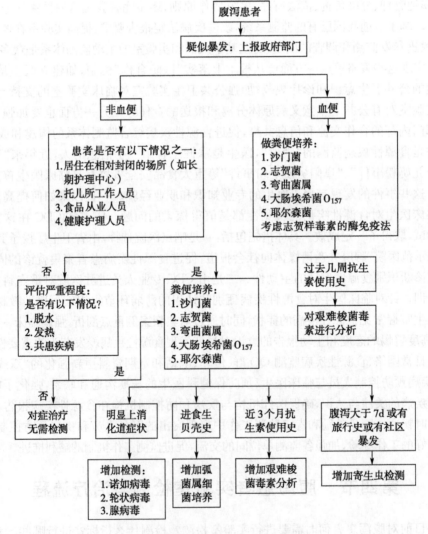

图 1-2 腹泻患者实验室检测流程图

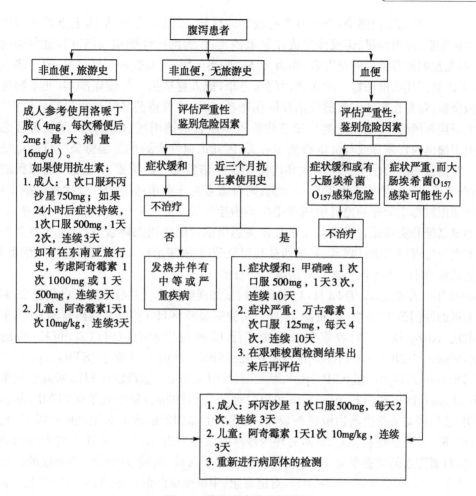

图 1-3 腹泻患者治疗流程图

第五节 感染性腹泻病原体耐药性监测

抗生素是微生物在代谢过程中产生的,一种在低浓度下能抑制它种微生物的生长和活动,甚至杀死它种微生物的化学物质;而细菌耐药性是指细菌为维持自身的生存和繁殖,抵抗外界不利环境,不断进化,从而对某种抗生素产生耐受性的一种生物现象。现如今,随着抗生素种类的不断增加,以及不规范、不合理使用甚至滥用抗菌药物,加速了细菌耐药性的产生,甚至出现了几乎对所有可用抗生素全耐药的"超级细菌"。因此,对食源性致病菌进行耐药性监测,不仅可评估、预防和控制耐药细菌的出现和传播,也可科学指导临床医生合理使用抗生素。

有数据显示,美国每年约有 200 万例耐药病原菌和真菌感染病例,其中约 2.3 万例死亡。抗碳青霉烯类肠杆菌属和艰难梭菌被美国 CDC 评估为较严重的耐药菌,前者每年约造成 9000 人感染,600 人死亡;后者每年约造成 25 万人感染,14000 人死亡。食源性致病菌中易产生耐药的主要包括弯曲菌、沙门菌和志贺菌,耐药程度较为严重。

环丙沙星是社区治疗细菌性腹泻的经验用药,可使急性结肠炎的发热时间由 3.1 天缩短为 1.3 天。对志贺菌感染,喹诺酮类有较好的疗效,口服吸收好,临床上推荐使用口服喹诺酮类抗生素(环丙沙星、诺氟沙星或左氧氟沙星)作为细菌性痢疾或高度怀疑菌痢的经验用药;对儿童则推荐使用阿奇霉素,作为大环内酯类药物,其细胞通透性更好;对于多重耐药株,可考虑第三代头孢菌素。对伤寒沙门菌感染,成人首选第三代喹诺酮类,儿童则选第三代头孢菌素;对非伤寒沙门菌感染治疗同伤寒沙门菌,建议待药敏结果报告后再调整用药。对于大肠埃希菌感染,喹诺酮类与第三代头孢菌素普遍适用,但出血性大肠埃希菌感染除外。由于细菌内毒素释放与抗生素使用有关,因此出血性大肠埃希菌感染尽量避免使用抗生素。弯曲菌感染治疗主要使用大环内酯类和喹诺酮类。红霉素对大便中病原菌清除率高,耐药水平低,复发率降低 20%~30%;阿奇霉素对弯曲菌感染的疗效比喹诺酮类更佳。对不能使用红霉素治疗的患者使用喹诺酮类治疗效果明显。对于弯曲菌的反复感染,可考虑使用氨基糖苷类或碳青霉素类。霍乱弧菌感染治疗的常用四环素,对小于 8 岁儿童或四环素不耐受患者可考虑红霉素、氨苄西林和甲氧苄啶-磺胺治疗,成人可首选喹诺酮类药物;对其他弧菌感染可考虑四环素及喹诺酮类药物治疗。

2009 年 9 月至 2012 年 12 月,广东省沙门菌加强监测系统共收集到来自全省 28 家监测医院上送的沙门菌 1729 株、志贺菌 34 株。实验室参考 WHO 沙门菌耐药监测方案,采用纸片扩散法(Kirby-Bauer)对收集到的菌株进行 12 种抗生素的药敏试验,包括:头孢他啶(CAZ,30μg)、头孢噻肟(CTX,30μg)、头孢吡肟(FEP,30μg)、链霉素(STR,10μg)、庆大霉素(GEN,10μg)、环丙沙星(CIP,5μg)、萘啶酸(NAL,30μg)、氯霉素(CHL,30μg)、氨苄西林(AMP,10μg)、四环素(TE,30μg)、磺胺甲二唑(SMX,200μg)和甲氧苄啶(TMP,5μg)。结果表明:沙门菌对头孢类药物敏感率较高,敏感率由高到低依次为头孢他啶(90.4%)、头孢吡肟(87.6%)、头孢噻肟(83.2%),对环丙沙星的敏感率为 67.1%,对庆大霉素的敏感率为 61.0%,对氯霉素的敏感率为 55.9%;沙门菌对氨苄西林、磺胺、四环素、萘啶酸的耐药率依次为 62.2%、61.9%、59.7%、58.9%,对链霉素、甲氧苄啶的耐药率也达 40%以上。志贺菌对甲氧苄啶、氨苄西林、链霉素、萘啶酸、四环素、磺胺的耐药率为 94.1%、88.2%、82.4%、82.4%、79.4%、73.5%。志贺菌对头孢类药物的敏感率较沙门菌低,如头孢他啶、头孢吡肟的敏感率分别为 79.4%、67.6%,但志贺菌对头孢噻肟的耐药率高达 41.2%。志贺菌对环丙沙星的耐药率为 26.5%,仅次于氯霉素(35.3%)和庆大霉素(55.9%)。

参考文献

[1] Services, d. o. h. a. h. and C. f. d. c. a. prevention, diagnosis and management of foodborne illnesses, in Morbidity and mortality weekly report. 2004. p. 1-8.

[2] 王宏伟. 突发事件应急管理:预防、处置与恢复重建[M]. 北京:中央广播电视大学出版社,2009:72-74,115-116.

[3] 清华大学危机管理研究中心 SARS 危机应急课题组. 突发公共卫生事件的应急管理美国与中国的案例[J]. 世界知识,2003,(10):9-16.

[4] 郝永梅. 公共安全应急管理指南[M]. 北京:气象出版社,2010:113,194,198.

[5] 秦怀金,徐景和. 食品药品安全突发事件应急管理[M]. 北京:中国医药科技出版社,2010:81-83,104-107,109-112.

[6] 郭晓丹,杨悦. 美国应急管理的法制建设及 FDA 相关部门设置对我国的启示[J]. 中国药房,2010,21

(9):781-784.

[7] 薛澜,朱琴.危机管理的国际借鉴:以美国突发公共卫生事件应对体系为例[J].中国行政管理,2003, (8):51-56.

[8] 林闽钢,许金梁.中国转型期食品安全问题的政府规制研究[J].中国行政管理,2008.(10):48-51.

[9] 游志斌,魏晓欣.美国应急管理体系的特点及启示[J].中国应急管理,2011,(12):46-51.

[10] U. S. department of homeland Security. National Exercise Program. [EB/OL][2011-11-22]http:// www. dhs. gov/files/training/gc_1179350946764. shtm.

[11] 黄旭红.论我国食品安全应急管理[D].上海:复旦大学,2007:33-35,43-45,46-49,50-51.

[12] Robert Koch Institute. Exercise Global Mercury Post Exercise Report. Health Canada Online2003. [EB/ OL][2010-12-23]http://www. hc-sc. gc. ca/english/media/issues/global_mercury/.

[13] 李世敏.美国食品安全教育体系及其特点[J].中国食物与营养,2006,(11):11-14.

[14] 张枫,关荣发,徐黎,等.美国食品药品管理局简述[J].国际食品药品监管动态,2004,(12):12-14.

[15] 李鹰强.食品安全危机管理中政府应急处理机制研究——以"三鹿牌"婴幼儿奶粉事件为例[D].上海: 复旦大学,2009:22-25,27-30.

[16] 张志健.食品安全导论[M].北京:化学工业出版社,2009:110-115,125-135.

[17] 张海静,刘霞.应急管理人才培养:策略与体系[J].学习与实践.2009,(2):132-136.

[18] 国家食品药品监督管理局食品安全协调司.食品安全应急管理[M].北京:中国医药科技出版社, 2006:121-127.

[19] 中国人民共和国中央人民政府.北京市进行奥运期间突发食品安全事件应急演练举行.[EB/OL] [2008-07-03]http://www. gov. cn/gzdt/2008-07/03/content_1035154. htm.

[20] 唐晓纯.食品安全预警理论、方法与应用[M].北京:中国轻工业出版社,2008:148-151,158-162,166- 169,181-183,211-216.

[21] 丁玉洁.食品安全预警体系构建研究[D].南京:南京邮电大学,2011:19-21.

[22] United States department of Agriculture. Public health Information System. [EB/OL][2012-05-23] http://www. fsis. usda. gov/PhIS/index. asp.

[23] U. S. Food and drug Administration. Risk Assessement/Safety Assessment. [EB/OL][2012-05-03] http://www. fda. gov/Food/ScienceResearch/ResearchAreas/RiskAssessmentSafetyAssessment/default. htm.

[24] Angulo F. J. ,Voetsch A. C. ,Vugia d,et al. determing the burden of human illness from foodborne dis- eases:CDC's Emerging Infectious disease Program Foodborne disease Active Surveillance Network. [J]. Veterinary Clinics of North America:Food Animal Practice,1998,14:165-172.

[25] U. S. Centers for Disease Control and Prevention. Nationally Notifiable Conditions. [EB/OL][2011-12- 29]http://www. cdc. gov/osels/ph_surveillance/nndss/phs/infdis. htm.

[26] Wethington H,Bartlett P. The RUsick2 foodborne disease forum for syndromic surveillance. [J]Emer- ging Infectious diseases. 2004,10:401-405.

[27] 杨杏芬,吴蜀豫.食源性疾病暴发应对指南[M].北京:人民卫生出版社,2011:17-20,30-33,45-48.

[28] Marx M. A. ,Rodriguez C. V. ,Greenko J. diarrheal illness detected through syndromic surveillance after a massive power outage:New York city,August 2003[J]. American Journal of Public health, 2006,96(3):547-553.

[29] Sosind. M. draft framework for evaluating syndromic surveillance systems[J]. Journal of Urban health, 2003,80(Suppl 1):i8-i13.

[30] 冯子健,祖荣强.症状监测发展方向与问题思考[J].疾病监测,2007,22(2):73-75.

[31] 冉陆,余华丽,王子军等.世界卫生组织全球沙门菌监测网 2006-2010 年规划简介[J].疾病监测,2007,

22(2):143-144.

[32] 聂凤英.粮食安全与食品安全研究[M].北京:中国农业科技出版社,2006:312-316,320-328,332-342.

[33] 王竹天,杨大进.食品中化学污染物及有害因素监测技术手册[M].北京:中国标准出版社,2011:1-3,6-8,9-12,23-25.

[34] 焦阳,郭力生,凌文涛.欧盟食品安全的保障——食品、饲料快速预警系统[J].中国标准化,2006,3:20-22.

[35] European Commission. RASFF Annual Report 2008. [EB/OL][2011-10-25]http://ec. europa. eu/food/food/rapidalert/report2008_en. pdf.

[36] European Commission. RASFF notifications. [EB/OL][2009-07-16]http://ec. europa. eu/food/food/rapidalert/rasff_notifications_en. htm.

[37] European Commission. 30 Years of the Rapid Alert System:Stakeholder Expectations. [EB/OL][2009-09-22]http://ec. europa. eu/food/food/rapidalert/docs/rasff30_pres_CIAA_en. pdf

[38] European Commission. Technical meeting 30 years RASFF "Keeping an eyeon your food". [EB/OL][2009-08-15]http://ec. europa. eu/food/food/rapidalert/docs/rasff30_pres_EURASF_en. pdf, 2009-08-15.

[39] EuropeanCommission. Rapid Alert System for Food and Feed(RASFF)-Introduction. [EB/OL][2012-04-22]http://ec. europa. eu/food/food/rapidalert/index_en. htm.

[40] Feng,Z. J. ,Li,W. K. ,& Varma,J. K. (2011). Gaps remain in China's ability to detect emerging infectious diseases despite advances since the onset of SARS and avian flu. health Affairs,30,127e135.

[41] Food safety in China:a long way to go. (2012). The Lancet,380,75.

[42] 曾小龙,陈振强.抗生素的发展与应用[J].广东教育学院学报,2003(02):78-81.

[43] 段晓丹.滥用抗生素的危害及科学使用抗生素[J].当代医学,2012(24):19-20.

[44] 符生苗.做好细菌耐药监测,正确合理选择抗生素[J].海南医学,2011(23):1-4.

[45] 侯振宇.抗生素在细菌感染性腹泻治疗中的合理使用[J].兵团医学,2010(01):36-40.

第二章

常见食源性疾病防治重点

食源性疾病防治知识

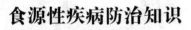

——医务人员读本

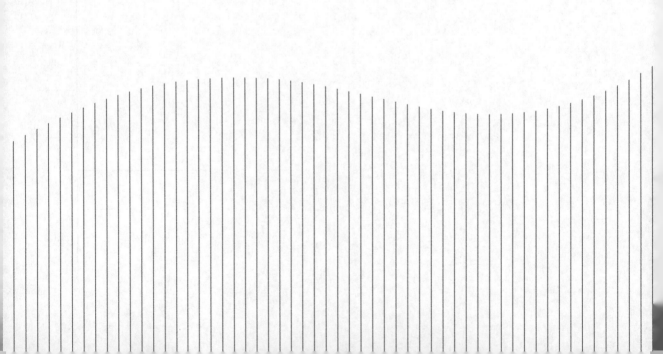

第一节　沙门菌感染

（一）病原学与疾病管理

沙门菌属（*Salmonella*，简称沙门菌）广泛分布于自然界，根据沙门菌的菌体 O 抗原和鞭毛 H 抗原的不同，可将其分为 A、B、C、D、E…等 67 个群、2500 多种血清型，其中对人类致病的主要是 A～F 群。

沙门菌属细菌主要分布在动物肠道内。沙门菌感染是我国和世界各国常见的食源性疾病。沙门菌属中的伤寒沙门菌和副伤寒甲、乙、丙沙门菌能够引起肠热症为主的伤寒、副伤寒，是《中华人民共和国传染病防治法》中规定报告的乙类传染病之一，除此之外的沙门菌称为非伤寒沙门菌。非伤寒沙门菌引起的腹泻属其他感染性腹泻，属我国法定丙类传染病。鼠伤寒沙门菌和肠炎沙门菌是我国最常见的两种非伤寒沙门菌感染血清型。

在各级医疗机构网络报告实验室确诊伤寒、副伤寒和感染性腹泻病例时，需在病例报告卡备注栏注明病原菌的名称，如伤寒报告病例应注明伤寒沙门菌，副伤寒报告病例注明甲型、乙型或丙型沙门菌，其他感染性腹泻病例则根据实验室检验结果注明是鼠伤寒沙门菌、肠炎沙门菌或副溶血弧菌等病原菌名称。

非伤寒沙门菌在全球范围流行，婴幼儿感染率较高，60%～80% 病例为散发，也可呈暴发。

（二）流行病学

沙门菌食物中毒全年均可发生，大多发生在 5～10 月，7～9 月最多。

非伤寒沙门菌感染率居高不下的原因之一就是该致病菌在环境中广泛存在，可以通过多种途径污染各种食物，如猪肉、鸡蛋、水果、蔬菜，甚至一些商品化食品，如花生酱，其中以家禽、鸡蛋和新鲜农产品最为常见。某些特定沙门菌血清型的暴发常与某些特定类别的食物有关，例如，肠炎沙门菌暴发常与鸡蛋有关。

非伤寒沙门菌亦可以通过动物粪便污染食物。由于非伤寒沙门菌广泛存在于这些动物的肠道，动物粪便常携带细菌并污染水及食物。食物加工制作的过程中也可能存在沙门菌交叉污染，如刀、砧板、购物篮或者厨师的手被沙门菌污染后就可以污染其他食物，甚至引起食物中毒。

（三）临床表现

非伤寒沙门菌感染的临床表现主要为腹泻、发热、腹痛、呕吐，一般可持续 4～6 天，大多数人不需要使用抗生素就可以痊愈，但少数患者的病情会发展得比较严重，如儿童、孕妇、老人和免疫功能低下者。

（四）实验室检查

可采集可疑中毒食品、患者粪便或呕吐物进行病原菌分离培养、血清型鉴定，或用患者患病早期和恢复期血清，分别与分离出来的沙门菌做凝集试验，恢复期的凝集效价有明显升高（一般升高 4 倍）。

（五）诊断与鉴别诊断

按 WS/T13-1996《沙门氏菌食物中毒诊断标准及处理原则》执行。

1. 流行病学特点是在同一人群，在相近的时间内，有进食同一可疑食物史。突然发病，在比较短的时间内出现大量的患者,中毒表现相似。

2. 中毒表现以发热、头痛、胃肠道症状为主,兼有其他症状。体温升高比例比变形杆菌、大肠埃希食物中毒要高,可达 40℃ 或以上。发热对鉴别诊断有重要意义。

(六) 治疗

1. 重症病例可考虑使用抗生素治疗。

2. 其他对症和支持治疗。

(七) 预防措施

非伤寒沙门菌感染暴发与多种食物载体有关,而通过肉眼无法发现食物中的非伤寒沙门菌,但在日常生活中做好防护措施,可大大减少沙门菌感染的风险。

1. 在肉类食品加工处理前后,认真清洗手、砧板、刀具的表面。生、熟食品处理和保存应分开,避免交叉污染。

2. 用流动的洁净水彻底清洗新鲜的蔬菜和水果。

3. 食物要彻底煮熟。

4. 不喝未经高温消毒的乳制品或果汁。

5. 非伤寒沙门菌在夏季更容易繁殖,吃剩的饭菜应该立即放入冰箱,不要在室外放置超过 1 小时。

6. 接触动物和动物食品后,请及时洗手。

7. 如果发生了疑似食物中毒的事件,请及时就医,临床医生应将事件报告给当地卫生部门。

8. 如已确认感染非伤寒沙门菌,不要为他人准备食物。

9. 请多留意政府发布的食品召回通告和食品预警信息,不再继续食用召回食品。

第二节　金黄色葡萄球菌感染

(一) 病原学

典型的金黄色葡萄球菌(简称金葡菌)呈球形,革兰染色阳性,无鞭毛,无芽胞。多为需氧或兼性厌氧。在普通培养基上生长良好,在温度 5～47.8℃ 范围内均可生长,最适温度为 30～37℃,最适 pH 为 6.0～7.0。耐盐性强,在 7.5％NaCl 培养基上亦可生长,最低生长水活度为 0.86。

金葡菌可发酵甘露醇产酸,并产生肠毒素和血浆凝固酶、透明质酸酶、过氧化氢酶及 α-毒素等。在普通琼脂培养基平板上形成圆形、凸起、边缘整齐、表面光滑、湿润的不透明菌落。产生的金黄色色素为脂溶性,因不溶于水,故色素只局限在菌落内,不渗入培养基中。在血琼脂平板上可产生溶血素,是菌落周围形成明显的溶血环,非致病性葡萄球菌则无溶血环。

本菌为毒素型中毒,引起食物中毒的致病因子是金葡菌在食物中繁殖所产生的肠毒素。肠毒素是一种可溶性蛋白质,耐热,经 100℃ 高温煮沸 30 分钟不被破坏,也不受胰蛋白酶的影响。可导致人体出现急性胃肠炎症状。

(二) 流行病学

金葡菌广泛分布于自然界,在空气、土壤、水中和物品上皆可存在,在人和动物的鼻腔、咽、消化道带菌率都很高,是最常见的化脓性球菌之一。

金葡菌食物中毒世界各国均有发生,一般以夏秋季较多,冬春发生较少,随各地气温变化和饮食习惯不同而有所差异。引起中毒的食品以剩饭、凉糕、奶油糕点、牛奶及其制品、鱼虾与熟肉等常见,其他食品亦可发生食物中毒。

引起金葡菌食物中毒的污染源主要是从事食品制作、加工的人员,特别是这些人员的手指受伤、感染或患有其他化脓性皮肤病,以及急性呼吸道感染患者。此外,患有乳腺炎乳牛的奶及其制品也是重要污染源。健康人咽喉及鼻腔内所带的病菌也可通过多种途径污染食品。禽畜本身带有的金葡菌在屠宰过程中可能造成污染,被污染的禽畜肉经分割、储存、运输、销售等多种工序,增加了交叉污染的机会。

(三) 临床表现

金葡菌食物中毒的特点是发病急,从进食到发病潜伏期短,一般为1~5小时,平均发病时间在3小时左右。

金葡菌食物中毒的主要症状为恶心、呕吐、唾液分泌增加,胃部不适或疼痛,继之腹泻。呕吐为本病最常见的症状,次数为1~10次不等,且常呈喷射性呕吐,有时呕吐物中含有胆汁或混有血液,呕吐前多有脑后重压感。腹痛多伴随腹泻发生,腹痛初在上腹部,以后波及全腹。约有80%患者发生腹泻,多为水样便或黏液便,少数患者有血便症状,一般每日3~5次。体温正常或低热。此外,尚有少数人可见到血压下降,脱水症状,甚至虚脱、痉挛等症状。儿童对肠毒素比成人敏感,故发病率高,病情重。

金葡菌中毒病程较短,一般多在1~2天内康复,未发现有后遗症,但有的患者可有一周左右的食欲不振症状。偶有老、弱、幼儿患者因发生合并症而死亡。

(四) 实验室检查

可采集患者呕吐物、粪便标本,以及可疑中毒食品等进行病原菌分离培养、鉴定,并测定其产毒情况。因中毒是由毒素引起的,直接对中毒食物测定肠毒素最有意义。

(五) 诊断与鉴别诊断

按 WS/T 80-1996《葡萄球菌食物中毒诊断标准及处理原则》执行。病因诊断需进行细菌检验和肠毒素检验。

中毒判定原则:符合本菌的流行病学特点及临床表现;实验室从中毒食品、患者吐泻物中培养出金葡菌,菌株经肠毒素检测,证实在不同样品中检出同一型别的肠毒素;或从不同患者吐泻物中检出金葡菌,其肠毒素为同一型别。

(六) 治疗

1. 催吐、洗胃和导泻,排除毒物。

2. 抗菌药物治疗。对于耐药的金葡菌必要时可使用万古霉素。

(七) 预防措施

除一般食品卫生应有的措施外,应重点注意:

1. 患有疮疖、化脓性创伤或皮肤病以及上呼吸道疾病、口腔疾病等患者应禁止直接从事食品加工和供应工作。

2. 患乳腺炎奶牛的奶不得供饮用或加工奶制品。

3. 剩余饭菜应及时低温(5℃以下)冷藏处理,或将其存放在阴凉通风处,尽量缩短剩余饭菜的存放时间,存放时间最好不要超过4小时,食用前必须充分加热。

第三节 致病性大肠埃希菌感染

大肠埃希菌俗称大肠杆菌,属肠杆菌科埃希菌属。大肠埃希菌有致病性和非致病性之分。非致病性大肠埃希菌是肠道正常菌群,致病性大肠埃希菌则能引起食物中毒。致病性大肠埃希菌分为侵入型和毒素型两类。前者引起的腹泻与痢疾杆菌引起的痢疾相似,一般称为急性痢疾型;后者所引起的腹泻为胃肠炎型,一般称为急性胃肠炎型。

(一) 病原学

致病性大肠埃希菌包括产肠毒素性大肠埃希菌(ETEC)、肠致病性大肠埃希菌(EPEC)、肠侵袭性大肠埃希菌(EIEC)、肠出血性大肠埃希菌(EHEC)、肠聚集性大肠埃希菌(EAggEC)。

大肠埃希菌的抗原结构复杂,主要由菌体(O)抗原、鞭毛(H)抗原、被膜(K)抗原三部分组成。K抗原又分为A、B、L三类,致病性大肠埃希菌的K抗原主要为B抗原,少数为L抗原。新分离的大肠埃希菌有70%具有K抗原,其阻碍O抗原与O血清凝集。一般有K抗原的菌株比没有K抗原的菌株毒力强。致病性的菌株多数是带K抗原的。

大肠埃希菌对热的抵抗力较其他肠杆菌强,55℃60分钟或60℃15分钟仍有部分细菌存活,在土壤、水中可活数月。毒素型大肠埃希菌产生的肠毒素,可分为耐热毒素和不耐热毒素。前者加热至100℃30分钟尚不被破坏,后者加热60℃仅1分钟即被破坏。

(二) 流行病学

1. 传染源 患者或带菌的人和动物是本病的传染源。致病性大肠埃希菌存在人和动物的肠道中,随粪便排出而污染水源、土壤。受污染的土壤、水、带菌者的手均可污染食品,或被污染的器具再污染食品。

2. 传播途径 主要通过污染食物,经口传染。

3. 易感人群 普遍易感。健康人肠道致病性大肠埃希菌带菌率一般为2%~8%,高者可达44%;成人肠炎和婴儿腹泻患者的致病性大肠埃希菌带菌率较健康人高,为29%~52.1%。

4. 流行特征 全年都可发生感染,大多发生在5~10月,7~9月最多。

(三) 临床表现

1. 急性胃肠炎型 潜伏期一般为10~15小时,短者6小时,长者72小时。

急性胃肠炎型是ETEC所引起的,是致病性大肠埃希菌食物中毒的典型症状,比较常见。主要表现为腹泻、上腹痛和呕吐。粪便呈水样或米汤样,每日4~5次。部分患者腹痛较为剧烈,可呈绞痛。吐、泻严重者可出现脱水,乃致循环衰竭。发热,38~40℃,头痛等。病程3~5天。

2. 急性菌痢型 潜伏期48~72天。急性菌痢型是EIEC所引起的,主要表现为血便、脓黏液血便,里急后重、腹痛、发热,部分患者有呕吐。体温一般在38~40℃之间,可持续3~4天。病程1~2周。

3. 出血性肠炎型 潜伏期一般3~4天,短者1天,长者8~10天。

出血性肠炎型主要由$O_{157}:H_7$引起的,主要表现为突发性剧烈腹痛、腹泻,先水样便后血便,甚至全为血水。亦可有低热或不发热、呕吐。严重者可出现溶血性尿素综合征

（HUS），血小板减少性紫癜等，老人、儿童多见。病程 10 天左右。病毒率为 3%～5%。

（四）诊断

按 WS/T 8-1996《病原性大肠埃希菌食物中毒诊断标准及处理原则》执行。

可根据流行病学史、急性胃肠炎症状或急性菌痢样临床表现进行诊断，确诊有赖于粪便病原学检查。

（五）治疗

1. 抗生素治疗，首选药物为氯霉素、多粘菌素、庆大霉素。对于肠出血性大肠埃希菌感染者，应慎用抗生素，因抗生素非但不能缩短病程，反而会增加发生溶血性尿毒综合征的机会。

2. 一般对症治疗和支持治疗。

（六）预防措施

1. 不吃生的或加热不彻底的牛奶、肉等动物性食品。

2. 不吃不干净的水果、蔬菜。

3. 剩余饭菜食用前要彻底加热。防止食品生熟交叉污染。

4. 养成良好的个人卫生习惯，饭前便后洗手。

第四节　李斯特菌感染

（一）病原学特征

李斯特菌属（listeria）有 8 个菌种，其中仅单增李斯特菌对人有致病性，引起李斯特菌病。单增李斯特菌为球杆状，常成双排列，革兰阳性，有鞭毛，无芽胞，可产生荚膜。根据菌体鞭毛抗原，分为四个血清型和若干亚型。营养要求不高，在室温中动力活泼，但在 37℃ 时动力缓慢，此特征可初步判定为该菌。能发酵多种糖类，与多种革兰阳性菌有共同抗原，故血清学诊断无意义。该菌引起致病的物质为李斯特菌溶素 O，此溶素须细菌被吞噬后在细菌内生长时释放。该菌在 5～45℃ 均可生长，在 5℃ 低温生长是典型特征之一，经 58～59℃ 10 分钟可杀死，在 −20℃ 可存活一年，耐碱不耐酸，在 pH 9.6 中仍能生长，在 10% NaCl 中可生长，在 4℃ 的 20% NaCl 中可存活 8 周。

（二）流行病学特征

李斯特菌病可在春季发生，夏、秋季呈季节性增长，有地理聚集性，可呈暴发流行，但多数病例以散发形式出现。

美国每年约有 1600 例单增李斯特菌感染病例。1998～2008 年，平均每年有 2.4 起单增李斯特菌引起的食源性疾病暴发报告至 CDC。最近最大的一次李斯特菌感染暴发发生于 2011 年，涉及全美 18 个州，报告 72 例病例中 13 例死亡，被污染的香瓜是引发事件的元凶。不是既往每起暴发都能确定食品污染源，但调查发现引起李斯特菌暴发的主要食物有熟食、热狗、用未消毒牛奶加工的墨西哥式软奶酪，引起暴发的蔬菜类食品主要有豆芽和芹菜。1998 年夏季，我国香港和台湾地区都出现了李斯特菌食源性疾病暴发事件，甜筒、冰淇淋、雪糕等多种冷食被污染，造成许多儿童发病。

1988 年 WHO 报告李斯特菌检出率：水产品为 4%～8%、奶及奶制品为 5%～15%、肉及其制品为 30%，禽肉制品为 15%。引起中毒的原因常与被污染的食品未彻底加热，进食后引起发病。

（三）临床表现

单增李斯特菌广泛分布于自然界,在健康人群中的携带率为 1%～5%。单增李斯特菌感染的高危人群有老年人、免疫功能低下者、孕妇及新生儿。李斯特菌病主要是由于食用了被单增李斯特菌污染的食物引起的严重的食源性疾病。人主要经粪-口途径感染李斯特菌,感染者的症状主要有发热、肌肉疼痛,继发腹泻或其他胃肠道症状、脑膜炎。腹泻型临床表现潜伏期为 8～24 小时,侵袭型表现常出现在感染 2～6 周后,几乎所有被诊断为单增李斯特菌感染的患者均有侵袭性感染症状(即细菌从胃肠道播散到血液或其他组织器官),突出的表现为败血症、脑膜炎、脑脊髓炎、发热,有时可引起心内膜炎。脑膜炎是本病的主要临床表现。李斯特菌脑膜炎占李斯特菌病的 50%～60%,患者多有基础性疾病,临床表现与其他细菌性脑膜炎相似,起病急,常有高热、头痛和脑膜刺激征。怀孕妇女感染李斯特菌的典型症状是温和的感冒样症状。然而,怀孕期间被李斯特菌感染可能导致流产、死产、早产或新生儿严重感染。新生儿感染李斯特菌后,病情严重,分为早发型和迟发型。早发型感染是宫内感染所致,出生时或出生后 1 周内发病,常呈败血症,病死率高。迟发型感染于出生后 1～3 周发病,主要表现为脑膜炎,出现拒食、多哭、易激惹、发热或脑膜刺激征。本病病死率可达 30%～35%。

（四）诊断与鉴别诊断

李斯特菌病诊断要结合流行病学、临床特征、细菌学检验和临床检验。主要诊断依据:①在李斯特菌病易发季节、进食污染单增李斯特菌的食品;②有区别于其他常见细菌性食源性疾病的临床症状,如脑膜炎、败血症、孕妇流产或死胎等突出表现;③在患者血液或脑脊液、粪便中与食品中分离出同一血清型单增李斯特菌;④血液中单核细胞数量显著增多。

鉴别诊断:早产、自然流产或死产的病例应与 B 组链球菌感染、先天性梅毒或弓形虫感染鉴别。李斯特菌败血症主要应与病毒性肝炎、传染性单核细胞增多症和其他细菌引起的败血症鉴别。新生儿脑膜炎、败血症以 B 组链球菌和大肠埃希菌感染为多,应予以鉴别。健康成人所患脑膜炎则以奈瑟氏脑膜炎球菌、肺炎球菌或病毒感染为多。

（五）治疗

目前李斯特菌病主要采用抗生素治疗,首选氨苄西林。有关专家认为如果仅仅是食用了被单增李斯特菌污染的食物但没有临床症状和表现,不需要检测标本或进行治疗。

（六）预防措施

1. 用自来水彻底清洗生吃的食品,如水果、蔬菜,并在切割之前用干净的布或纸巾擦干;

2. 在冰箱冷藏的熟肉制品、即食食品、牛奶或新购未经消毒的牛奶,食前一定要彻底加热;

3. 保证储存食品的冰箱温度低于 4℃。

第五节 副溶血性弧菌感染

（一）病原学

副溶血性弧菌属弧菌科弧菌属,嗜盐畏酸,在无盐培养基上不能生长,1%～2%醋酸或

50％食醋中1分钟即死亡;对热敏感,56℃5分钟或90℃1分钟灭活。对低温及高浓度氯化钠抵抗力甚强。在自来水、井水、河水和塘水中可存活1天,在海水中可存活47天以上。对一般消毒剂抵抗力弱,如酒精、0.05％苯酚、0.1％甲酚皂等,1分钟即可杀灭。

(二)流行病学

副溶血性弧菌分布极为广泛,其自然生存环境为近海岸和海湾的水域,海水中含有丰富的动物性有机物,有利于该菌生长繁殖。广州珠江河口地区水体中副溶血性弧菌检出率为27.27％,海水、河涌水、养殖水的检出率分别为30.00％、28.61％、13.69％,6～8月水体中副溶血性弧菌检出率较高(52.16％)。

每年5～11月是副溶血性弧菌感染的多发季节,7～9月是高峰。发病呈世界性分布,沿海地区发病率较高,日本和我国病例分布较广、发病率较高。随着交通运输条件的改善和生活水平的提高,近几年内陆地区副溶血性弧菌感染发病率也逐年升高。副溶血性弧菌已成为引起夏秋季感染性腹泻的常见、重要病原菌之一。

1. 传染源　患者在发病初期排菌量多,可成为传染源,但此后排菌量迅速减少,故一般不在人群内传播。人群中亚临床型感染和一过性带菌是存在的,但健康人群带菌率很低。副溶血性弧菌感染与进食或接触海产品有关,带菌率较高的海产品有蛏、杂鱼、寻蟹、梭子蟹、贻贝、虾、带鱼、墨鱼等。除了海产品外,肉、禽、咸菜和凉拌菜亦可引起副溶血性弧菌感染暴发,一般是因为交叉污染所致。我国不少地区还发现淡水鱼携带副溶血性弧菌。

2. 传播途径　主要通过食物传播:①生食海产品是最主要的感染途径,海鱼、贝类中的副溶血性弧菌在运输或贮存条件适宜时可大量繁殖,迅速达到致病载量;②烹调加热不充分;③交叉污染,烹调好的食物盛于被污染的容器内或使用被污染的厨具再加工其他食品时,易引起污染。

3. 易感人群　男女老幼均可患病。感染副溶血性弧菌后可产生低滴度的血清抗体,但很快消失,故可多次感染。经常暴露于少量细菌者,感染后临床症状一般较轻,如渔民大多有生食或半生食某些海产品的习惯,暴露机会虽多,但发生食物中毒者并不多,即使发病,症状也较轻,而内陆居住人员初到沿海地区时,饮食稍有不慎,屡见发生病情较重的食物中毒。

(三)临床表现

副溶血性弧菌感染平均潜伏期为15小时,最短1小时,最长4天。国内报告9～20小时者占81％,10小时内者占70％。患者潜伏期长短与摄入细菌剂量有密切关系,其次与机体免疫力、细菌毒力以及年龄有一定关系。

发病多急骤,腹痛和腹泻首先出现,也最常见,其次为恶心、呕吐、畏寒和发热。腹痛多表现典型的剧烈上腹绞痛,一般呈阵发性,位于上腹部和脐周,部分伴压痛。腹泻每日3～20余次不等,大便性状多样,多数为黄水样或糊状。2％～16％的患者表现为血水样或黏液血样便,但很少有里急后重,若与痢疾杆菌混合感染者可有里急后重。吐泻严重患者常有脱水现象。

(四)实验室检查

粪便培养出副溶血性弧菌是确诊的重要依据。在发病1～2日内培养阳性率最高,可持续3～4日,第5日多转为阴性。粪便标本的采集方式对检测结果影响很大,发病早期使用抗生素治疗前采集标本,阳性检出率较高。标本如果需要送上一级实验室检测时,无需冷藏,但室温放置不能超过 24 小时。此外,还可通过聚合酶链反应(PCR)、免疫荧光显微镜检查、血清学试验等方法检测副溶血性弧菌。

(五) 诊断与鉴别诊断

按 WS/T 81-1996《副溶血性弧菌食物中毒诊断标准及处理原则》诊断依据:①发病前有生食或进食加热不彻底海产品及有可能被海产品污染的食物史;②发病多在夏秋季;③急性起病,主要表现为腹痛、腹泻(大部分为水样便,重者为黏液便和黏血便)、呕吐、发热;④从患者粪便、呕吐物和剩余食品中分离到生物学特性或血清型一致的副溶血性弧菌。

鉴别诊断:副溶血性弧菌感染的临床症状容易与急性细菌性痢疾、沙门菌感染、霍乱等混淆,鉴别诊断时主要依据粪便细菌学培养,副溶血性弧菌感染多有腹部绞痛,细菌性痢疾腹痛较轻、腹泻多为脓血便,沙门菌感染腹痛较轻、腹泻多为水样便或黏液样便,霍乱腹泻多为稀水样或米泔水样。

(六) 治疗

副溶血性弧菌感染多为自限性疾病,轻者予以对症支持治疗,不需用抗菌药物;症状重、婴幼儿、老年人及有并发症者应使用抗生素治疗,环丙沙星抗菌活性最强,儿童可选择蒙脱石散,不宜用氟喹诺酮类药物,因该类药物可引起儿童软骨发育不良,多数学者主张儿童和孕妇应慎用。

(七) 预防措施

有文献对珠江三角洲地区生吃水产品(淡水鱼、深海鱼、淡水虾蟹)中副溶血性弧菌污染情况进行调查,49.5%(51/103)的样品检出副溶血性弧菌,三文鱼阳性率(72.7%)显著高于其他鱼生。文献报道,在美国生食牡蛎引起的弧菌感染全年皆可见,接受消费调查问卷的患者中 73%在发病前一周内曾生食过牡蛎。2003 年对广东省水产品批发市场、零售市场、饭店中贝类和甲壳类海产品抽样检测,副溶血性弧菌阳性率分别为 32.4%和 43.9%。

综合以上信息,相关部门应加强对水产品(特别是生食水产品)的监管,加强餐饮单位食品加工环节的监督。消费者或餐饮行业对高位食品的卫生处理应包括:①冷藏,美国贝类卫生操作手册(National Shellfish Sanitation Program)建议采收的贝类产品贮运温度应低于7.2℃以控制该菌的繁殖;②煮熟烧透,56℃加热 5 分钟或 90℃加热 1 分钟灭活;③防止生熟食物操作过程交叉污染;④夏季厨房应加强通风降温,剩余食品要放置冰箱,隔餐或过夜的食物再次食用前充分加热。

第六节 弯曲菌感染

弯曲菌感染是指由弯曲菌属细菌所致的感染性疾病。人和动物均可被感染,主要引起腹泻、肠道外器官的局灶感染和菌血症,在已知弯曲菌中引起人感染的最常见细菌有空肠弯曲菌和胎儿弯曲菌。

(一) 病原学

弯曲菌是一种有动力,无芽胞的革兰阴性逗点状弯曲细菌。到目前为止,已发现 13 种弯曲菌。有些弯曲菌,如胎儿弯曲菌,唾液弯曲菌还可进一步分出亚种。其抗原结构复杂,主要含有 O、H 和 K 抗原。

弯曲菌为微需氧菌,在含 5％氧气、10％二氧化碳和 85％氮气的环境中生长良好。所有弯曲菌能在 37℃生长,但空肠弯曲菌的最适生长温度为 42℃。使用含抗生素的选择培养基更适合空肠弯曲菌的分离。

弯曲菌的抵抗力不强,但耐酸,在低温条件下(4℃)细菌可生存 3～4 周。

(二)流行病学

1. 传染源　患者和带菌者是本病的传染源。大多数野生和家养动物,包括家禽、家畜、鸟类均可被弯曲菌感染,引起临床症状,甚至死亡。大多数感染动物可终生带菌成为弯曲菌感染的主要传染源。

2. 传播途径　主要通过污染食物或水,经口传染,也可通过接触传播。

3. 易感人群　普遍易感。在发达国家,发病高峰年龄为<1 岁婴幼儿和 20～29 岁青年;在发展中国家,发病者主要为<2 岁儿童,随着年龄增长发病率降低。

4. 流行特征　弯曲菌感染较为常见,在急性肠炎患者中,空肠弯曲菌检出率一般为 5％～14％。全年均可感染和发病,但以夏秋季多见。空肠弯曲菌感染可见于既往健康者,胎儿弯曲菌感染主要发生于免疫功能低下的患者,如慢性肝病、糖尿病、低丙种球蛋白血症、恶性肿瘤、艾滋病和老年患者等。

(三)临床表现

1. 空肠弯曲菌感染　潜伏期 1～7 天,平均 3.5 天,病情轻重不一,可无症状,也可表现为严重的小肠结肠炎,大多数患者有全身不适、乏力、寒战、发热,体温 38～40℃。局部症状以腹痛、腹泻为主。腹痛多位于脐周或上腹部,呈间隙性绞痛。大便每日 2～10 次不等。大便水样或黏液样,重型病例可有黏液血便。本病病程一般 7～10 天,也有长至 6 周者,少数可形成慢性腹泻。

此外,有些病例可出现腹膜炎、胆囊炎、关节炎、阑尾炎等。也可并发溶血性尿毒综合征、多发性神经炎、格林-巴利综合征、脑膜炎、心内膜炎、血栓性静脉炎、泌尿系统感染等。

2. 胎儿弯曲菌感染　多表现为肠道外感染症状,常见临床类型为败血症或菌血症。也可引起心内膜炎、心包炎、肺部感染、关节炎和其他部位局部感染等。新生儿和老年人可发生中枢神经系统感染,表现为脑膜脑炎、硬脑膜下积液、脑脓肿等。成年人还可表现为脑血管意外、蛛网膜下腔出血。妊娠中期感染,可引起死胎和流产。

(四)实验室检查

1. 常规检查　粪便检查可为水样便或黏液血便,镜检可见少量白细胞和红细胞、脓细胞等。血常规中可有细胞总数和中性粒细胞轻度增加。

2. 病原检查

(1)粪便涂片直接检查:可经革兰染色或赖特(Wright)染色,在显微镜下可见纤细的 S 形、螺旋形、逗点或海鸥展翅形等多形性杆菌,也可采用粪便悬滴,暗视野显微镜观察细菌的动力。

(2)粪便培养:将粪便接种于选择性培养基上在 42℃微氧环境下培养可获得病原菌。

3. 血清学检查:应采取双份血清作凝集试验,检查 O、H、K 抗体。恢复期血清抗体效价有 4 倍以上增长者有诊断价值。

(五)诊断

可根据流行病学史、腹痛、腹泻系统临床表现进行诊断,确诊有赖于粪便病原学检查。

(六) 治疗

1. 一般及对症治疗 按消化道传染病隔离,急性期应卧床休息,给予高热量、高营养、易消化的饮食。高热者可物理除湿,腹泻严重并有脱水征患者应补液,维持水和电解质平衡。

2. 病原学治疗

(1)空肠弯曲菌感染,应尽早进行治疗,首选红霉素,成人每日 0.8~1.0g,小儿每日 40~50mg/kg,口服 5~7 天。也可选用多西环素、四环素、氟喹诺酮类抗生素、氯霉素、磷霉素、氨基糖苷类抗生素等。

(2)胎儿弯曲菌感染,可选用庆大霉素等氨基糖苷类抗生素,或氨苄西林等其他敏感抗生素。对败血症患者应用有效抗生素治疗至少 4 周。中枢神经系统感染可选用氨苄西林和(或)氯霉素治疗,疗程 2~3 周。

(七) 预防措施

1. 防止食品被弯曲菌污染 加强对食品生产企业的卫生监督,特别是加强肉联厂宰前和宰后兽医卫生检验。食品加工、销售、集体食堂和饮食行业的从业人员,应严格遵守有关卫生法规、规章的规定。特别加强防止熟食(主要是熟肉类制品)被生肉及其盛装的容器污染,切生肉和熟食的刀、砧板要分开。并对上述从业人员定期进行健康和带菌检查,如有肠道传染病患者及带菌者应及时调换工作。

2. 控制食品中的弯曲菌的繁殖 弯曲菌在 37~42℃繁殖,降低温度可以控制其繁殖速度。因此,食品的低温贮存是预防中毒的一项重要措施。加工后的熟肉制品要尽快地降温,摊开存放在温爽通风的地方。除降低贮存的温度外,还应尽可能缩短贮存时间。一般地说,烹调加工后的食品,保存时间应缩短在 6 小时以内。

3. 彻底杀死弯曲菌 对污染弯曲菌的食品进行彻底加热灭菌,是预防弯曲菌食物中毒的关键措施。饮食行业、集体食堂、家庭在烹调肉食时,肉块要小,要烧熟煮透,留放隔顿吃的熟肉,再进食前一定要回锅加热。

第七节 椰毒酵假单胞菌感染

(一) 病原学

椰毒酵假单胞菌的全称为椰毒假单胞菌酵米面亚种,为革兰阴性杆菌,易在马铃薯葡萄糖琼脂培养基上生长,培养 48 小时后,产生黄褐色毒素,并渗透到培养基中,培养温度为 37℃。对温度和常用消毒剂(如来苏尔、石碳酸、苯扎溴铵和酒精等)敏感,在 56℃可存活 1 分钟,3 分钟被杀灭。在 0.5% 来苏尔中可存活 5 分钟,10 分钟被杀灭。

该菌在生长过程中可分泌产生外毒素,为米酵菌酸和毒黄素。米酵菌酸对酸、氧化剂和日光不稳定,但对热稳定,100℃煮沸和高压(121℃)也不能被破坏,故熟食也可引起中毒。毒黄素的量及毒性均较米酵菌酸低。

经贮存导致中毒的酵米面多有明显发霉现象,可见粉红、绿黑等霉斑,并有霉味。

(二) 流行病学

椰毒酵假单胞菌分布于自然界,易污染发酵玉米面制品,并在变质银耳及其他变质淀粉类(糯米、小米、高粱米和马铃薯粉等)制品中产生毒素,食用后可引起食物中毒。

民间制作酵米面的过程是将玉米、黄米及小米等连同米糠及胚部浸泡于水中,在自然情况下进行发酵,而后经磨浆、过滤、晾晒后制成酵米面,其中以玉米或粘玉米作为原料者居多。亦可加工制成面条、饺子等食品。在我国东北、内蒙古、河北、广东、广西、四川及云南等地农村均有制作和食用酵米面的习惯。本菌中毒的死亡率较高,可达40%~100%。

(三)临床表现

发病急,潜伏期多为2~24小时。主要症状为上腹部不适,恶心、呕吐(呕吐物可呈咖啡色)、轻微腹泻、头晕、全身无力;重者表现为心、脑、肝、肾等实质脏器损害症状,出现黄疸、肝肿大、皮下出血、呕血、血尿、少尿、意识不清、烦躁不安、惊厥、抽搐症状,甚至休克现象,一般无发热症状。病情发展迅速,出现两个系统以上症状时,治疗上常常相互矛盾,多无显效,病死率很高。

(四)实验室检查

采集中毒患者剩余食物,经增菌、分离培养,用生化反应和血清学实验分型鉴定后,进行产毒培养和小鼠毒力试验。可用薄层色谱法和高效液相色谱法,对可疑食物或菌株培养物进行米酵菌酸测定。

中毒判定原则:符合本菌流行病学特点与临床表现,从可疑食品中检出椰毒酵假单胞菌酵米面亚种。从可疑食物中毒食品或菌株培养物中检出米酵菌酸,小鼠实验表明具有毒性。

(五)诊断

按WS/T 12-1996《椰毒假单细胞菌酵米面亚种食物中毒诊断标准及处理原则》执行。

1.流行病学和主要临床表现符合椰毒假单胞菌酵米面亚种食物中毒的特点。

2.中毒患者在相近的时间内均食用过某发酵类食品或变质鲜银耳。

3.从可疑中毒食品中检出椰毒假单胞菌酵米面亚种。

4.从可疑中毒食品、患者吐泻物或患者血清中检出椰毒假单胞菌酵米面亚种的代谢毒物米酵菌酸。

5.动物(小鼠)试验具有毒性。

(六)治疗

1.治疗要彻底排除毒物,催吐、洗胃和导泻。

2.保肝、护肾、防止脑水肿是对症治疗的重点。

(七)预防措施

宣传有关酵米面和变质银耳的毒性知识,不要自己制作并食用此类食品。对生产企业应严格把好工艺关键过程的杀菌关,防止玉米浸泡及银耳收存中被椰毒酵假单胞菌污染。

第八节 肉毒杆菌感染

(一)病原体

人类肉毒杆菌中毒是由肉毒梭状芽胞杆菌(简称肉毒杆菌)产生的毒性很强的外毒素引起。引起人类肉毒杆菌中毒的毒素是A、B、E型,偶有F型,可能还有G型。肉毒杆菌中毒有3种类型:食源型(经典型)、创伤型和肠道型(婴儿为主)肉毒中毒。各类型的毒素产生部位不同,但都有肉毒杆菌神经毒素引起的迟缓性麻痹症状。

（二）流行病学

肉毒中毒的分布有明显的区域性，与各地区的海拔、气压、水源环境、当地居民的饮食习惯等有关系。全球多数病例是美国报告的，中国也报告了零散病例。我国发生肉毒中毒的地区主要集中在新疆、内蒙古、河北等地。

人群普遍易感。食物制作、保存的方法未能破坏孢子并有利于毒素的形成，便可引起感染。肉毒杆菌在厌氧、适当的储存温度和防腐剂条件下生长繁殖而产生毒素，如发酵、盐腌保存的食物、烟熏的鱼和肉制品、家庭中不恰当加工制作的罐头、低酸的瓶装食物（如蔬菜），生长繁殖而产生毒素。曾有由于食用未去内脏的鱼、烘烤的土豆、加工不当的市售肉馅饼、油浸蒜泥所致的暴发报道。在我国新疆地区，中毒食品以自制臭豆腐、豆酱、豆豇和米松糊为主，近几年有豇豆罐头、自制西瓜水、自制啤酒、过期鱼罐头和板鸭等引起中毒报道。

（三）临床表现

食源性肉毒杆菌中毒是由于摄入被肉毒毒素污染的食物所致的一种严重中毒。平均潜伏期12～36小时，最短为2～6小时，长者可达8～10天。潜伏期越短，病情越重，病死率越高。与一般食物中毒不同的是其消化道症状如恶心、呕吐、腹痛等并不明显，而是以神经系统症状为主。可有头痛、头昏、眩晕、乏力、恶心、呕吐等。眼内外肌瘫痪可出现眼部症状，重者出现吞咽、咀嚼、发音困难，甚至呼吸困难。肌力低下主要见于颈部及肢体近端，腱反射可呈对称性减弱。患者体温正常，意识清楚。除非提供辅助呼吸（机械通气），否则呼吸肌麻痹可导致呼吸停止而死亡。如果及时诊断和治疗，包括及早使用抗毒素和加强呼吸功能护理，大多数患者可康复，康复需要数月，美国报道病死率为5%～10%。

（四）诊断与鉴别诊断

按 WS/T 83-1996《肉毒梭菌食物中毒诊断标准及处理原则》执行。食源性肉毒杆菌中毒的诊断依据是在患者的血清、粪便、胃内容物或可疑食物中检出肉毒毒素，或自患者胃内容物、粪便中培养分离出肉毒杆菌。可疑食物中检出肉毒杆菌有助于诊断，因为肉毒杆菌芽胞广泛存在于环境中，而可疑食物中检出肉毒毒素更有诊断意义。

典型的食源性肉毒杆菌中毒患者，只在短期内排出肉毒毒素，故患者血清检测结果阴性也不能排除肉毒中毒，对病例粪便厌氧培养后的毒素检测方法可提高阳性预测值。美国CDC对1975～1988年309例肉毒杆菌中毒病例进行分析，血清肉毒毒素检测阳性率只有37%。

肉毒杆菌中毒需与毒蕈或河豚致食物中毒、脊髓灰质炎、流行性乙型脑炎、急性多发性神经根炎等相鉴别。

（五）治疗

目前，主要采用抗毒素被动免疫治疗。关键是尽早、足量应用特异性肉毒抗毒素治疗，只要临床诊断明确，应立即使用，不必等待实验室检查结果。若毒素分类未定，可用 ABE 型混合多价肉毒抗毒素血清；若已确定毒素型别，则用同型抗毒素治疗；必须在脑神经损害症状消失、肌力恢复正常后才能停药。对中晚期患者使用抗毒素仍然有效，但需加大剂量。我国应用的是马源抗毒素，其主要副作用为血清病，应用时予以重视。肉毒毒素抑制剂与抗毒素联合应用是救治肉毒中毒的较好方法。密切监护与改善呼吸功能及加强支持治疗是降低病死率的关键。

（六）预防措施

严格管理与检查食品,特别是腊肉、罐头等腌制食品或发酵的豆、面制品制作和保存;食用食品前高温加热(如 80℃ 10 分钟或更长时间)可以降低肉毒毒素中毒的风险。不自制发酵、腌制、罐头食品。不食用过期食品和变质罐头。

第九节 诺如病毒感染

（一）病原体

诺如病毒属杯状病毒,又名诺沃克病毒,源于 1968 年在美国俄亥俄州诺沃克的一所学校引起的一次胃肠炎暴发,之后被改名为诺如病毒。目前,诺如病毒有 5 个种,其中 3 个种能感染人类。在这 3 个种中已经确认有 25 个型,而新的病毒株也在不断涌现。因为有这么多不同类型的诺如病毒,人们在一生中有多次感染的机会,这就可以解释为什么在疾病暴发的时候,各年龄段均会有感染者。大多数感染者在 1～3 天后好转,但一些人可能出现严重脱水,特别是儿童、老年人和免疫功能低下者。

（二）流行病学

诺如病毒感染者的粪便和呕吐物可大量散播病毒颗粒。人们因进食或饮用被诺如病毒颗粒污染的食物或液体而感染,也可以通过接触附着病毒颗粒的物体或表面,或者和感染者直接接触而被感染。例如,与感染者共用食物,饮料和餐具。如果厨工携带病毒,很容易污染接触过的食物或饮料而将病毒传播给其他人。事实上,在美国估计 50% 食源性疾病诺如病毒暴发与厨工的感染有关。

诺如病毒是美国食源性疾病暴发的主要致病因子,平均每日发生一起诺如病毒暴发。这些暴发每年导致美国超过 10 000 人生病,1200 人就诊,150 人住院,1 人死亡。诺如病毒感染已成为一个重要的公共卫生问题,主要基于以下考虑:①具有高度传染性。诺如病毒携带者粪便和呕吐物中带有数十亿病毒颗粒,只需要极少量的诺如病毒颗粒(少于 100 个)就能使人感染;②易传播。诺如病毒可以通过多种途径传播,所以极易引起暴发;③传播速度非常快,尤其是在封闭的环境中,如日托机构、疗养院、学校和游船等;④很难灭活。它们存留在物体表面数天或数周后仍然可以感染人类,还可以在冷冻、加热(未彻底煮熟食物)条件下生存,甚至与一些消毒剂共存。诺如病毒还在不断地变异进化,这增加了疫苗开发的难度。

（三）临床表现

诺如病毒可引起急性胃肠炎,平均潜伏期为 12～48 小时,主要症状为腹泻,呕吐,恶心和腹痛。有些人一天内因多次呕吐和腹泻而致脱水,表现为尿少,口干咽燥,或站立眩晕感。一些人感染诺如病毒后,他们会说自己是"食物中毒"或"胃肠型感冒"。

（四）易携带诺如病毒的食物及污染途径

食用生的或未煮熟的食品如绿叶蔬菜,新鲜水果,贝壳类和诺如病毒暴发关联性较大。即食食物,如三明治和沙拉,也常引起诺如病毒感染的暴发。然而,常难以确定具体导致暴发的食物。因为诺如病毒有很多种传播方式。厨工可能污染多种不同类别的食物。同时,疾病报告的延迟也可能阻碍暴发的成功调查。一半以上的食源性诺如病毒暴发未能确定具体的食物来源。事实上,任何食物未经煮熟或处理都可能被诺如病毒污染。新鲜农产品在食用前会经过多个阶段处理,如采摘,加工,准备等。用于灌溉庄稼的水,也可能会导致诸如病毒污染,而且会残留在生食蔬菜中。生的或未煮熟的贝类,如牡蛎过滤被病毒污染的水可引起病毒和其他病原体或污染物的蓄积。因此在生产和加工过程中新鲜农产品被诺如病毒污染是很常见的。如果进食了这些生的或未煮熟的牡蛎,就可能会感染诺如病毒。

（五）实验室检测

诺如病毒的实验室检测方法包括核酸检测、抗原检测和抗体检测,核酸检测是目前国际上通用的检测方法。

（六）治疗原则

本病病程较短,一般为 2～3 天,病情多呈自限,不需用抗生素,以对症或支持治疗为主,预后良好。脱水是诺如病毒感染性腹泻的主要死因,对严重病例尤其是幼儿及体弱者应及时输液或口服补液,以纠正脱水、酸中毒及电解质紊乱。

（七）预防措施

1. 应重点关注厨工。53％的诺如病毒暴发源头是感染病毒的厨工。此外,大多数的暴发是因为在饭店加工制作过程中食物被污染引起的。为有助于预防诺如病毒暴发,厨工应经常保持良好的手部卫生,避免裸手直接接触食品。当他们生病时应该避免进入厨房和加工制作食物。

2. 应考虑采取有效控制措施,以保障食物加工前的卫生。捕捞过程中被污染的贝类可以引起疾病暴发。使用安全的水种植和灌溉,可有助于防止食品在源头被污染。目前,尚未有疫苗可以预防诺如病毒感染。另外,以下几点可有助于预防诺如病毒的传播:①饭前便后换尿布后用肥皂和水仔细清洗双手;②彻底清洗水果和蔬菜,食用牡蛎和其他贝类要彻底煮熟;③生病时不要为别人准备食物;④呕吐或腹泻后清洗和消毒被污染的地方;⑤衣物在扔掉前要彻底清洗,腹泻后也要彻底清洗污染的衣物。

第十节 河豚毒素中毒

2013 年 3 月,媒体报道了广东省湛江市雷州沿海村庄 22 名村民食用云斑裸颊虾虎鱼后出现类似河豚毒素中毒症状的事件,引起广泛关注。经调查,初步判定为一起误食含有河豚毒素的云斑裸颊虾虎鱼引起的食物中毒事件。这种有毒的虾虎鱼与同属一科可供人食用的弹涂鱼外形相似。弹涂鱼在中国是一种十分常见的无毒食用鱼类,因此常有人误食云斑裸颊虾虎鱼而中毒。

河豚毒素中毒是引起食物中毒死亡的主要原因之一。虽然政府部门屡屡发布防止河豚毒素中毒的预警,但部分市民仍存在侥幸心理,盲目尝鲜,中毒事件屡见不鲜。清明前后正是河豚最肥美的时候,因此也是食用的高峰期,但恰恰这个时候是其毒性最强的时候,每年这个季节正是河豚中毒的高发季节。

（一）河豚鱼简介

河豚鱼是鲀毒鱼类的一个泛称,主要包括鲀形目的鲀科鱼类,其卵巢、肝脏、肠、血液和皮肤含有河豚毒素。我国鲀毒鱼类有 47 种,45 种属鲀形目,2 种为鲈形目虾虎鱼科。广东省渔民捕获的天然常见河豚鱼品种主要有弓斑东方鲀、铅点东方鲀、棕斑腹刺鲀、暗鳍腹刺鲀等。不同品种的河豚所带有的毒素含量相差很大,河豚的毒性和毒素成分亦偶尔会因季节和水域的差异及每条鱼的独特性而不同。

（二）河豚毒素简介

河豚毒素主要存在于河豚鱼类体内，人们原先认为河豚毒素是河豚鱼本身的代谢产物或基因产物，但逐渐发现许多其他海生、河生动物如某些蟾蜍、蝾螈、蓝环章鱼等也带有此种毒素。近年来的研究成果表明，河豚毒素是由细菌产生，经食物链作用传递到动物体内的。

引起中毒的河豚毒素是一种非蛋白质神经毒素，可分为河豚素、河豚酸、河豚卵巢毒素和河豚肝脏毒素。河豚毒素为无色针状结晶，微溶于水；耐高温，100℃加热 4 小时才可破坏毒素；对盐类很稳定，用 30％盐腌 1 个月仍无法去除。河豚卵巢毒素毒性最强，0.5mg 即可致人死亡。

河豚毒素除直接作用于胃肠道引起局部刺激症状外，被机体吸收进入血液后，能迅速使神经末梢和神经中枢发生麻痹，首先是感觉神经麻痹，继而运动神经麻痹，最后导致血管运动神经和呼吸神经中枢麻痹。

（三）流行病学

河豚毒素中毒多发生于沿海居民中，以春夏季发生中毒的次数、中毒人数和死亡人数为最多。引起中毒的河豚有鲜鱼、内脏，以及冷冻的河豚和河豚干。引起中毒的河豚主要来源于市售、捡拾、渔民自己捕获等。由于捕鱼时，河豚鱼常同其他鱼夹杂一起被捕捉，误食河豚鱼引起中毒的事件时有报道。

（四）临床表现

发病急速而剧烈，潜伏期一般在 10 分钟到 3 小时。起初感觉手指、口唇和舌有刺痛，然后出现恶心、呕吐、腹泻等胃肠症状。同时伴有四肢无力、发冷、口唇、指尖和肢端知觉麻痹，并有眩晕。重者瞳孔及角膜反射消失，四肢肌肉麻痹，以致身体摇摆、共济失调，甚至全身麻痹、瘫痪，最后出现言语不清、血压和体温下降。一般预后较差。

（五）治疗

对于临床医生来说患者的进食史是诊断河豚毒素中毒的关键。患者进食河豚鱼后 24 小时内血液及尿液中可能检测出河豚毒素，建议临床医生尽早采集和保存样品，提高毒素检出率。

河豚毒素中毒尚无特效解毒药，一般以排出毒物和对症处理为主。①催吐、洗胃、导泻，及时清除未吸收毒素；②大量补液及利尿，促进毒素排出；③支持呼吸、循环功能。

（六）预防措施

强烈建议市民不要拼死尝河豚！文献有报道食用云斑裸颊虾虎鱼、织纹螺也会引起河豚毒素中毒，市民也应尽量避免进食这些食物。同时，应尽量购买正规途径进货的市售鱼类等水产品，避免混入有毒鱼类。

第十一节 鱼类引起的组胺中毒

2011 年 10 月 18 日～10 月 26 日，广东省通过突发公共卫生事件管理信息系统和媒体监测到三起组胺引起的食物中毒事件，分别是惠州 1 起、深圳 2 起，经调查发现，三起中毒事件发患者数合计 102 人，发生场所均为单位食堂，可疑中毒食品均为池鱼。

（一）鱼类引起的组胺中毒简介

鱼类引起组胺中毒是由于食用含有一定量组胺的某些鱼类而引起的过敏性食物中毒。鱼类组胺中毒在国内外均有报道。多发生在夏秋季，在温度 15～37℃、有氧、弱酸性（pH 值 6.0～6.2）和渗透压不高（盐分含量 3％～5％）的条件下，鱼类中的组氨酸易于分解形成组胺引起中毒，同时也与个人体质的过敏性有关。

（二）为什么鱼类会引起组胺中毒

海鱼中的青皮红肉鱼，如鲐鱼（俗称鲐巴鱼、池鱼）、金枪鱼、鲣鱼、秋刀鱼、鲭鱼、沙丁鱼体内组氨酸含量较高，共同特点是身体呈梭形或纺锤形，头尖口大，背部呈青黑或青蓝色，腹部呈白色或淡黄色，鱼肉发红；当这类鱼贮存不当，鱼体不新鲜时，尤其是捕获后的一段时间，细菌会把鱼肉中的组氨酸转变成组胺，当组胺蓄积到一定量时，进食后便使人产生过敏性中毒。国家标准 GB2733-2005《鲜、冻动物性水产品卫生标准》规定，鲐鱼中组胺≤100mg/100g，其他鱼类中组胺≤30mg/100g。

食用不新鲜或腐败的鲐鱼等青皮红肉鱼类可引起中毒。腌制咸鱼时，原料不新鲜或腌的不透，组胺含量较多，人体食后也可引起中毒。

（三）临床表现

组胺中毒的机制是组胺引起毛细血管扩张、平滑肌收缩、毛细血管通透性增强和黏膜腺体分泌，引发的一系列临床症状。

组胺中毒临床表现的特点是发病急、症状轻、恢复快。患者在食鱼后数分钟至数小时内出现面部、胸部及全身皮肤潮红和灼热感，全身不适，眼结膜充血并伴有头痛、头晕、恶心、腹痛、腹泻、心跳过速、胸闷、血压下降。有时可出现荨麻疹，咽喉烧灼感，个别患者可出现哮喘。一般体温正常，大多在 1～2 日内恢复。

（四）诊断与鉴别诊断

食用了不新鲜的或腌制不透的青皮红肉类鱼，出现过敏性中毒的临床表现，测定患者尿、血中组胺的含量高于正常人，抗组胺药能使中毒症状迅速缓解或消失。鱼类引起的组胺中毒要与饮酒、药物性、化学性及其他原因引起的皮肤潮红或过敏相鉴别。

（五）治疗

首先是催吐、导泻以排出体内毒物，减少组胺的吸收。一般可采用抗组胺药物和对症治疗的方法。常用药物为口服盐酸苯海拉明、氯苯那敏（扑尔敏），症状严重者应采用静脉滴注氢化可的松、地塞米松或静脉推注 10％葡萄糖酸钙盐，同时口服维生素 C。

（六）预防措施

1. 消费者自行采购时不要买鱼眼变红、颜色发暗、肉无弹性的鱼，避免食用不新鲜或腐败变质的鱼类；

2. 鱼类食品必须在冷冻条件下贮藏和运输，冰鲜鱼类应贮存在 4℃或以下，冷藏鱼类则应在－18℃或以下贮存。

3. 买鱼后要及时进食或将鱼腌制（腌鱼时要把鱼背劈开，一般 1 千克重的鱼，至少用 0.25 千克以上的盐以确保腌透）。对于易产生组胺的青皮红肉鱼类，家庭在烹调前可采取一些去毒措施。首先应彻底刷洗鱼体，去除鱼头、内脏和血块，然后将鱼切成两半后以冷水浸泡几个小时。在烹调时加入少许醋，可使鱼中组胺含量下降65％以上。尽可能采用红烧、清蒸或酥焖的方法烹制，不宜使用油煎、油炸的方法。

4. 过敏体质或患有过敏性疾病的人应避免进食青皮红肉鱼。

第十二节　麻痹性贝类毒素中毒

据 2012 年 11 月 5 日香港《大公报》报道,香港食物安全中心接澳大利亚当局通知,一批来自澳大利亚生产的活紫贻贝,检出麻痹性贝类毒素。据俄罗斯联邦兽医与植物卫生监督局(Rosselkhoznadzor)2012 年 11 月 5 日消息,新西兰北岛海湾检出了高浓度的麻痹性贝类毒素,部分贝类样本肌肉组织中的毒素浓度甚至高达 1.11mg/kg,超出了限量标准(俄罗斯食品中麻痹性贝类毒素限量标准为 0.8mg/kg)。据澳大利亚悉尼新南威尔士州产业部门 2012 年 11 月 23 日通报,常规监测中发现波塔尼湾的贝类含有麻痹性贝类毒素超过限量标准(澳大利亚食品中麻痹性贝类毒素限量标准为 0.8mg/kg),中国香港、俄罗斯、澳大利亚等地均呼吁市民应立即停止食用相关食品。

(一)海产品中麻痹性贝类毒素简介

麻痹性贝类毒素由热带和温带水域中某些品种的微小藻类产生。在海水受到污染、出现富营养化,水温升高、潮流缓慢等环境条件影响下,微小藻类可迅速生长,造成藻类大量繁殖(海水因满布藻类而变色,故俗称"红潮")。如果以滤食为生的双贝类(例如扇贝、带子、青口、蚝、蚬和蛤)进食这些受影响海水中的藻类,便会受到污染。虽然双贝类能抵抗麻痹性贝类毒素的毒性,但毒素可蓄积在贝类组织内。贝类蓄积毒素的速度、时间长短以及毒素在贝类组织内的分布,主要取决于贝类的品种及当时的环境条件,部分贝类品种可在长达数周至数月后仍然带有毒素。麻痹性贝类毒素在受污染贝类的内脏含量一般较高。

除了双贝类之外,麻痹性贝类毒素会通过海洋食物链积聚,并可存在于腹足类动物(例如蛾螺和鲍鱼)、甲壳类动物(例如蟹和龙虾)及鱼类(例如鲭鱼和河豚)内,但这些海产受毒素污染的报道较双贝类少。

(二)临床表现

以神经症状为主,潜伏期较短,数分钟至 60 分钟。症状以麻痹为主,初起为唇、舌、指尖麻木,随后出现腿、颈麻木,运动失调,伴有头痛、呕吐,最后出现呼吸困难,有时也会因心血管功能衰竭死亡。

(三)诊断

诊断主要依靠临床表现及进食史进行综合判断。贝类中麻痹性贝类毒素可按 GB/T5009.213-2008 规定的方法测定。

(四)治疗

治疗上目前尚无特效解毒药物,以对症治疗为主,采取催吐、洗胃、导泻等措施,及早排除体内毒素。

(五)预防措施

有毒贝类在外貌、气味及味道上与没有受污染贝类并无分别。麻痹性贝类毒素非常耐热,家庭烹调或蒸煮一般无法消除。

市民应从可靠来源购买贝类,在烹煮前刷洗外壳,除去贝类的内脏及生殖腺后再烹调。避免一次性大量进食贝类,并避免食用烹调汁液。如进食贝类后出现中毒症状,应立即求医。

第十三节　雪卡毒素中毒

沿海地区常出现由于进食海鱼(珊瑚鱼为主)引起雪卡毒素中毒的事件,波及人数较多,越来越引起人们的关注。

(一)为什么鱼类含有雪卡毒素

雪卡毒素是一种海洋藻类毒素,主要来源于一种腰鞭毛藻-冈比尔盘藻(Gambierdiscus toxicus),冈比尔盘藻主要生活在珊瑚礁周围,也可附着在其他海藻上。生活在珊瑚礁周围海域的许多原本无毒的鱼类摄入这类有毒藻类或其他浮游生物,造成雪卡毒素在鱼体内蓄积,并可通过食物链逐级传递。雪卡毒素对鱼类本身并不致病,但可使进食这种鱼类的人中毒。

雪卡毒素属于获得性毒素,鱼体内含有雪卡毒素不具有明显规律性。每年3~4月份繁殖季节,珊瑚鱼需要食物多,体态肥美,味道也最鲜美,而体内聚集的雪卡毒素也越多。有超过400多种鱼类可能蓄积雪卡毒素,海产市场和餐桌上常见可能含雪卡毒素的鱼类有石斑鱼(如西星斑、燕尾星斑、老虎斑、东星斑、苏眉)、梭鱼、黑鲈和真鲷等。含雪卡毒素的鱼类在我国主要分布于广东、南海诸岛等地。

(二)雪卡毒素简介

雪卡毒素是一种脂溶性神经毒素,具有抑制钙离子作用,低浓度雪卡毒素就可产生强烈的、不可逆的胆碱酯酶抑制作用,能增强肌肉和神经细胞中钠离子通透性,使细胞膜去极化而引起神经系统的中毒症状,高浓度雪卡毒素可对心脏产生不良效应。

雪卡毒素不易被胃酸破坏,主要分布于鱼的头、内脏、生殖器官,尤以内脏中含量为高。雪卡毒素污染的鱼类在感官、嗅觉和味觉上均无明显异常。加热或冷冻均不能破坏雪卡毒素的毒性。小鼠经腹腔注射雪卡毒素的半数致死剂量(LD_{50})为 $0.45\mu g/kg \cdot BW$。

(三)临床表现

雪卡毒素中毒是指人摄食了含有雪卡毒素的海鱼(珊瑚鱼为主)而引起的食物中毒。

一般在进食后2~10小时出现临床症状,病程可持续2~3周,可出现消化系统、神经系统和心血管系统症状,部分患者有特征性的温度感觉倒错表现。一般轻度中毒可出现口腔麻木、恶心、呕吐、腹痛、腹泻(主要为水样便)以及知觉麻痹或运动麻痹;中毒严重者出现血压下降,肌肉痉挛渐至运动神经麻痹,可因呼吸麻痹而死亡。特征性温度感觉倒错表现为手触热物有冷感,放冷水中则有热感或电击样感觉。

(四)诊断与鉴别诊断

目前临床上诊断主要是根据患者有进食海鱼(珊瑚鱼为主)的病史,出现胃肠道症状和特征性温度感觉倒错症状。早期患者前来急诊时,仅有胃肠道症状表现,容易误诊为急性胃肠炎或细菌性食物中毒,所以珊瑚鱼进食史是诊断的重要线索;同时雪卡毒素中毒引起的特征性温度感觉倒错表现,是各种水产品中毒中较为独特的症状,可与其他急性胃肠炎、细菌性食物中毒相鉴别。

美国CDC提出的雪卡毒素中毒临床诊断依据:在72小时内进食过海鱼(珊瑚鱼为主)并同时具备下列3个条件:①有腹痛、腹泻、恶心、呕吐等之中3个症状;②肢端感觉异常、关节痛、肌痛、瘙痒、头痛、头晕、口腔金属味、视觉异常、牙痛等之中3个症状;③心动过慢、口周感觉异常、温度感觉倒错等症状之一。

雪卡毒素实验室检测：①小鼠生物测试检验法：目前最广泛使用的检测方法是动物实验法。通过向小鼠腹腔注射含吐温-60的生理盐水溶解的样品提取液，观察受试小鼠体温过低（<33℃）等中毒症状和体征；②试剂盒检测法：Cigua-Checkötest；③细胞毒性试验；④高效液相色谱-质谱分析；⑤免疫学测定法。

（五）治疗

目前尚无特效药物，急救措施为迅速清除已进入人体内的毒物，如催吐、洗胃、导泻等，补充血容量，纠正水电解质和酸碱平衡失调等。

（六）预防措施

1. 尽量避免在3～4月份（生殖期）进食珊瑚鱼。避免进食1.5kg以上深海珊瑚鱼，因为鱼体越大，毒素含量越高。避免进食深海珊瑚鱼的头及内脏（如肝、肠及卵巢），这些部位带毒素较多。

2. 外购珊瑚鱼等深海鱼类最好放养15天左右，待毒素排除体外后再食用，可减少中毒机会。

第十四节　毒蘑菇中毒

2008年6～8月，云南省昆明医学院第一附属医院收治了4例因食物中毒引起多器官功能衰竭患者，经调查均由食用毒蘑菇引起。在食用毒蘑菇约3小时后4名患者均出现恶心、频繁呕吐，经洗胃、输液治疗后，其中3名患者出现血尿常规及生化检验多项结果异常、急性肝损伤，并于入院后约20小时后死亡，1名患者好转。

（一）毒蘑菇简介

毒蘑菇（poisonous mushroom）又称毒蕈，经不完全统计，世界上已知有毒蘑菇达1000多种，其中有明显毒性的多达400多种，我国有毒品种有200多种（广东省已知有毒蘑菇品种100多种）。中国毒蘑菇分布广泛，资源丰富。生长环境多种多样，环境隐秘、潮湿，草原和树林中生长较为集中。各种毒蘑菇所含的毒素种类不同。多数毒蘑菇的毒性较低，中毒表现轻微，但有些蘑菇毒素的毒性极高，可迅速致人死亡。毒蘑菇含有的毒素成分尚不完全清楚。毒性较强的毒素有以下几种：毒肽、毒伞肽、毒蝇碱、光盖伞素、鹿花毒素等，部分毒蘑菇可见本书附录4收录图片。

（二）流行病学

常引起人严重中毒的毒蘑菇有以下几种：褐鳞环柄菇、肉褐鳞环柄菇、白毒伞、鳞柄白毒伞、毒伞、秋生盔孢伞、鹿花菌、包脚黑褶伞、毒粉褶菌、残托斑毒伞等。

毒蘑菇中毒全国各地均有发生，中毒以误采误食为主，不同地区蘑菇种类不相同而中毒表现存在差异。毒蘑菇中毒多发生在夏、秋阴雨季节，中毒人群没有明显年龄和性别差异，以家庭散发为主。民间以"颜色鲜艳的，或外观好看的蘑菇有毒；不生蛆、虫子不吃、味苦、腥臭的蘑菇有毒"、"煮熟后银针试毒"等鉴别方法存在一定的局限性，并不能完全鉴别蘑菇是否有毒。

（三）临床表现

毒蘑菇中毒的临床症状复杂多变，因毒蘑菇的种类及其所含毒素不同导致中毒症状也表现为各种各样，潜伏期长短各不相同。根据临床表现，毒蘑菇中毒症状一般分为六种类型：

1. 胃肠炎型 潜伏期一般为 30 分钟至 6 小时,多在食用后 2 小时左右发病。表现为剧烈腹泻、恶心呕吐、腹痛,一般不发热。该型是极普遍的误食毒蘑菇中毒类型,中毒病程短,及时治疗恢复较快,预后良好。

2. 神经精神型 潜伏期一般为 30 分钟至 6 小时。其毒素为类似乙酰胆碱的毒蕈碱。除肠胃炎的症状外,尚有副交感神经兴奋症状。严重者可有谵妄、幻觉、呼吸抑制等表现。个别病例可因此而死亡。

(1)由误食角磷灰伞菌及臭黄菇等患者除胃肠炎症状外,可有头晕、精神错乱、昏睡等症状。即使不治疗,1～2 天亦可康复。死亡率甚低。

(2)由误食牛肝菌引起者,除了胃肠炎等症状外,多有幻觉(矮小幻视)、谵妄等症状。部分病例有迫害妄想等类似精神分裂的表现。死亡率较低。

3. 溶血型 主要毒素为鹿花蕈素(Gyromitratoxin)。潜伏期多为 6～12 小时。起初表现为恶心、呕吐、腹泻等胃肠道症状。由于红细胞被破坏,发病 3～4 日后出现溶血性黄疸、肝脾肿大,少数中毒者出现血红蛋白尿、溶血性贫血。有时溶血后也可出现肾脏损害。此型中毒对中枢神经系统亦有影响,死亡率不高。

4. 脏器损害型 此型中毒病情凶险,如不及时抢救,死亡率很高,国外报道病死率为 60%～80%。此型中毒临床表现十分复杂,按其病情发展可以分为 5 期:

(1)潜伏期:一般为 10～24 小时,最短为 7～8 小时,一般无任何症状。

(2)胃肠炎期:恶心、呕吐、脐周腹痛、水样便腹泻,但多不严重,常在 1～2 天后缓解。

(3)假愈期:持续 1～2 天,此时患者多无症状,或仅感轻微乏力、不思饮食等。轻度中毒患者肝损害不严重,可由此进入恢复期。

(4)脏器损害期:患者突然出现肝、肾、心、脑等脏器损害,以肝、肾损害为最重。肝脏肿大、黄疸、肝功能异常、少尿、血尿,甚至发生急性肝坏死、肝性脑病、尿毒症,并可以导致死亡。

(5)精神症状期:部分患者呈烦躁不安或淡漠嗜睡,甚至昏迷惊厥。可因呼吸、循环中枢抑制或肝性脑病而死亡。

(6)恢复期:部分患者经过积极治疗,患者一般在 2～3 周后进入恢复期,中毒症状消失,肝功能好转并痊愈。

5. 日光性皮炎型 这种类型的毒菌主要是胶陀螺菌,其毒素主要是光敏性物质卟啉。潜伏期一般约为 24 小时,开始多为颜面肌肉震颤,继之手指和脚趾疼痛,上肢和面部可出现皮疹。暴露于日光部位的皮肤可出现皮炎、红肿、针刺样疼痛。

6. 呼吸循环衰竭型 这类毒菌如亚稀褶黑菇等,其症状主要为中毒性心肌炎、急性肾功能衰竭和呼吸麻痹。无昏迷和副交感神经兴奋症,肝功能正常。此类型中毒病死率高。

(四) 诊断与鉴别诊断

1. 诊断参考

(1)有进食野生蘑菇史。

(2)临床表现与毒蘑菇中毒相吻合:头晕、乏力、流涎、流泪、脉搏缓慢、瞳孔缩小等神经系统症状,胃肠道症状,少尿或出现黄疸、浮肿。

(3)动物试验:可采集患者吃剩的食物、剩余野蘑菇或再到鲜蘑菇生长处采回同种蘑菇,进行动物试验。

（4）形态学鉴定：将剩余的或再次采集的蘑菇送权威专业部门进行形态学特征鉴定。

（5）鉴别诊断：与细菌性食物中毒、急性痢疾、急性胃肠炎进行鉴别。

蘑菇或在可疑蘑菇采集地再次采集的相似蘑菇，其形态学鉴定属于毒蘑菇，可辅助诊断。

2. 鉴别诊断　毒蘑菇中毒应与细菌性食物中毒、急性痢疾、急性胃肠炎进行区别，毒蘑菇引起的急性胃肠炎一般不发热，无里急后重和脓血便等特点。

（五）急救与治疗

毒蘑菇中毒目前尚无特效解毒剂，急救护理关键是及早催吐洗胃导泻洗肠，彻底清除毒物是排除和减少毒物吸收的关键。

1. 马上停止食用可疑中毒食物，判断是否为毒蘑菇中毒，同时呼叫救护车至现场。

2. 及时对中毒者进行催吐、洗胃或清肠，以清除胃肠道尚未吸收的毒物：

（1）催吐：中毒后不呕吐者，可饮用大量盐水或用手催吐，还可口服硫酸铜、硫酸钾。

（2）洗胃：中毒早期无呕吐者可洗胃，用高锰酸钾溶液、浓茶水、1‰盐水。洗胃前应询问病史，严格掌握洗胃适应证。

（3）导泻或灌肠：用温盐水灌肠，或用50%硫酸镁溶液导泻。

3. 解毒治疗　对副交感神经兴奋症状应用阿托品等治疗；毒伞、白毒伞等毒蕈中毒用阿托品治疗常无效，但早期可使用巯基解毒药（如二巯丁二钠、二巯丙磺钠）；溶血型毒蕈中毒及其他重症中毒病例，特别是有中毒性心肌炎、中毒性脑炎、严重的肝损害及有出血倾向的病例皆可应用肾上腺皮质激素治疗，必要时输血、换血。

4. 对症治疗　由于患者多有剧烈地呕吐和腹泻，必须大量输液、纠正酸中毒和电解质平衡紊乱；对有肝损害者应给予保肝支持治疗；对有精神症状或有惊厥者应予镇静或抗惊厥治疗，并可试用脱水剂。有变态反应，给予抗过敏治疗。

5. 心理护理：由于是在毫无思想防范前提下中毒，患者及家属在心理上常难以接受。急救中除以镇静的态度、迅速、熟练地进行各项抢救与护理外，还应对患者及家属做好耐心细致的解释工作，使恐惧、焦虑的心理得到及时抚慰，主动配合治疗和护理。

（六）预防措施

预防毒蘑菇最好的办法是慎重采食野蘑菇。政府相关职能部门应积极组织有关专业技术人员加强对野生蘑菇采食的预警和宣传教育。在发生中毒事件以后，医院应及时上报，并通过新闻媒体进行广泛宣传，教育群众充分认识到毒蕈中毒的严重危害性，不要采食野蘑菇，若食蘑菇后出现胃肠道不适等症状，应尽快到医院就诊，以免延误治疗。

第十五节　钩吻中毒

2005年7月15日下午，广西灵山县丰塘镇大碰村林场从事桉树种植的云南籍民工严永德等4名男性，因天气炎热上山采集当地解暑清热的植物制作凉茶。4人一起饮用约30分钟后陆续出现恶心、头晕、视物模糊、四肢无力、呼吸困难等症状，体温正常。其中1人在送往医院途中经抢救无效死亡。经询问民工得知，所饮用的凉茶都是上山自采的几种植物的茎及叶。根据患者的症状，剩余凉茶及植物的茎、叶和根的鉴定及检验结果，确认是钩吻中毒。

（一）钩吻简介

钩吻是马钱科植物葫蔓藤（Gelsemium Elegans Beth）的全草。药用钩吻分为两种，一种是北美钩吻，产于美洲；另一种是中国钩吻，产于亚洲，主要分布在我国浙江、福建、广东、广西、湖南、贵州、云南等地。中国钩吻又名断肠草、野葛、毒根、大茶药等，味苦、微辛，性热，有大毒。由于有剧毒，民间一直以外用为主，忌内服，多为捣碎或研磨后调敷患处，也可以煎水洗或烟熏，具有祛风，消肿止痛、去毒杀虫的功能，外形可参见本书附图4图片。

（二）临床表现

钩吻植物全株有毒，特别是嫩芽毒性最强，一般口服干燥根茎或叶片 2~3g 即可致死。植株中的毒性成分为钩吻碱，属于吲哚类生物碱，是极强的神经毒素，0.15~0.3g 便可使人致死。钩吻碱直接抑制中枢神经系统，能使运动神经末梢麻痹，抑制延髓呼吸中枢，导致呼吸衰竭而死亡。钩吻常被误认为金银花或穿山龙，误食而发生中毒，多为散发。钩吻中毒潜伏期短，一般口服在数分钟至 2 小时内出现症状；亦可经破损皮肤进入人体。个别案例报道 4 小时后才出现临床症状。

1. 呼吸系统　可先有胸闷、呼吸深快，继之呼吸减慢、不规则、窒息，呼吸肌麻痹，突然发生的呼吸抑制是钩吻中毒的最主要特征，严重者可突然出现呼吸骤停。呼吸肌麻痹和呼吸衰竭是钩吻中毒最主要的致死原因。

2. 神经系统　可出现眩晕、乏力、言语不清、吞咽困难、四肢麻木、肌张力降低、共济失调、视物模糊、瞳孔扩大、眼睑下垂，严重者可出现暂时性失明、烦躁不安、抽搐、昏迷。

3. 消化系统　可出现口咽部灼痛、流涎或口干、恶心、呕吐、腹痛、腹胀，腹痛常为绞痛，较剧烈。

4. 循环系统　心率先慢而后变快，可出现心律失常，严重者面色苍白、四肢冰冷，体温、血压下降，发生循环功能衰竭。

5. 其他　可出现肝脏、肾脏损害，损害程度与血中钩吻碱含量密切相关。严重者可出现多脏器功能衰竭（MOF）。

（三）诊断与鉴别诊断

诊断参考：

1. 有凉茶饮用史或药浴史，有误服含钩吻的根、叶所煮食物史。

2. 临床症状与钩吻中毒表现相符　头晕、眼花、视物模糊、喉头干渴、吞咽困难、呼吸困难是钩吻中毒的主要临床特点，凡有这些临床表现且有服用草药史的中毒患者要考虑到有可能是钩吻中毒。

3. 实验室检查　目前尚无钩吻碱检验方法的国家标准，但有文献报道使用取剩余的凉茶、药液、草药或胃液进行预处理后，进行气相色谱质谱联用法、液相色谱质谱联用法检测，也有用快速化学显色试验、薄层层析等方法报道。

4. 动物试验　关于钩吻碱的毒性，文献报道不一。用从钩吻中提取的总生物碱结晶制成的钩吻碱，雄性大鼠半数致死剂量（LD_{50}）为 1.2mg/kg（腹腔注射）；雌性小鼠肌内注射 LD_{50} 为 1.5mg/kg；钩吻素己小鼠半数致死剂量（LD_{50}）为 0.165mg/kg（腹腔注射）；钩吻素乙大鼠最小致死剂量为 0.1~0.3mg/kg（皮下或腹腔注射）。钩吻素寅对家兔的最小致死剂量为 0.8mg/kg，其治疗剂量与中毒剂量相距甚近。

5. 型别鉴定　可用气相色谱质谱仪、液相色谱等分离检测不同的单体，如钩吻素甲、戊、丙、乙等。

鉴别诊断：由于中毒早期症状多无特异性，或来诊时即出现昏迷、呼吸抑制者，则易误诊为脑血管意外、脑出血。部分患者有眼睑下垂、瞳孔散大又易误诊为阿托品中毒。

（四）急救与治疗

钩吻中毒发病急，病情发展迅猛而且较凶险，且目前尚无特效解毒剂，以对症支持治疗为主，因此对于中毒患者应该及早快速地进行抢救，对诊治过程中的每个环节都要严密观察，尤其注意呼吸状况的监测，同时注意保护重要脏器功能，由此才能提高此类病例的抢救成功率：

1. 去除毒物　患者就诊后立即采用催吐、洗胃、导泻等清除毒物的措施。有文献指出，对于重度中毒的患者应慎重洗胃，防止引发呼吸骤停。

2. 保持呼吸道通畅　应密切监护患者呼吸状况，随时准备进行气管插管。对轻度中毒的患者也应在洗胃的同时准备好气管插管等急救物品。有报道主张对病情危重者应先进行气管插管，再洗胃，以保证呼吸道通畅。必要时行气管插管加压给氧。

3. 对症治疗　目前钩吻中毒尚无明确的特效解毒剂以对症治疗为主。若出现类颠茄样症状，如视物模糊、咽喉发干、瞳孔扩大等，可用可逆性抗胆碱酯酶药新斯的明 1mg 加入 5％葡萄糖注射液 300～500ml 静脉滴注，或溶于 50％葡萄糖注射液 20ml 中静脉注射。若出现明显的毒蕈碱样症状，如心动过缓、恶心、呕吐或肠管蠕动亢进等，可用阿托品 0.5～1mg 皮下注射或肌内注射，必要时可加大剂量或静脉滴注射。应积极控制抽搐，防止发生脏器损害。若一般镇静药效果不佳，可在气管插管保证呼吸道通畅条件下使用硫喷妥钠止痉。

4. 现场救治　立即停止服用可疑食品，用手刺激喉咙后壁催吐。灌服新鲜羊血有一定作用，亦有文献指出可灌服新鲜鸭血、鹅血。

5. 心理护理　医务人员应做好耐心的解释工作，关心、体贴患者，患者求生存的心理需求，使恐惧不安的情绪得到抚慰。

（五）预防措施

1. 未接受专门知识培训情况下，不要随意摘取山上的植物入药。政府有关部门应组织教育群众识别与钩吻相似的植物。提高广大民众警惕有毒中草药的意识。

2. 由于目前绝大多数医务人员对该疾病缺乏认识，医务人员接收昏迷、呼吸抑制者、有眼睑下垂、瞳孔散大的患者时，都应详细询问家属或旁人，了解其既往病史和可疑食物进食史。

3. 中毒发生后，及时通过新闻媒体进行广泛的宣传，教育当地的群众不要采集钩吻食用，避免同类的中毒再次发生。

第十六节　四季豆中毒

四季豆因烹调不当而食用时可导致中毒，多发生于集体用餐单位。2004 年广东省东莞市某厂 103 名职工因食用未完全煮熟四季豆而引起集体中毒，大多数患者食用未煮熟四季豆 1～3 小时后出现恶心、呕吐、头晕等中毒症状，引起了广泛关注。

（一）四季豆简介

四季豆又名刀豆、芸豆、扁豆等，是群众普遍喜好食用的蔬菜。生的四季豆中含有皂甙、血球凝集素、亚硝酸盐、胰蛋白酶抑制剂等。其中，皂甙对人体肠道有强烈刺激性，可引起出血性炎症，使人体红细胞发生凝集和溶血，是引起四季豆中毒主要原因。

（二）流行病学

四季豆中毒一年四季均有发生，多发生于集体用餐单位。四季豆引起中毒可能与品种、产地、季节、烹调方法有关。烹调不当使四季豆未充分去毒，是引起中毒的主要原因。除此，中毒程度与摄食量的多少及个人体质有关。

（三）临床表现

四季豆中毒的潜伏期短者 30 分钟，一般为 2～4 小时，长者可达 15 小时，自然病程短（1～2 天），危害性较低。主要为恶心、呕吐、腹痛、腹泻等胃肠炎症状，同时伴有头痛、头晕、出冷汗等神经系统症状。个别病例会出现四肢麻木、胃烧灼感、心慌和背痛等。严重者可伴有脱水、电解质紊乱，甚至引发消化道出血，并有发绀、呼吸困难、心悸气短、疲乏无力等。病程一般为数小时或 1～2 天，愈后良好。

（四）诊断参考

1. 进食史　有进食炒煮不透，未能充分去毒的四季豆史。

2. 临床诊断　患者表现出上述的临床表现。

3. 实验室检测　可疑食品或患者呕吐物中检出红细胞凝集素或皂甙。

（五）急救与治疗

目前并无特效解毒药可用于四季豆中毒治疗，以对症治疗为主，如安定情绪、解痉止痛、吸氧等，进食量多呕吐少或病情较重者酌情予以催吐、洗胃以及导泻，然后根据其严重程度给予治疗；轻度中毒，适量补充糖盐水、维生素 C、维生素 B_6 等；中度中毒，积极纠正脱水及电解质失衡，补充足够维生素 C；重度中毒，在补充血容量纠正脱水及维持酸碱平衡同时，予以大剂量维生素 C、维生素 B_6 及护肝护胃等治疗，有神经症状者给予中枢神经脱水剂及脑细胞营养剂。

（六）预防措施

1. 预防四季豆中毒最简单且科学的方法之一是将四季豆煮熟焖透，如四季豆外观失去原有的生绿色，吃起来没有豆腥味。

2. 对厨工，尤其是集体用餐单位，进行相关知识教育。四季豆烹煮必须彻底，用大锅加工时更要注意翻炒均匀、煮熟焖透。

3. 不买、不吃老四季豆，使用前把四季豆两头和豆荚摘掉，因为这些部位含毒素较多。

第十七节　发芽马铃薯中毒

2005 年 5 月 15 日 14 时 25 分，宁夏中卫市卫生监督所接到市医院电话报告，有 22 例患者因恶心、呕吐、腹痛、头晕等症状同时就诊，怀疑为食物中毒。接到报告后经卫生监督员现场进行调查、流行病学调查、临床资料和实验室检测，证实是一起食用发芽马铃薯引起的龙葵素中毒事故。

（一）发芽马铃薯简介

马铃薯又称"土豆"、"山药蛋"、"洋山芋"等，是我国北方冬季主要的蔬菜之一。如马铃薯贮藏不好，容易发芽，皮肉变绿，含有较一般马铃薯高 5～6 倍的马铃薯毒素——龙葵素

(solanine,也称龙葵碱)。龙葵素是一种弱碱性的生物碱,可溶于水,遇醋酸极易分解,高热、煮透亦能破坏其毒性。极少量龙葵素对人体不一定有明显的害处,但是如果一次吃进 50g 已变青发芽的马铃薯(约含 200mg 龙葵素)就可能发生龙葵素中毒。

(二)流行病学

发芽马铃薯中毒一年四季均可发生,但由于春季潮湿温暖,马铃薯保存不当,所以在春、夏季节多发,无明显的年龄和性别差异,农村家庭散发,集体食堂时有发生。中毒的潜伏期长短与芽部清除多少、烧煮程度、进食量有关,进食量大的患者潜伏期短,病情较重。

(三)临床表现

马铃薯龙葵素是一种弱碱性糖苷,对胃肠道黏膜有较强的刺激性和腐蚀性,对中枢神经系统有麻痹作用。发病急,潜伏期 10 分钟至 3 小时,短者数分钟。发病初期为口腔及咽喉部瘙痒、烧灼感,继而出现上腹部疼痛,并有恶心、呕吐、腹泻、头晕、耳鸣、瞳孔放大、怕光等症状。症状较轻者,1～2 小时后自愈,预后良好,无后遗症。重症患者,因体温升高和反复呕吐而致脱水、抽搐、呼吸困难、血压下降、意识丧失、昏迷,伴全身虚弱和衰竭,严重者可因组织细胞缺氧出现皮肤黏膜青紫、大脑缺血性损伤,或因呼吸麻痹而死亡。

(四)诊断与鉴别诊断

诊断参考:

1. 食用发芽马铃薯史。

2. 临床症状和体征与发芽马铃薯中毒特征相符合。

3. 实验室检查　从可疑食品、患者胃内容物或呕吐物中检出龙葵素;有文献指出可用 Wotzal 氏法进行定性检查。

符合流行病学特点及临床表现,从患者胃内容物或呕吐物中检测出龙葵素,可确定。

符合流行病学特点及临床表现,从患者食用剩余的可疑食品中检测出龙葵素,经换算摄入的龙葵素不少于 200mg 可确定。

鉴别诊断:与细菌性食物中毒相鉴别,细菌性食物中毒有不洁饮摄食史,往往有同席多人集体发病的流行病学特点,急性呕吐与腹泻是主要的临床表现。粪便培养可找到致病菌。另外,龙葵素中毒还可见于含有龙葵素或被龙葵素污染的食品,如未充分成熟的番茄、其他含有龙葵素的茄科类食品等。

(五)急救与治疗

对马铃薯中毒目前尚无特效疗法,尽早排出毒素对预后有很大影响:

1. 立即停止食用可疑食品。必要时对患者催吐、洗胃、清肠,以清除胃肠道内尚未吸收的毒物。

2. 治疗　对症治疗,纠正脱水和电解质紊乱。有呼吸困难者,予吸氧,注射呼吸兴奋剂。呼吸中枢麻痹者用人工呼吸机。出现肠源性发绀,可用亚甲蓝。

(六)预防措施

1. 加大宣传力度,尤其在农村和马铃薯生产基地,普及和加强马铃薯保存的知识,防止马铃薯发芽是预防中毒的根本保证。马铃薯应保存于干燥通风、低温、无阳光直射处。

2. 家庭食用马铃薯前,应将生芽及周围部位削去,将削好的马铃薯放于冷水中浸泡 30 分钟以上,使残余毒素溶于水。对生芽过多或皮肉已青紫者,不能再食用。因龙葵素加热破坏、遇醋分解,下锅炒马铃薯时可放一点醋,宜红烧、炖和煮。

3. 及时将马铃薯中毒个案通过当地新闻媒体向社会公布,教育群众不要购买和食用发芽的马铃薯。

第十八节 未煮熟豆浆中毒

豆浆为我国广大群众喜爱的传统食品,主要成分是大豆,其消化率较高,营养丰富,但应注意大量进食未煮熟的豆浆和未炒熟的大豆粉或大豆,食后均可引起中毒。食用未煮熟豆浆中毒事件时有发生。1999年辽宁省大连市一小学50名学生食用中毒,2000年河南省焦作市某寄宿学校先后有25名师生食用未煮熟豆浆中毒,2003年湖北省荆州市某一乡镇小学30名……2010年辽宁省丹东市42名,2011年山东省潍坊市数10名,可见未煮熟豆浆中毒频繁发生,且无地区差异。

(一) 未煮熟豆浆简介

未煮熟豆浆又名生豆浆,多数人认为,豆浆在沸腾前产生的泡沫即可视为煮熟,从而停止煮沸,其实不然,此时的豆浆并未煮透,仍残存一些有毒物质,最为主要的是皂甙、胰蛋白酶抑制素等,若食用用未煮熟豆浆,可引起人体的不适。生豆浆加热到80~90℃时,会出现大量的白色泡沫,实际上这是一种"假沸"现象。

(二) 流行病学

未煮熟豆浆加热不彻底,其中的有害物质如皂甙、胰蛋白酶抑制素等未被破坏,饮用后可造成中毒。豆浆中毒潜伏期短,危害性相对较小,多见于小型餐饮业和集体食堂,特别是幼儿园和小学食堂最常见,可能与儿童对豆浆中的有害物质较为敏感有关。

(三) 临床表现

未煮熟豆浆中毒潜伏期短,一般30分钟~1小时。主要临床表现为恶心、呕吐、腹胀、腹泻。可伴有腹痛、头晕、乏力等症,发热情况少见,严重的可引起脱水和电解质紊乱,预后良好。

(四) 诊断参考

1. 进食史 有饮用未加热彻底的生豆浆史。

2. 临床诊断 患者出现以上消化道症状为主的临床表现。

3. 实验室检查 检测豆浆中脲酶活性对诊断具有参考价值。相关研究表明,因为脲酶在90℃以上才能完全被灭活,其稳定性较皂甙等物质高,所以目前多以豆浆脲酶活性来表示抗营养物质去除情况。检测方法和要求可借鉴GB/T 26176-2010《豆浆机》对豆浆脲酶规定。

(五) 急救与治疗

目前尚无特效解毒药,但危害不大,轻者无需治疗,重者对症治疗。

(六) 预防措施

将豆浆彻底煮开是简单有效的预防未煮熟豆浆中毒的方法。制作豆浆需把豆浆彻底煮开后饮用,制作过程中应注意"假沸"现象,即当把豆浆加热到一定程度时,豆浆出现泡沫,此时豆浆还未煮开,应继续加热至泡沫消失,豆浆沸腾,再持续加热数分钟。当豆浆量大或较稠时,一定把豆浆搅拌均匀,防止烧煳锅底,影响热力穿透。

第十九节 草乌中毒

2008年11月17日,云南省玉溪市红塔区大营街镇发生一起食用草乌(乌头碱)的中毒事件,共有57人发病,病例主要表现为头晕、手脚发麻、呕吐等症状,其中有5人症状较重,经全力救治后脱险。

(一) 草乌简介

草乌为毛茛科植物北乌头(AconitumkusnezoffiiReichb)的干燥块根。《中国药典》记载草乌具有祛风除湿、温经止痛的功能,用于风寒湿痹,关节疼痛,心腹冷痛,寒疝作痛及麻醉止痛等,被广泛应用于临床治疗中,但草乌有毒,主要有毒成分是乌头碱、新乌头碱、次乌头碱。由于草乌治疗量与中毒量很接近,用药不当或不慎,极易产生毒副作用,导致严重心律失常与休克,重者甚至死亡。

(二) 流行病学

据《中国植物志》记载,我国草乌资源丰富,约有200种,分布于东北及河北、山西、内蒙古等地。生于山地、丘陵、林下或林缘。多为野生品,主产于辽宁、河北、山东、山西、湖北、四川、贵州等省。我国幅员辽阔,各地也有不同的地方习用品种,如在西南地区民间常把毛茛科植物黄草乌块根当草乌用的习惯。野生草乌的毒性大于种植草乌,生草乌不可内服,经过浸泡和煮制等特殊工艺制成的制草乌才可用于内服。目前引起草乌中毒常见的原因有以下几点:

(1)服用剂量过大:草乌的活性成分主要是双酯型二萜类生物碱,此类生物碱毒性很大,口服0.2mg乌头碱即会令人中毒,3~5mg就会致死。由于草乌治疗量与中毒量十分接近,每年冬季,农村地区的居民有用采挖或购买的生草乌与肉一起煮着吃的习惯,而服用的药量较大,导致中毒的实例屡见不鲜。超量服用是导致草乌中毒的主要原因。

(2)煎煮时间不够:乌头碱性质不稳定,遇水、加热容易水解成毒性较小的单酯型生物碱,继续水解则生成毒性更小或无毒的乌头原碱和苯甲酸,其毒性为乌头碱的0.5/1000~0.25/1000。由于民间自行煮草乌浸泡和煎煮时间不够,块大者未煎煮透心,有毒乌头碱未充分水解,往往引起群体性中毒事件的发生。

(3)生品使用不当:生草乌仅能外用,不可内服。在广大农村地区的集市上就能买到草乌,人们会用生草乌泡制药酒外用或口服,用于治疗风湿疼痛相关的疾病,而乌头碱易溶于乙醇,经消化道、破损的皮肤迅速吸收,极容易发生中毒。

(4)药材质量:2005版《中国药典》制定了草乌的炮制方法,并对乌头碱明确规定不得超过0.15‰。私人非法加工草乌,企业在加工过程未严格按照规范进行,炮制后的饮片未经检测乌头碱的含量,致使不合格的制草乌流向市场,从而大大增加了中毒发生的风险。

(5)个体差异:患有如房室传导阻滞等基础性疾病的人不宜服用草乌,试验也证明乌头类中药水煎液对疾病模型动物产生的毒性效应与健康动物有差异。老年人、婴幼儿及肝、肾功能不全者易中毒。

(三) 临床表现

草乌中毒的潜伏期较短,食用后8分钟至3小时发病,以30分钟至1小时多见。中毒者首先表现舌及口唇周围有麻木感,口腔及咽喉部黏膜刺痛及烧灼感,言语笨拙。药物被吸收后约 15～30 分钟各系统症状陆续出现。

神经系统：四肢麻木,刺痛及蚁行感,麻木从远端开始向近端蔓延、从口唇逐渐蔓延至全身,痛觉减弱或消失,有紧束感。伴有眩晕、眼花、视物模糊。重者躁动不安、肢体发硬、肌肉强直、抽搐、意识不清甚至昏迷。

循环系统：由于迷走神经兴奋及心肌应激性增加,可有心悸、胸闷、心动过缓、出现多源性频发室性早搏、心房颤动、室性心动过速、心室颤动、阿斯综合征等多种心律失常,心脏停搏和休克。

呼吸系统：呼吸急促、咳嗽、血痰、呼吸困难、发绀、急性肺水肿,呼吸肌痉挛麻痹,窒息,甚至发生呼吸衰竭。

消化系统：恶心呕吐、流涎、腹痛、腹泻、肠鸣音亢进、少数有里急后重、血样便,酷似痢疾。

(四)诊断参考

根据患者有服用乌头类中草药史,结合临床出现神经系统、心血管系统、呼吸系统和消化系统,心电图表现呈多型性改变,有紊乱性心律失常特点,可作出乌头碱急性中毒的临床诊断。

(五)急救与治疗

中毒患者的急救除及时彻底洗胃、导泻、输液等常规处理外,注射阿托品为首选对抗药物,剂量视中毒程度而定。当窦性心律恢复至主导地位,心律减慢与血压回升,阿托品用量可渐减至停用。

(六)预防措施

1. 向群众广泛宣传草乌的药性及毒性,并详细讲解其炮制方法,指导患者正确的煎煮方法;

2. 严格按医嘱使用药物,忌用药过量和服用不当;

3. 外用药物做好标识,安全存放,避免误服;

4. 相关部门应禁止餐桌上销售草乌。

第二十节　亚硝酸盐中毒

由亚硝酸盐引起的食物中毒时常发生,给群众生命健康带来巨大影响。如 2010 年 10 月 12 日,四川省泸定县磨西镇明珠花园酒店发生一起亚硝酸盐食物中毒,43 人发病,一人抢救无效死亡;2011 年 11 月 18 日山东省德州市发生一起 20 余人的农村家庭聚餐误食亚硝酸盐食物中毒事件。

(一)亚硝酸盐简介

亚硝酸盐是工业原料,也常用于食品加工,如肉类制品加工中也允许作为发色剂限量使用,为白色微粒晶体或粉末,外观及味道与粗制食盐相似,易被误食中毒。亚硝酸盐具有很强毒性,其生物半衰期 24 小时,摄入 0.3～0.5g 就可引起中毒,1～3g 可致人死亡。亚硝酸盐主要危害是摄入过量会使血红蛋白中的 Fe^{2+} 氧化为 Fe^{3+},使正常血红蛋白转化为高铁血红蛋白,失去携氧能力而导致组织缺氧,即为亚硝酸盐中毒,又称肠原性发绀。此外,亚硝酸盐广泛存在粮食(大米,面粉)、豆类、蔬菜、肉类等食物中,正常食用一般不会引起中毒,但当蔬菜腐烂变质或者熟菜存放过久后,食物中的亚硝酸盐含量会增高,若食用过多,就有可能引起亚硝酸盐中毒。

（二）流行病学

我国亚硝酸盐食物中毒发生频率较高,多数系误将亚硝酸盐当作食用盐食用而引起,也有因食入含有大量硝酸盐、亚硝酸盐的蔬菜引起的食物中毒,多发生于农村或者集体食堂。

（三）临床表现

亚硝酸盐中毒,潜伏期短,一般为 1～3 小时,短者 10 分钟,有较明显的剂量反应关系,症状以发绀为主,皮肤黏膜、口唇、指甲最明显。除发绀外,可并发头痛、头晕、心率加快、恶心、呕吐、腹痛、腹泻、烦躁不安。严重者有心律不齐、昏迷或惊厥,常死于呼吸衰竭。

（四）诊断与鉴别诊断

诊断参考:

1. 饮食史　曾进食过腐烂变质的蔬菜,腌制不久的咸菜或存放过久的熟菜,过量的亚硝酸盐腌肉,或误将亚硝酸盐当作食盐烹调的食物。

2. 临床诊断　轻者有头晕、头痛、乏力、胸闷、恶心、呕吐,口唇、耳廓、指(趾)甲轻度发绀等,高铁血红蛋白在 10%～30%。重者可有心悸、呼吸困难,甚至心律紊乱、惊厥、休克、昏迷、皮肤、黏膜明显发绀,高铁血红蛋白往往超过 50%。

3. 实验室诊断　剩余食物、呕吐物或胃内容物作亚硝酸盐测定(按 GB/T 5009.33),含量超标;血液高铁血红蛋白测定(按 GBZ 30-2002 附录 A),含量超过 10%。

鉴别诊断:

1. 杀虫脒中毒　有小便改变,有接触杀虫脒史。

2. 过敏性紫癜　皮下出现发绀斑块,并非口唇,指端等紫黯,无进食新腌制咸菜等病史。

3. 雷公藤中毒　有误食雷公藤病史,腹痛剧烈。

4. 其他可引起高铁血红蛋白症的中毒　苯胺和硝基苯中毒,苯佐卡因药物中毒等。

（五）急救与治疗

1. 对患者进行洗胃和导泻,彻底清除胃肠道内未吸收的毒物;

2. 立即给予吸氧;

3. 使用特效解毒剂　1%亚甲蓝 1～2mg/kg 加 5%～10%葡萄糖液 500ml 静脉滴注;

4. 对症处理　对于有心肺功能受影响的患者还应对症处理,如用呼吸兴奋剂,纠正心率失常药等,并同时监测患者生命体征;

5. 营养支持　适当给予能量合剂、维 C 等支持疗法。

（六）预防措施

1. 贮存过久或腐烂的蔬菜、煮熟后放置过久的蔬菜等硝酸或亚硝酸盐含量会升高,故蔬菜应妥善保存,防止腐烂,不吃腐烂的蔬菜,高温下长时间存放的剩菜勿再食用。

2. 勿大量进食腌制不久的菜,腌菜至少 15 天以上再食用;现泡现吃,勿存放过久,腌菜时选用新鲜菜。

3. 肉制品中硝酸盐和亚硝酸盐用量要严格按国家标准规定,不可多加;苦井水(硝酸盐含量较多)勿用于煮粥,尤其勿存放过夜。

4. 应将亚硝酸盐和食盐、苏打等分开贮存,防止将亚硝酸盐当食盐或苏打误用。

第二十一节 有机磷农药中毒

2005年5月1日19时10分,某村村民隋某一家4口人在家吃韭菜肉馅水饺,15分钟后,隋某的母亲及其妻子即感到头晕、恶心,继而意识模糊,休克。20分钟后隋某及其儿子亦出现头晕、恶心、呕吐等症状,被及时送往医院,并立即报告给区卫生防疫站,经洗胃、洗肠,应用阿托品、解磷定特效解毒药等紧急抢救,隋某及其儿子转危为安,隋某的母亲及妻子因体质较弱,经抢救无效于5月1日22时死亡。后经调查证实,中毒原因是由于隋某为防治虫害,于4月30日在自己菜地给韭菜打了有机磷农药,并于5月1日收割食用,属误食中毒。

(一)有机磷中毒简介

有机磷中毒是指有机磷类[主要指农业用药:甲拌磷(3911)、内吸磷(1059)、对硫磷(1605)、敌敌畏、乐果、敌百虫、马拉硫磷(4049)等]误服误用、经呼吸道吸入或直接皮肤接触等途径进入体内引起相应的临床症状。有机磷中毒原理是抑制体内胆碱酯酶的活性。胆碱酯酶的生理功能主要是参与乙酰胆碱的迅速水解,使其失效,以利于其所支配的器官组织能接受连续神经冲动。当胆碱酯酶的活性受到有机磷化合物抑制后。造成乙酰胆碱蓄积,以乙酰胆碱为神经介质的胆碱能神经系统发生生理功能紊乱,产生一系列临床表现。

(二)流行病学

据岳永战等做的一项调查显示,有机磷中毒多发生在农村,女性病例多于男性,且大多集中在20~40岁的中青年女性,中毒人群呈现低文化程度的特点。每年5~10月份为发病高峰,平均占全年发病率的近70%,尤其是10月份,这与农业生产的季节性密切相关。每年的夏秋季节,诸如杀虫、除草、播种等农业生产活动相应增多,接触和使用有机磷农药的机会也相应增加,加之目前对农药销售、使用和贮存缺乏有效的管理,为口服中毒创造了有利条件。发生在城市的有机磷中毒则以误食含有机磷农药蔬菜中毒为主,主要发生于夏秋之季,由于农药的广泛使用,害虫产生了耐药性,低毒农药不易控制病虫害,一些不良小商贩们便使用甲胺磷等剧毒农药防治病虫害,甲胺磷等剧毒农药的残留期长达5~6天,且不易被分解破坏,导致蔬菜高残留而发生中毒。

(三)临床表现

目前,经口摄入途径中毒包括两种,误食中毒和口服中毒(一次性大剂量的摄入,比如投毒或服毒自杀)。需要注意的是,误食中毒与口服中毒不完全相同。口服中毒一般单人发病,起病急骤,多有明确的服毒史,有典型的症状,如多汗、肌颤、瞳孔缩小、心率减慢、肺部啰音及意识障碍等,血清胆碱酯酶活力明显下降,甚至为零,诊断不难。而误食中毒往往是多人同时发病,且病史隐匿,潜伏期长,平均时间达4.6小时。典型症状缺如,不少以单一症状就诊,如多汗或类似急性细菌性肠胃炎的恶心呕吐、腹痛腹泻等,可无瞳孔缩小,可无多汗,可无心率减慢,肌颤及肺部啰音少见。

(四)诊断参考

1. 流行病学史 参考 WS/T 85-1996《食源性急性有机磷农药中毒诊断标准及处理原

则》进行判断,进食了超过农药最大残留量的粮、菜、果、油等食物;或食用了运输、贮藏过程中污染了有机磷农药的食物;或误把有机磷农药当作食用油、酱油等油料烹调的食物。

2. 短期内(一般4小时以内)出现的以全血胆碱酯酶活性下降出现毒蕈碱样、烟碱样和中枢神经系统症状为主的全身性疾病。

3. 实验室检验 中毒者剩余食物中检出超过最大残留量的有机磷农药,全血胆碱酯酶活性低于70%,或检测病例呕吐物/胃内容物有机磷农药含量(GB/T 5009.20-2003 食品中有机磷农药残留量的测定),并排除其他途径摄入有机磷农药的可能性,即可诊断为食源性有机磷农药中毒。

(五)鉴别诊断

有机磷急性口服中毒并不难诊断,需要注意的是误食中毒极易误诊。因误食中毒与细菌性肠胃炎及中暑等均好发于夏季,应注意鉴别。对这些患者应仔细询问病史,特别是以肠胃炎就诊的患者,尤其是饮食史中的蔬菜中有小青菜等。同时应仔细进行体格检查,看有无多汗、瞳孔缩小,有无肺部啰音、肌颤、心率减慢等。对疑似患者及时测定血清胆碱酯酶活力,亦可同时辅以阿托品试验,一般多数可作出明确的诊断。若胃肠炎患者经充分的抗炎补液治疗,腹痛腹泻、恶心、呕吐仍不得缓解者应高度怀疑误食中毒,需注意的是误食中毒的血清胆碱酯酶活力往往只是轻度降低。

(六)急救与治疗

误食中毒与口服中毒治疗原则相同。误食中毒由于毒物吸收量小,体内贮存量小及持续入血量少,因此在治疗时达到阿托品化的时间短,用量小,恢复快,疗程短,不必常规维持阿托品化。关于复能剂的使用,对重症患者不应强调3天之后中毒酶老化不易复活的特点而不使用,因为残毒进一步吸收,包括肠肝循环,随时有新的酶失活,仍需复能,亦不因农药种类的不同而忽视复能剂的使用,如乐果中毒,以往认为中毒酶不易被复能剂复活,但目前认为中毒酶仍可被复能剂复活而被强调使用,但用量偏小。

第二十二节 溴敌隆中毒

2008年5月2日,某村村民宋某一家五口相继出现发热、腹痛、牙龈出血、呕吐等症状入院治疗,其中4人病情较轻,治愈出院。2008年5月12日,宋某,男,68岁,医治无效死亡,土葬。3天后此事被公安机关知晓,感觉其中有隐情,说服家属开棺验尸,同时调取死者住院病历。病历记载:T37.8℃,头晕乏力,精神倦怠,口腔黏膜少许渗血,上腹压痛,双下肢皮肤出现散在出血点及淤斑。实验室检查:尿常规:蛋白(+++),潜血(++),红细胞(+++),血常规:WBC $11×10^9$/L,Hb 110g/L,PLT $168×10^9$/L,凝血四项:FIB 343mg/100ml,PT 118.1秒,APTT 25.6秒,TT 13.1秒。诊断:急性凝血功能障碍。尸检见死者躯干及四肢多处大片状皮下出血,多处有肋间肌出血、肠壁出血等重度出血症状,提取心血,检出溴敌隆成分。案件被定性为他人投毒。后经侦查,此案为同村村民潘某为报复,在宋某家酱缸中投放鼠药溴敌隆,致使宋某全家5人中毒。

(一)溴敌隆简介

溴敌隆(bromadiolone,BRD)别名乐万通,属二代香豆素类杀鼠剂。由于其价格低廉,灭鼠效果好,是我国目前常用的灭鼠剂之一。溴敌隆一般由消化道进入机体,经呼吸道和皮肤接触也可引起中毒。有研究在以鼠类为食物的狐狸体内检出溴敌隆,提示溴敌隆可导致二次中毒。溴敌隆半衰期 60 小时,中毒潜伏期长,中毒症状至少在 12～24 小时后出现,需 3～5 天中毒达高峰期。毒理作用是抑制凝血酶原和凝血因子 V、Ⅶ、Ⅸ、X 的生物合成,导致凝血障碍,其体内代谢产物亚苄基丙酮还可损害毛细血管壁,使其通透性增强,血液易渗出,导致大出血而死亡。由于有出血倾向,在临床上容易被误诊为出血性疾病而没有及时采取洗胃、催吐、导泻等排毒措施,以致延误病情或导致中毒者死亡。

(二)流行病学

溴敌隆中毒多发生在农村,城市少见。一般为误食或他人投毒,误食者多为儿童或智力低下者,他人投毒多为群体性发病,亦可个体发病。中毒后有低热、腹痛、牙龈出血等症状,较重者可见双下肢或全身皮肤出现出血点及瘀斑,甚至尿血症状,特别严重者可发生休克、昏迷直至死亡。由于溴敌隆中毒后潜伏期长,所以群体性溴敌隆中毒具有不同时发病的特点,并且根据个人的性别、年龄、体质以及毒物摄入量等不同因素具有不同表现症状,但都有出血倾向,皮肤黏膜出血呈斑块状或片状,实验室检查患 PT(凝血酶原时间)延长。

(三)临床表现

视中毒剂量及摄入方式的不同(一次摄入还是多次小剂量摄入),溴敌隆的潜伏期变化较大,一般在服药 1～10 天后出现临床症状,主要表现为皮肤、黏膜、内脏的广泛出血,如皮肤瘀斑、鼻出血、口腔黏膜出血、便血、血尿、月经过多,部分患者有咽喉痛、胸腹痛、关节痛、低热和肌无力。实验室检查可发现凝血酶原时间、活化部分凝血酶时间及凝血酶时间延长;凝血因子Ⅱ、Ⅶ、Ⅸ、X减少。

溴敌隆中毒死亡者尸表可见皮肤广泛出血,表现为皮肤的瘀斑、出血点,以四肢为主,损伤处皮下出血更为严重。尸体解剖可见肺、胃、肠、膀胱等内脏器官明显出血,脑室、胸腔、腹腔可有不同程度积血。病理学检验可见肺泡腔内弥漫性出血,心、脑、肝、肾等组织均有不同程度出血。溴敌隆中毒的死亡原因多为重要脏器出血或失血性休克。

(四)诊断

1. 流行病学史 当农村群体性发病,有出血倾向时,应重点考虑溴敌隆中毒,应重点询问患者毒物接触史,辅以实验室检查。当个体发病后有出血倾向的,视年龄和智力状况也应详细询问毒物接触史。

2. 临床症状 皮肤、黏膜、内脏的广泛出血,部分患者有咽喉痛、胸腹痛、关节痛、低热和肌无力。注意与其他血液系统疾病鉴别诊断。

3. 提取可疑食物、患者胃内容物、血液以及肝组织等进行检测,需注意的是,因溴敌隆极少从尿液中排出,故尿液不作为常规检材提取。

(五)鉴别诊断

1. 出血性疾病中的再生障碍性贫血、白血病、血小板减少性紫癜(原发性、继发性、特发性、血栓性)、血小板增多症(原发、继发)、巨大性血小板病、血小板无力症等都可以通过血小板检验可与溴敌隆中毒相区分。

2. 凝血酶原缺乏症、凝血因子Ⅺ缺乏症、低纤维蛋白原血症以及血友病等为先天性疾病,自幼出血,询问既往病史可与之相区分。

3. 过敏性紫癜有过敏史,并且皮肤呈点状出血,可伴有皮疹及荨麻疹,与溴敌隆中毒的斑片状出血不同。

4. 肝脏疾病、维生素缺乏、感染等引起的出血为获得性疾病,有原发疾病,出血是其疾病的伴发症状,所以治疗原发病为主,原发病治愈,出血也就停止,容易与溴敌隆中毒相区分。

以上各出血性疾病分为急性型和慢性型,为明确出血原因,必须将临床及实验室资料综合进行分析,了解患者既往史,并结合现在的出血情况方能得出正确疾病诊断的结论。溴敌隆中毒在临床上除在症状上加以区分外,还要重点询问毒物接触史,有条件的对血液或呕吐物进行检验。

(六)急救与治疗

1. 清除毒物。对于急性经口摄入中毒的病例,实施催吐、洗胃、导泻促使其将毒物排出以减少吸收。对入经呼吸道吸入的病例,则需尽快帮助其脱离有毒环境。对经皮肤污染的病例,脱去污染的衣服,协助清洗污染的皮肤。

2. 特效药。维生素 K_1 10~20mg 肌内注射,每日 3 次,严重病例可稀释后缓慢静脉注射或静脉滴注,每日总量 80~120mg,直至出血停止,凝血酶原时间恢复正常。

3. 早期应用肾上腺糖激素,足量维生素 C。

4. 输血治疗。

5. 对症治疗。

参考文献

[1] 冯子健,曾光. 传染病控制手册[M]. 中国协和医科大学出版社,2008.

[2] 陈晓香,邱泽武. 肉毒中毒的诊断与治疗[M]. 中国全科医学. 2008;10B;4581.

[3] 彭文伟,李兰娟,乔光彦. 传染病学[M]. 人民卫生出版社,2004.

[4] 马玉英,牛玉芹,姚明星. 59 例肉毒中毒与临床诊治体会[J]. 农垦医学. 2009;6;516-517.

[5] 再娜甫·业克亚,穆哈黛丝·阿布都拉,阿地力·阿布都热合曼. 96 例肉毒中毒患者抢救治疗体会.[J]. 新疆医科大学学报. 2004;1;55.

[6] 罗建忠,徐文英. 新疆肉毒中毒流行状况及预防对策[J]. 现代预防医学. 2002;1;97-98.

[7] 赖晓华,肖新才,刘文祥,等. 广州珠江河口地区水体中副溶血弧菌定量研究[J]. 华南预防医学. 2010,36(3);5-8.

[8] 马聪,严纪文,朱海明,等. 2005 年珠江三角洲地区生吃水产品中副溶血性弧菌污染调查[J]. 中国卫生检验杂志. 2006,16(3);341-343.

[9] William C. Levine,Patricia M. Griffin,Gulf Coast Vibrio Working Group. Vibrio Infections on the Gulf Coast;Results of First Year of Regional Surveillance[J]. The Journal of Infectious diseases. 1993,167;479-483.

[10] 刘秀梅,程苏云,陈艳,等. 2003 年中国部分沿海地区零售海产品中副溶血性弧菌污染状况的主动监测[J]. 中国食品卫生杂志. 2005,17(2);97-99.

[11] National Shellfish Sanitation Program;Guide for the Control of Molluscan Shellfish 2009 Revision. 2009. (Accessed at http;//www. fda. gov/Food/FoodSafety/Product-SpecificInformation/Seafood/FederalStatePrograms/NationalShellfishSanitationProgram/ucm047135. htm.)

[12] 聂青和. 感染性腹泻病[M]. 北京;人民卫生出版社;2011. 365-375.

[13] AJ hall,VG Eisenbart,AL Etingüe,et al. Epidemiology of Foodborne Norovirus Outbreaks,United States,2001-2008[J]. Emerging Infectious diseases. 2012,18(10);1566-1573.

[14] 孙长颢,凌文华,黄国伟.营养与食品卫生学[M].第6版.人民卫生出版社.2007,444-445,464.

[15] 吴坤.营养与食品卫生学[M].第5版.人民卫生出版社.2004,377-378.

[16] 殷大奎.食物中毒预防与控制[M].华夏出版社.1999,63-64.

[17] 李树民,范元成等.食物中毒事故应急处理和预防控制[M].湖南科学技术出版社.2006,231-232.

[18] 湛江雷州市发生疑似食用云斑裸颊虾虎鱼致22人中毒事件.广东省食品安全委员会办公室,2013.(Accessed at http://www.gdfs.gov.cn/newsfilm/75903.jhtml.)

[19] 河豚毒素中毒.香港食物安全中心,2007.(Accessed at http://www.cfs.gov.hk/sc_chi/multimedia/multimedia_pub/multimedia_pub_fsf_09_01.html.)

[20] 赖少阳,张风雷,岳亚军,等.广东省4种民间食用河豚鱼毒素检测[J].中国公共卫生.2010,26(7):927.

[21] 宋蔚忠,顾杜新.河豚毒素和石房蛤毒素的中毒与防治[J].中国公共卫生.2000,16(10):947-948.

[22] 王奎旗,陈梅,高天翔.东方鲀的毒性、中毒防治与河豚毒利用的研究[J].海洋湖沼通报.2001,(4):70-74.

[23] 赖少阳,张风雷,岳亚军,等.广东省4种民间食用河豚鱼毒素检测[J].中国公共卫生.2010,26(7):927.

[24] 宋蔚忠,顾杜新.河豚毒素和石房蛤毒素的中毒与防治[J].中国公共卫生.2000,16(10):947-948.

[25] 王奎旗,陈梅,高天翔.东方鲀的毒性、中毒防治与河豚毒利用的研究[J].海洋湖沼通报.2001,(4):70-74.

[26] 陈欣乐,林羽,雷屏,等.食用河豚鱼中毒事故处理的思考[J].职业与健康.2005,21(2):237.

[27] 罗世杰,朱维杰.43例河豚鱼中毒原因分析[J].海军医学.1997,15(3):279.

[28] 陈人强,李书龙,关晓理,等.食用织纹螺引起的河豚毒素中毒调查分析[J].中国卫生检验杂志.2001,11(2):251.

[29] 梁文京.一起集体河豚毒素食物中毒抢救体会[J].河北医学.2007,13(6):715-717.

[30] 关于预防织纹螺食物中毒的公告.卫生部公告2012年第13号,2012.(Accessed at http://www.chinacdc.cn/jkzt/yyhspws/swzd/201208/t20120806_66545.htm.)

[31] 刘宁,沈明浩.《食品毒理学》[M].中国轻工业出版社,2010.

[32] 陈国浩,吴启,孙毅.雪卡毒素中毒42例临床分析[J].岭南急症医学杂志,2008,13(2),121-121.

[33] Pierce R.h.,Kirkpatrick G.J.,Innovative techniques for harmful algal toxin analysis. Environ. Toxicol. Chem. 2001,20,107-11.

[34] Habermehl G G,Krebs h C,Rasoanaivo P,et al. Severe ciguatera poisoning in Madagascar:a case report. Toxicon. 1994,32,1539-1542.

[35] Lewis R J. Ciguatera management. SPC Live Reef Fish Information Bulletin. 2000,7,11-13.

[36] Pearn J. Neurology of ciguatera. J Neurol Neurosurg Psychiatry. 2001,70,4-8.

[37] 温宇明,伍国强.雪卡毒素中毒临床分析[J].中国实用医学杂志,2007,2(13),74-75.

[38] 任延波,张或.雪卡毒素中毒2例诊治探讨[J].临床急诊杂志,2006,7(13),150.

[39] De haro,L,hayek,Lanthois M,et al. Mass ciguatera poisoning after eating barracuda in Mexico:prognostic and therapeutic implications. Med Trop(Mass),1997,57(1):55.

[40] Sanitary Regulations for Practice and distribution of Fishery Products. In:RF SCfSaESo,ed.;1996.

[41] Detection of Paralytic Toxin in Shellfish Tissue in several North Island Bays,New Zealand. 2012.(Accessed at http://www.fsvps.ru/fsvps/news/5489.html? language=en.)

[42] Health and Ageing. Australia New Zealand Food Standards Code-Standard. 1.4.1-Contaminants and Natural Toxicants In;2012.

[43] Toxic seafood warning in Sydney bay. 2012.(Accessed at http://www.news.com.au/breaking-news/

national/toxic-seafood-warning-in-sydney-bay/story-e6frfku9-1226523098259#ixzz2Euv0ldMy.）

［44］麻痹性贝类中毒.食品环境卫生署食物安全中心,2007.（Accessed at http://www.cfs.gov.hk/tc_chi/multimedia/multimedia_pub/multimedia_pub_fsf_11_01.html.）

［45］于维森,高汝钦,靳晓梅.常见化学性食物中毒快速处置技术[M].中国海洋大学出版社;2009.1-348.

［46］王启秀,乜新普,徐丽云.现代疾病诊断治疗学[M].天津科学技术出版社;2008.1-1251.

［47］赵从,王永安,王汉斌.急性毒蕈中毒发病机制与诊治进展[J].中国医刊,2007.42(09).

［48］张敏等.一起食用发芽马铃薯引起的食物中毒调查报告[J]..现代预防医学,2000.27(02).

［49］丁小维,刘开辉,邓百万,等.中国有毒牛肝菌研究进展[J].安徽农业科学,2010,38(3):1114.

［50］李树红,赵永昌,于富强,等.云南商品牛肝菌中易混淆毒牛肝系统学研究[J].中国食用菌,2011,30(5):34.

［51］周亚娟,魏桂兰,陈桂华.一起黄粉牛肝菌食物中毒事件调查[J].职业卫生与病伤,2008,23(2):115-116.

［52］刘明伟,周惠,郝丽,等.牛肝菌中毒61例分析[J].中国误诊学杂志.2008,8(1):111.

［53］陶晓琴.牛肝菌中毒的抢救及护理[J].当代护士.2007,6:81-82.

［54］凌珊.草乌的研究进展.江西中医学院学报,2011,23(3):90-94.

［55］陈留柱.急性草乌中毒的基础理论与临床诊治[J].中国民族医药杂志,2012,6:46-48.

［56］高元庆.草乌中毒原因分析和预防措施[J].中国民族民间医药,2013,1:37-40.

［57］卢中秋,胡国新.草乌中毒原因分析和预防措施[J].中国中西医结合急救杂志,2005,12(2):119-121.

［58］段斌.草乌中毒患者的急救探讨[J].中国医疗前沿,2009,4(19):31-33.

［59］蒋德玉,寇雉,肖烨,等.草乌集体中毒患者的急救护理[J].遵义医学院学报,2009,32(5):521-522.

［60］黄余贵,对一起误用钩吻熬制凉茶造成中毒的调查研究[J].中国医学文摘（内科学）,2006(05):476-477.

［61］刘浩,俞昌喜.钩吻的研究进展[J].福建医科大学学报,2008(05):469-472.

［62］谢立璟,韩雪峰.钩吻中毒的机制、临床特点及处理[J].药物不良反应杂志.2006.8(03):202-204.

［63］朱丽辉.2例钩吻中毒的护理[J].南华大学学报.2001,29(5):533.

［64］任引津,张寿林,倪为民等.实用急性中毒全书[M].人民卫生出版社.2003,98,118

［65］韦爱昌,黄旭美,张宗和.救治钩吻中毒56例临床报告[J].中国农村医学.1996,24(10):52.

［66］游世伦,练志方.钩吻中毒抢救13例[J].中华全科医师杂志.2004(04):67.

［67］肖柳斌,陈俊生.4例钩吻中毒的抢救体会[J].广东学院学报.1999,17(4):322.

［68］陈业荷.钩吻中毒的抢救及护理[J].临床护理杂志.2005,4(1):8.

［69］潘桂叶.8例钩吻中毒的抢救[J].中国药业.2008,17(21):56-57.

［70］黄伟雄等.GC/MS测定断肠草中钩吻碱方法研究[J].中国食品卫生杂志.2008(02):136-138.

［71］郭萍等.一起钩吻碱引起的中毒事件GC-MS-AMDIS快速分析[J].中国卫生检验杂志.2012,22(10):2519,2525.

［72］张瑞等.气相色谱-质谱联用法检测中毒酒样中的钩吻碱[J].广西科学.2012(03):239-240,243.

［73］中华人民共和国公安部第三局.常见毒物检验[M]..群众出版社.1966,65-67.

［74］易金娥,袁慧.钩吻毒素的研究进展[J].湖南环境生物职业技术学院学报.2002,8(4):6-30.

［75］陈仕生,陈业荷,徐志权.钩吻中毒的临床特点及救治探讨[J].中国急救医学.2006,26(04):298-300.

［76］罗淑荣,李彤,杨峻山.RP-HPLC法测定钩吻生物碱,药学学报.1993,(09):695-698.

［77］黄飞.卫生应急实用手册2007版[M].广东:广东人民出版社.2007,233-234,235-236,237-239.

［78］陈世铭,高连水.急性中毒的诊断与治疗[M].人民军医出版社.1996,759-760.

［79］任引津,张寿林,倪为民等.实用急性中毒全书[M].人民卫生出版社.2003,981-982.

［80］陈平云,刘青春.一起误食中草药钩吻引起的中毒事件调查[J],海峡预防医学杂志.2006,12(05):

31-32.

[81] 韦李明,李红君.一起误食生物碱钩吻致两人死亡的报告[J],应用预防医学.2009,(04):245.

[82] 罗凤才.钩吻中毒37例报告[J],宁夏医学杂志.1999,(08):507.

[83] 蓝瑞琼,张永标.四季豆中毒103例临床分析[J].右江医学,2004,32(6):550-551.

[84] 袁兆秋.19例四季豆中毒患者的临床观察及护理体会[J].吉林医学,2007,28(8):1044-1045.

[85] 吴坤.营养与食品卫生学[M].第六版.北京:人民卫生出版社,2012:451.

[86] 于慧敏,张艳云.96例四季豆中毒救治体会[J].广州医药,2011,42(1):45.

[87] 李凡,刘晶星.医学微生物学[M].第七版.北京:人民卫生出版社.2008

[88] 段良松,刘晓峰,付敏,等.一起农村聚餐所致霍乱暴发调查[J].预防医学情报杂志,2012,28(1):57-58.

[89] 高伟艳.发芽马铃薯引起食物中毒22例调查报告[J],中国煤炭工业医志.2006,9(08):884.

[90] 张海华.食用马铃薯引起龙葵素中毒20例分析[J],右江医学.2012,40(02):250-251.

[91] 张敏,等.一起食用发芽马铃薯引起的食物中毒调查报告[J].现代预防学.2000,27(02):241.

[92] 于梅.发芽马铃薯中毒[J].中国乡村医学杂志.2001,8(12):54-55.

[93] 仇日火.一起食用发芽马铃薯所致人畜集体中毒[J].解放军预防医学杂志.1999,5(17):375.

[94] 商怀君.一起农村聚餐误食亚硝酸盐食物中毒的调查[J].中国城乡企业卫生,2012,2(148):111-112.

[95] 徐粒子,金少华,陈志飞,王淑芬.安徽省2007~2010年食物中毒现况分析[J].安徽预防医学杂志,2012,18(1):59-60.

[96] 吴坤.营养与食品卫生学[M].第六版.北京:人民卫生出版社,2012:451.

[97] 于慧敏,张艳云.急性亚硝酸盐中毒的急救与护理[J].中国医药指南,2012,10(3):251-253.

[98] 梁秀伶.亚硝酸盐中毒的救治与护理[J].河北医药,2012,34(3):457.

[99] 吴莉菲,刘秀梅,毛小媛,陈巧妃.急性杀虫脒中毒17例临床护理体会[J].现代中西医结合杂志,2008,17(2):312.

[100] 罗祥梅.儿童过敏性紫癜的临床护理[J].吉林医学,2013,34(7):1352-1353.

[101] 李原丽,覃筱芸.雷公藤294例不良反应的文献调查与分析[J].山西医药杂志,2011,40(1):88-90.

[102] 戴冬梅.苯胺与硝基苯中毒的救护体会[J].中国临床研究,2012,25(10):1036-1037.

[103] 国家食品药品监督管理局.国家食品药品监督管理局提醒关注苯佐卡因引起高铁血红蛋白血症的安全性信息[J].中国药事,2011,25(8):750.

[104] 刘晓燕.婴儿肠源性发绀29例临床分析[J].中国实用医药.2008,3(27):75.

第三章

典型案例

食源性疾病防治知识
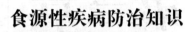
——医务人员读本

第一节　著名的"花生酱"

(一) 背景知识

本案例是以医疗卫生机构实验室的主动监测为基础,通过对临床上因罹患某种病症(如腹泻)的就诊患者采集临床样品,送实验室进行特定病原体检验,并基于实验室的分子分型技术发现和确认暴发,通过流行病学调查,找到致病因子和可疑食物,提出有效的控制措施。

1. 基于实验室的分子分型技术　实验室分子分型有助于确定某种细菌分离株的增加是否因同源暴发引起。亚型分型以某些细菌的生物学和(或)基因特征为基础,这些特征在同种细菌的不同的菌株间趋向不同,当通过上述常规实验室分子分型技术对收集到的菌株进行分析并比较基因片段后,就有可能从散发病例之间发现到某种可能的流行病学关联,从而尽早识别可能的暴发并迅速介入处理,争取主动权。

医生采样→医院培养、分离出菌株→送到指定实验室,血清鉴定,分子分型→基因片段比对→结果分析(图 3-1)。

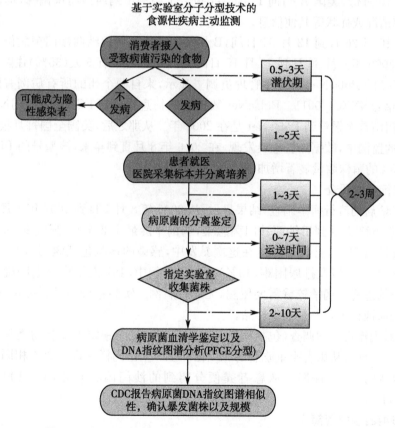

图 3-1　基于实验室分子分型技术的食源性疾病主动监测过程

2. 脉冲场凝胶电泳(PFGE)技术简介　PFGE 是一种 DNA 指纹图谱分型的方法。PFGE 的原理:细菌的 DNA 被切成很多片段,这些 DNA 切片被加入果冻状的物质中(例如凝胶),在脉冲电场的作用下,小切片通过果冻状物质,就像通过筛子一样,不同大小的 DNA

切片各自分开,电场推动 DNA 切片,经过一段时间后使其穿过凝胶。较小的切片穿过凝胶的速度较快,较大的切片穿过凝胶的速度较慢,结果 DNA 被分离成不同的条带,不同的细菌克隆具有不同的 DNA 条带组合,就像不同的人有不同的指纹一样。通过加入染色剂,这些条带在紫外线照射下可发出荧光,便于进行肉眼观察或拍照,形成类似于条形码的 DNA 指纹。

不同的 DNA 构成将形成不同的 PFGE 带。来自于相同生物体母体的细菌后代会有几乎相同的 DNA,他们的 DNA 指纹也是相同的。一组菌株具有相同的 PFGE 图谱提示它们可能来自于同一克隆,且有相同来源,而这一关键点也是是否启动流行病学调查的重要依据。

3. PulseNet 简介　PulseNet 是美国一个公众健康和食品规范实验室的国家网络管理机构,由美国 CDC 协调,各州、地方的卫生部门和联邦机构是这个工作网络的组成部分。PulseNet 各州和地方卫生部门的合作者执行标准化的食源性病原菌的 PFGE 分子分型技术,各自将 PFGE 的图谱以电子方式提交到本地数据库和 CDC 维护的国家数据库。

(二) 事件经过

2006 年 10 月份,美国 A 州向 PulseNet 报告了两例田纳西沙门菌菌株,但没有病例发病日期、住院情况或症状等其他信息。

2006 年 10 月 26 日到 12 月 31 日间,B 州共报告了 5 例田纳西沙门菌病例。这些病例发病日期在 2006 年 9 月 30 日到 12 月 15 日间。17 个患者中有 6 人(35%)住院治疗。

美国 CDC 的 PulseNet 数据库管理员调查显示,来自两个州的所有病例有同一个特定的 PFGE 图谱:JNXX01.0011。PulseNet 数据库的信息显示,PFGE 图谱为 JNXX01.0011 的田纳西沙门菌首次报告到 PulseNet 是在 2004 年。从那之后,美国全国每月报告 1-5 例病例。在随后的监测中,数据库管理员发现,在 2006 年 8 月直到年末,该型号的 PFGE 图谱报告到 PulseNet 的菌株数量显著增加。

(三) 流行病学调查

美国 CDC 启动流行病学调查,结果显示,从 2006 年 8 月 1 日到 2007 年 4 月 23 日,经实验室确诊的有 628 人受到田纳西沙门菌感染,病例年龄最小 2 个月,最大 95 岁,中位数 52 岁,病例中女性占 73%,男性 37%。在这次暴发中,感染的症状包括腹泻(72%)、腹部绞痛(65%)、发热(43%),以及排尿困难(45%)。确诊病例中,481 人发病日期明确。在确诊病例当中,20% 的患者因病情较重需要住院,无死亡病例。实验室分离的样品中,61% 是粪便样本,35% 是尿液样本,4% 是其他样品。

经过一系列流行病学调查(包括病例-对照研究),最终锁定可疑食物是某品牌的花生酱,通过实验室分析,从患者家里吃剩的花生酱和工厂生产的样品都分离出相同血清型的沙门菌-田纳西沙门菌,并且都与从患者粪便分离到的沙门菌具有相同的 PFGE 图谱,即 JNXX01.0011。

(四) 田纳西沙门菌简介

田纳西沙门菌是一种相对罕见的血清型。1995～2004 年,美国国家沙门菌监测系统平均每年收到 52 例病例报告,占全部报告的沙门菌菌株的 0.1%。WHOGSS 数据库(CDB,系沙门菌血清型的全球数据库)在 2006 年未收到田纳西沙门菌菌株的报告,2005 年报告 52 例病例(少于总菌株数的 0.5%)。在本案例描述的暴发之前,田纳西沙门菌在美国的最后一次有记录的暴发是在 1993 年，该暴发与奶粉有关。田纳西沙门菌比其他沙门菌更容易引起尿路感染，但是其确切原因未知。

（五）事件启示

1. 散发病例不一定与暴发/流行无关；

2. 临床医生对散发病例保持一定的敏感性，详细询问相关的既往病史以及可能进食史，积极采集样本；

3. 主动监测和积极上报是临床与疾控携手成功应对突发公共卫生事件的关键。

第二节　都是鸡蛋惹的祸

（一）事件回放

2010 年 7 月初，美国 CDC 基于实验室的分子分型技术发现了一起自 1970 年实施暴发监测以来最大的全国性肠炎沙门菌暴发。美国 CDC 的 PulseNet 数据库管理员调查显示，全国范围出现了同一种 PFGE 图谱（JEGX01.0004）病例数增加的情况。

对比美国历年肠炎沙门菌发生的流行曲线与本次暴发的流行曲线发现，这起事件始于 2010 年 5 月份。许多州 5 月开始都报告这种图谱的病例数增加，当暴发的高峰出现的时候（6 月份），报告的病例数出现了突增。6 月底到 7 月初，CDC 每星期最多收到了 200 例这种图谱的肠炎沙门菌病例报告（图 3-2）。

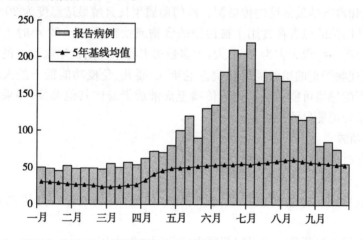

图 3-2　2010 年美国 CDC 报告相同 PFGE 图谱（JEGX01.0004）肠炎沙门菌病例数

根据 2005～2009 年（未发现肠炎沙门菌暴发）PulseNet 数据库报告的病例数来看，5 月 1 日至 10 月 15 日报告的病例数最多为 1369 例。2010 年这段时期一共收到 3182 例病例报告，增加了的 1813 例病例应该与本起暴发有关，实际上仍有一些病例未被发现和报告。

（二）事件调查

从 4 月份起，公共卫生官员对 11 个州中食用了被肠炎沙门菌污染的食品并导致 1 人以上发病的 29 家餐厅或聚餐地点进行流行病学调查，调查显示全蛋是这些聚集性病例的可能致病源头。US FDA（美国食品药品管理局）和 CDC 联合对其中几个聚集性病例回顾性调查中发现，Wright County Egg（莱特郡鸡蛋农场）和 Hillandale Farms of Iowa, Inc.（希兰代尔农场)是引起这起暴发的全蛋的主要供应商。

US FDA从莱特郡鸡蛋农场和希兰代尔农场采集了将近600份的样本进行调查。其中,11份环境样本中检出与暴发相同图谱的沙门菌,在包装生产线上的蛋液(半成品)也检出了同种图谱的沙门菌。这些都表明莱特郡鸡蛋农场和希兰代尔农场是污染鸡蛋的可能源头。

8月13日,莱特郡鸡蛋农场在全国自愿发布召回全蛋的措施。莱特郡鸡蛋农场的全蛋先是被销售到美国22个州和西班牙,后来又被销售到全国各地,于是在8月18日该公司扩大了召回范围。8月20日,希兰代尔农场在全国发布了召回全蛋的措施。这次事件莱特郡鸡蛋农场共召回不同品牌的全蛋3.8亿只,而希兰代尔农场共召回超过1.7亿只全蛋。美国宣布召回鸡蛋数量超过5亿只,这次事件成为美国史上最大一次鸡蛋召回事件。

在整个事件的调查过程中,US FDA与CDC、USDA(美国农业部)经常通过电话会议的形式沟通最新进展。大家都承认部门内部和各部门之间的团队合作在调查暴发事件时是非常关键的。美国CDC的流行病学专家Higa说:"我最赞赏的团队是由流行病学专家、临床医务工作人员、实验室人员以及环境卫生专家组成的,每个部分都必不可少! 不同职责的人负责收集不同的信息,把它们组合在一起,就能攻克同一件事情。"

(三) 肠炎沙门菌简介

肠炎沙门菌是沙门菌常见的血清型之一,在人和动物中有广泛宿主,主要引起畜禽肠炎、人类肠炎和食物中毒。肠炎沙门菌在外环境的生活力较强,在水、牛乳及肉制品中能生存几个月,禽蛋和禽肉是最常见的传染源。沙门菌属生长繁殖最适温度为20~30℃。

感染肠炎沙门菌的患者在食用了被污染的食物或饮料后12~72小时主要的症状有发热、腹部绞痛、腹泻。病程大多为4~7天,大多数患者在未使用抗生素治疗的情况下都能自愈。然而,腹泻症状严重的患者需要住院。老年人、婴儿、免疫功能低下的人群相对病情较严重。这些患者的感染可能会从消化道传播至血液或者身体其他部位,如果没有及时恰当地使用抗生素治疗可能导致死亡。

(四) 科学劝诫

- 把鸡蛋存放在≤7℃的冰箱里。
- 丢弃有裂缝或不干净的蛋。
- 接触生蛋后用肥皂水清洗手及物体表面(如台面、菜板等),并用消毒水消毒物体表面。
- 鸡蛋应该被加热到蛋黄和蛋白都凝固的程度才能食用。
- 不要把蛋常温保存超过2小时以上。
- 未食用或者剩余的蛋应该尽快放入冰箱。
- 不吃生的或未煮熟的蛋,特别是老年人、儿童和免疫能力低下的人群。

(五) 事件启示

1. 临床医生的积极上报是发现暴发最关键和首要的环节;

2. 部门内部及多部门之间的良好协作是成功调查暴发事件非常重要的保证,行政部门、医疗机构和疾病预防控制中心的合作缺一不可;

3. 基于实验室分子分型技术的主动监测是及早发现和确认暴发的有效途径之一。

第三节　生食金枪鱼要谨慎

(一)事件回放

2012年4月4日起,美国CDC网站上陆续报道了一起百雷利沙门菌(*Salmonella Bareilly*)引起的食源性疾病暴发事件。从1月28日～4月1日,美国CDC通过国家食源性疾病分子分型监测网络(PulseNet)发现来自20个州和哥伦比亚地区共141例百雷利沙门菌病例的报告(由于报告的延迟性,部分3月20日后的病例可能尚未统计在内),暂无死亡病例。病例数分布情况及流行曲线如图3-3,其中病例数为11例及以上的地区为:纽约州(28例)、威斯康星州(14例)、马里兰州(14例)、伊利诺伊州(13例)。

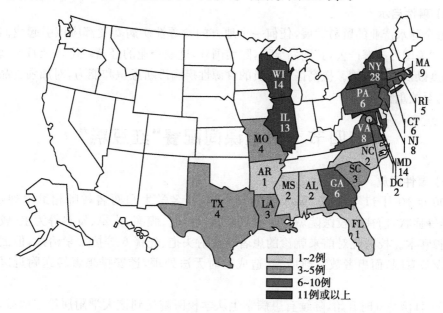

图3-3　2012年美国百雷利沙门菌暴发地理分布图

经过地区、州和联邦公共卫生管理部门的联合调查发现来自"美国月亮海产公司(Moon Marine USA Corporation)"生产的标识为"Nakaochi Scrape"冷冻生黄鳍金枪鱼(yellowfin tuna)很可能是引起本次巴雷利沙门菌暴发的源头。

(二)事件调查

美国CDC收到的141例报告病例中有139例获得就诊资料,其中病例发病日期集中在1月28日至4月1日;病例年龄分布在4～78岁,中位数为30岁;59%的病例为女性;无死亡病例报告。

根据美国CDC食源性疾病主动监测网络(FoodNet)调查,5%健康人群在调查前7天进食过生鱼或贝类寿司、生鱼片或酸橘汁腌鱼,而本次暴发事件中,接受调查的53例病例中有43例(81%)在发病前7天有寿司进食史,这个比例明显高于健康人群的比例。43例进食寿司的病例中39例(91%)进食了含有金枪鱼的寿司,36例(84%)进食了含有辣金枪鱼的寿司。公共卫生管理部门对5起聚集事件的调查发现,生金枪鱼都是病例共同进食的食品。

当地和州公共卫生管理部门与食品药品监督管理局(FDA)合作,对受污染的金枪鱼的源头进行追溯。FDA调查了4起位于康涅狄克州、罗德岛州、德克萨斯州和威斯康星州的聚集事件,4家涉事餐厅或食品杂货店都购进了产自"美国月亮海产公司"标示为"Nakaochi Scrape"的冷冻生金枪鱼。Nakaochi Scrape是指从金枪鱼刮出的背部肌肉,可以用于制作寿司、生鱼片、酸橘汁腌鱼等菜肴。这家企业的金枪鱼产品不直接对个体消费者销售,但可能用于制作餐馆和杂货店销售的金枪鱼菜肴。后来,"美国月亮海产公司"主动召回58828磅标识为"Nakaochi Scrape AA 或 AAA"的冷冻生黄鳍金枪鱼产品。

(三)病原体背景

沙门菌是革兰阴性无芽胞杆菌,有2000多个血清型,分布广泛,可在食品、动物饲料和周围环境中分离到,该菌易污染水产品、蛋类、动物饲料及动物产品,在10~42℃都可生长,是一种人畜共患的肠道致病菌。巴雷利沙门菌不是引起人类沙门菌感染的常见血清型。

(四)事件启示

随着全球水产业的贸易发展,任何一个地方的食源性疾病暴发都应该引起我们的重视和警惕。"美国月亮海产公司"网站显示,除美国外,这家企业的经营范围涉及日本、韩国、新加坡、印度以及中国台湾。提高医务人员的食源性疾病诊断意识和能力,对加强食品安全的预警能力至关重要。

第四节 祸起课间配餐"红豆糕"

(一)事件回放

2006年10月11日下午,某大学附属小学50名学生和两名教师相继出现呕吐、腹泻、发热等症状,前往学校医院就诊。患者症状以呕吐、腹痛、头晕、发热等为主,较严重者出现手脚麻木。校医院对前来就诊的患者予注射头孢、先锋6等抗生素治疗,但因校医院条件和设备有限,而患者数逐渐增多,造成一时无法处理,遂安排患者转送附近医院进行治疗。

自11日傍晚6时开始,陆续有患病学生从学校医院送到该大学附属第二医院,当晚共有34名患者送往该院治疗,其中33名为学生,1名为教师。3名患者出现高热症状,大多数患者症状以发热和呕吐为主。经实验室血常规检查发现患者白细胞计数增高,初步判断为细菌性感染。医院对患者主要采取口服和静脉补液治疗。

12日上午,又陆续有多名自觉身体不适或出现相关症状的学生由老师和家长送往该医院就诊。为及时应对和救治,医院对部门设置和就诊程序进行了临时调整:将药房和检验室搬到门诊大厅;就诊手续一再简化,类似患者就诊无需先挂号付费,而是先抽血和采集呕吐物或粪便标本进行检验,后进行诊断和治疗。

送患病学生入院就诊的一名家长指出自己的孩子中午就已出现不适,当时以为是由感冒引起,未予以注意,但下午孩子情况加重,出现呕吐、腹痛、腹泻,并有发热,该名家长将孩子送到该校医院治疗时发现很多孩子也都出现了类似症状;另有家长透露,学校各个年级的学生都出现了腹痛、呕吐等症状;而陪学生前来就诊的一位老师透露,11日早上9:15时,该小学学生及老师和往常一样每人吃了一份课间餐,当日餐品为一杯豆浆和一块红豆糕,到上午10时左右,便开始有学生出现腹痛和呕吐,下午上课后,类似情况越来越严重,各年级每个班都出现有呕吐症状的学生;而多名患病入院治疗的学生也表示均有进食11日的课间餐,有学生指出喝豆浆时发现有异味,也有学生透露"红豆糕看上去没熟"。

相关信息和初步的检查与治疗情况提示该事件可能为一起细菌性食物中毒,该小学于11日下午15:30时报告了广州市海珠区卫生监督所。

(二)流行病学调查

接报后,海珠区卫生监督所即将情况报告海珠区卫生局并上报至广州市卫生局,同时通报市疾病预防控制中心;海珠区卫生局食物中毒处理小组立即赶赴现场进行调查核实并采取相关措施;16时,广州市疾病预防控制中心食物中毒调查小组立刻前往医院、学校及可疑致病食品加工厂进一步调查核实。当晚,市区疾病预防控制中心联合对104名学生进行了个案调查,采集患者肛拭子、食品、工用具等样品共155宗送检。与此同时,广州市和海珠区卫生监督所联合展开现场卫生学调查,对供餐公司食品加工场、可疑食品制作工艺、食品制作从业人员健康情况和某大学附属小学配餐间现场等调查取证。根据现场流行病学和卫生学调查情况,结合医院临床用药后患者转归情况,初步认为这是一起细菌性食物中毒事件,估计由11日课间餐供应的红豆糕和豆浆引起食物中毒的可能性较大,而该小学的课间餐自2005年9月起由广州市某食品有限公司配送。

到10月27日,市和有关区疾病预防控制中心共采集患者肛拭、呕吐物、学校及泓毅公司食品、工用具等210宗样品进行致病菌检测,18宗检出金黄色葡萄球菌阳性(其中8宗为肠毒素阳性)。

根据现场流行病学和卫生学调查结果,结合患者的潜伏期和临床表现及实验实检测结果,依据葡萄球菌食物中毒诊断标准及处理原则(WS/T 80-1996),确认该事件是一起由金黄色葡萄球菌肠毒素引起的食物中毒暴发事件,符合病例定义的中毒人数185名;引起中毒的餐次为11日课间餐;引起中毒的食品为红豆糕,主要原因是金黄色葡萄球菌通过未按规定进行严格清洗消毒的工用具污染食品后,在常温下存放时间过长,产生肠毒素。

至10月12日12时,共有237名学生因呕吐、腹痛、腹泻、发热等症状到医院就诊,患者均病情稳定,无重症病例;12时后无新发病例报告。

(三)金黄色葡萄球菌简介

金黄色葡萄球菌在自然界中无处不在,空气、水、灰尘及人和动物的排泄物中都可找到。因而,食品受其污染的机会很多。金黄色葡萄球菌肠毒素感染是个世界性公共卫生难题,在美国由金黄色葡萄球菌肠毒素引起的食物中毒,占整个细菌性食物中毒的33%,加拿大则更多,占到45%,我国每年发生的此类中毒事件也非常多。

金黄色葡萄球菌的流行病学一般有如下特点:季节分布,多见于春夏季;中毒食品种类多,如奶、肉、蛋、鱼及其制品。此外,剩饭、油煎蛋、糯米糕及凉粉等引起的中毒事件也有报道。上呼吸道感染患者鼻腔带菌率83%,人畜化脓性感染部位也常成为污染源。

金黄色葡萄球菌可通过以下途径污染食品:食品加工人员、炊事员或销售人员带菌,造成食品污染;食品在加工前本身带菌,或在加工过程中受到了污染,产生了肠毒素,引起食物中毒;熟食制品包装不密封,运输过程中受到污染;奶牛患化脓性乳腺炎或禽畜局部化脓时,对肉体其他部位的污染。

金黄色葡萄球菌是引起人类化脓感染最常见的病原菌,可引起局部化脓感染,也可引起肺炎、伪膜性肠炎、心包炎等,甚至败血症、脓毒症等全身感染。金黄色葡萄球菌的致病力强弱主要取决于其产生的毒素和侵袭性酶,金黄色葡萄球菌能产生数种引起急性胃肠炎的蛋白质性肠毒素,分为 A、B、C1、C2、C3、D、E 及 F 八种血清型。肠毒素可耐受 100℃煮沸 30 分钟而不被破坏。它引起的临床症状是呕吐和腹泻。

（四）事件启示

1. 患者及周围人群对进食史与疾病关联有较清晰的认识,可主动透露食物相关信息;

2. 医疗机构适时调整救治程序应对大量食物中毒患者就诊;

3. 信息联通、联防联控机制是事故有效应对和处置的重要保证。

第五节　豆芽引发的"血"案

（一）事件回放

2011 年 5 月 19 日,德国公共卫生部门收到汉堡大学附属医院一天出现 3 例儿童 HUS（溶血性尿毒综合征）聚集性病例的报告。5 月 20 日,德国公共卫生部门开展流行病学调查发现:病例中不仅有儿童,还有成人,主要集中在德国北部五个州,病例数还在持续增加。HUS 病例数高峰出现在 5 月 21 日,腹泻病例数高峰出现在 5 月 22 日和 5 月 23 日。7 月 4 日,德国罗伯特·科赫研究所（RKI）指出,各种流行病学的统计参数显示,历时近两个月的德国大肠杆菌感染暴发疫情已接近尾声,并指出这是德国迄今最严重的一次出血性大肠杆菌（EHEC）疫情,也是世界范围内造成 HUS 重症病例最多的一次致病性大肠杆菌暴发。截至 7 月 5 日,欧盟地区报告 897 例 HUS 病例,死亡 33 例;3134 例非 HUS 感染病例,死亡 16 例。

（二）流行病学调查

除德国外还有 13 个欧洲国家也累计出现了 100 多例感染病例,美国和加拿大也有少数病例。这些国外病例绝大多数都与患者曾在德国逗留或在德国与感染上病菌的人有过密切接触相关。此次暴发的特殊之处在于疾病发展十分迅速,且不同于该病以往以儿童和老年人为高危人群的特征,此次暴发中的大部分病例为成年人（18 岁以上）,女性占 2/3,学龄儿童也有病例报告。

早期的流行病学调查提示德国北部的生蔬菜、沙拉可能是引起感染的源头,并发出了禁食的建议。后来,进一步调查提示 Lower Saxony 农场的有机豆芽菜可能是感染源。6 月 10 日德国食品安全部门联合声明,建议禁食豆芽菜。

（三）临床特征与诊断治疗

德国汉堡大学附属医院对其病例进行分析,估计这起暴发的潜伏期中位数为 8 天,出现 EHEC 症状到诊断为 HUS 的时间间隔为 5 天。成人最常见临床症状是血便伴有腹痛。成人血便的病例数较多,而儿童呕吐的病例数较多。腹泻病例中女性比例较高（59%）。

德国发展为 HUS 的病例中有 89% 为成人。总的来说,HUS 发病病例的年龄中位数为 43 岁,HUS 死亡病例的年龄中位数为 74 岁。HUS 最高发病率集中在 30~34 岁女性和 25~29 岁男性。女性病例数占 HUS 病例总数的 68%。

欧盟对本次暴发 EHEC 流行株所致腹泻和溶血性尿毒综合征病例定义如下:

腹泻定义:急性的腹泻或血性腹泻并满足如下实验室条件中至少一项:①分离出产生志贺毒素 2 型（Stx2）或检测出含有 Stx2 基因的大肠杆菌菌株;②无细菌分离株的情况下直接

从粪便中检测出 Stx2 基因。

溶血性尿毒综合征定义:急性肾衰并满足以下至少一项临床指征者:①微血管溶血性贫血;②血小板减少。

有文献报道血小板计数、肌酐水平、乳酸脱氢酶水平这些实验室指标比患者自述的症状和体格检查更加敏感。有些患者自觉他们已经从血便的症状中恢复过来,然而就在这时,出现了 HUS 的症状。

《柳叶刀》发表报道,在治疗产志贺毒素大肠杆菌急性感染的患者时,不提倡给予抗生素、抗动力药物、麻醉剂和非甾体抗炎镇痛药。HUS 的治疗主要采用支持疗法。

关于暴发菌株耐药情况,德国监测网文献报道,菌株对所有青霉素类抗生素、所有先锋霉素类抗生素、复方新诺明(磺胺类抗生素)耐药;对碳青霉烯类抗生素(厄他培南、亚胺培南、美洛培南)、氟喹诺酮类(环丙沙星)、氨基糖苷类(庆大霉素、托普霉素)敏感。德国传染病学会建议:可考虑在某些条件下使用碳青霉烯类抗生素、利福平和大环内酯类抗生素。

(四)O$_{104}$:H$_4$ 肠出血性大肠埃希菌简介

大肠埃希菌(E. coli)是一种在人和温血动物肠道内常见的细菌,大多数型别大肠埃希菌无害。然而,一些菌株,例如肠出血性大肠埃希菌(EHEC)可引起严重的食源性疾病。RKI 发现此次的暴发菌株是血清型为 O$_{104}$:H$_4$ 的大肠埃希菌,并具有以下特性:产 2 型志贺毒素(Stx2-阳性,粘附素 eae-阴性,肠溶血毒 hly-阴性,产 ESBL 酶,肠集聚性大肠埃希菌质粒毒力基因 aatA、aggR、aap 阳性,更确切的菌株分型应为产志贺毒素肠集聚性大肠埃希菌—EAggEC VTEC)。血清型为 O$_{104}$ 的 EHEC 曾经造成腹泻和 HUS 的食源性疾病暴发或 HUS 的发散病例,但之前在德国未发现过类似暴发。EAggEC 是一种常见的导致旅行者腹泻以及卫生条件较差的乡村中婴幼儿长期腹泻的病原体。EHEC 有动物宿主,主要是反刍动物;而 EAggEC 有人类宿主。目前对同时具备 EAggEC 和 STEC/VTEC 特征的大肠埃希菌引起感染的发病机制和流行病学特征相关研究都很少。

(五)事件启示

1. 临床医生积极报告病例是发现聚集性事件的首要环节,建立感染性疾病的监测体系是主动发现暴发的重要途径;

2. 食源性疾病暴发(食物中毒)调查影响因素较多,在未找到明确致病源头前适当扩大控制措施也是有必要和可以理解的。

附:

1. 德国监测体系简介

根据 2001 年德国感染性疾病保护法,若实验室检出产志贺毒素的大肠杆菌,须向当地的卫生部门报告;临床医生需报告腹泻合并 HUS 的病例。当地方卫生部门接到腹泻合并 HUS 病例或产志贺毒素大肠杆菌感染病例的报告后,需进行流行病学调查和记录,并将结果报告至国家卫生部门。

2. 肠出血性大肠杆菌(EHEC)感染疾病发展流程(见图 3-4)

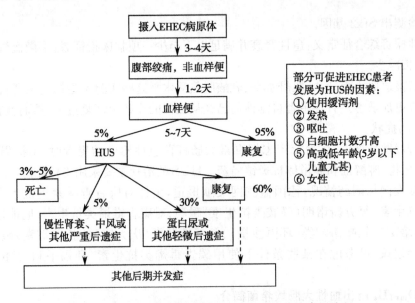

图 3-4　肠出血性大肠埃希菌(EHEC)感染疾病发展流程

第六节　香瓜不"香"的背后

(一) 事件简介

2011 年 9 月 12~27 日,美国 CDC 网站上陆续报道了一起由单增李斯特菌引起的食源性疾病暴发。从 2011 年 7 月 31 日出现首例报告病例至 9 月 26 日上午 11 点(美国东部时间),共报告病例 72 例,死亡 13 例,这是 10 多年来美国最严重的一起食源性疾病暴发事件。此次暴发共涉及到美国 18 个州,病例较多的在科罗拉多州、德克萨斯州,新墨西哥州、俄克拉荷马州、内布拉斯加州、堪萨斯州、威斯康星州,依次是 15、14、10、8、6、5 和 2 例;有 1 例病例的分别在印第安纳州、西弗吉尼亚州、加利福尼亚州、伊利诺州、蒙大拿州、佛罗里达州、马里兰州、密苏里州、北达科他州、弗吉尼亚州和怀俄明州。13 例死亡病例分布在新墨西哥州(4 例)、科罗拉多州和德克萨斯州各 2 例,堪萨斯州、马里兰州、密苏里州、内布拉斯加州、俄克拉荷马州各 1 例。72 例病例的地理分布图详见图 3-5。

(二) 事件调查

美国有关州、地区和联邦公共卫生管理部门启动联合调查,调查中对所有患者标本进行单增李斯特菌分离检测并分析 DNA 指纹图谱,用以搜索属于本次暴发的病例。DNA 分子分型采用了脉冲场凝胶电泳技术(PFGE)。调查数据来源于美国州、地方公共卫生实验室和联邦食品公共管理实验室建立的食源性疾病分子分型监测网络(PulseNet)。病例年龄分布在 35~96 岁之间,中位数为 78 岁。大多数患者超过了 60 岁或者为免疫功能低下者。58% 的病例是女性。67 例可调查到的病例 66 例(99%)均为住院病例。

大部分(96%)可提供进食史信息的病例报告进食了香瓜。调查人员在调查中要求患者回忆患病前一个月的饮食史,并将本次暴发的病例与 CDC 主动监测到的非暴发谱型李斯特菌感染者的进食史进行比较分析。本次暴发中的一些患者回忆起他们食用的香瓜是洛基福

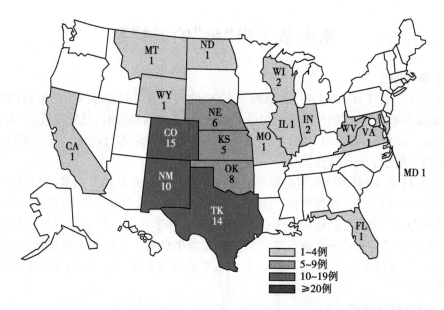

图 3-5 2011 年美国香瓜引起的单增李斯特菌暴发地理发布图

特香瓜,这种瓜生长在科罗拉多州东南部的洛基福特地区。对患者食用的香瓜进行溯源发现,这些瓜来自科罗拉多州的 Jensen 农场,八月和九月为收获季节,并广泛分销至美国各州,本次暴发期间在一些零售店里仍然可购买到。

科罗拉多州的公共卫生和环境相关部门对零售店和患者家庭中的香瓜进行检测结果发现,香瓜上携带的单增李斯特菌与本次暴发病例标本发现的单增李斯特菌有相同的 DNA 分子指纹图谱。产品追溯信息也显示这些香瓜来自于 Jensen 农场。食品药品监督管理局与CDC、公司、国家公共卫生部门联合追查污染的原因。

2011 年 9 月 14 日,美国食品药品监督管理局发表新闻稿声明 Jensen 农场自愿召回洛基福特香瓜(Rocky Ford Cantaloupe),因为香瓜可能被单增李斯特菌污染,并可能与一起多州单增李斯特菌食源性疾病暴发事件有关。

CDC 建议:单增李斯特菌感染的高危人群,如老年人、免疫功能低下者、怀孕妇女,不提倡食用来自 Jensen 农场种植的洛基福特香瓜。其他想要降低感染单增李斯特菌风险的消费者,也应该避免食用这种香瓜。虽然有些香瓜食用后并没出现感染症状,但仍建议丢弃剩下的部分。在室温或冰箱储存的香瓜中,单增李斯特菌是能够繁殖的。

(三) 事件启示

1. 至 9 月 26 日,本次暴发涉及 18 个州中有 11 个州的病例数都是 1 例,传统的监测方式认为他们属于散发病例,不构成暴发,但调查人员通过食源性疾病分子分型监测网络(PulseNet)把全美各州的病例集中起来,利用脉冲场凝胶电泳技术(PFGE)分析病原菌DNA 指纹图谱,结合流行病学调查,确认这是一起食源性疾病的暴发。

2. 临床医生对散发病例保持一定的警惕性,尽量让患者提供生物标本进行检测,医院实验室及时向疾病预防控制中心提供最新最及时的病原体信息,是临床携手疾控成功应对食源性疾病暴发的关键。

第七节 带"毒"的凉拌菜

(一) 事件回放

2011年11月17日10时45分,珠海市CDC收到某大学门诊部医生的电话报告:从16日开始,陆续有呕吐、腹泻的学生到该门诊部就诊,截至电话报告时,已发现近20余人,怀疑为食物中毒。接报后,珠海市CDC工作人员立即赶赴该大学进行调查。与此同时,该学校学生在微博上给予了高度关注。

2011年11月18日网络疯传某校学生食物中毒:11月16日晚7点多,网上的一条微博引起了该校学生的注意。微博中称,"该死的学三!我两个同学在那吃了,现在一个拉肚子,一个食物中毒!!!某医院门诊的护士说,这两天都有在学三吃坏肚子的学生来看病!求彻查学三食物质量。"随后关于在该校学三食堂就餐发生食物中毒的微博越来越多,其中网友@Louisa-dd在微博中说:"本以为只是一年一度的肠胃炎发作,去到医院才发现食物中毒的孩子成群……"

(二) 流行病学调查

珠海市CDC在校方有关人员的协助下,联系到了19名患病学生进行面对面的流行病学问卷调查,病例最早发病的时间为11月15日4时。高峰在16日,就诊学生的主要症状为恶心、呕吐和腹泻,多为轻症,未发现住院和重症病例。学生经过治疗后,症状均明显缓解或痊愈。由于门诊部条件所限,未能采集学生血样检测。

病例临床症状主要为:恶心95%,呕吐79%,腹泻79%。恶心、呕吐为主,所以调查人员主要考虑如下项目:①诺如病毒;②金黄色葡萄球菌;③呕吐型蜡样芽胞杆菌。据推算,本次暴发的潜伏期应大于1天,毒素型金黄色葡萄球菌以及呕吐型蜡样芽胞杆菌中毒潜伏期均在6小时内,故不重点考虑这两种细菌感染。

17日珠海市CDC共采集20份样品,其中患者肛拭子样品13份、厨师(工)肛拭子样品4份、食堂留样样品3份,送实验室检测诺如病毒核酸、金黄色葡萄球菌以及蜡样芽胞杆菌,结果显示13份病例肛拭子诺如病毒核酸阳性,其余样品阴性。

珠海市CDC及时开展病例对照研究,发现超市凉拌菜是危险因素,特别是14日和15日的凉拌菜。超市内只有一个凉菜专柜,有2个工作人员,每天在学校外出租房加工好熟食后在超市现场加调料拌制后卖给学生。品种包括凉面、蔬菜、豆制品、海带类等约30种。凉菜加工点卫生条件差,2名厨工经常食用自己售卖的凉菜,未出现过不适症状。

CDC采集学生肛拭子标本15份,其中14份诺如病毒阳性;采集超市熟食凉菜档2名厨工肛拭子标本,诺如病毒均阳性。另外,采集食堂厨工肛拭子样品24份、食堂留样样品3份、超市凉菜档5份剩余凉菜、加工场所环境样4份(砧板+加工盆等)进行PCR核酸检测,诺如病毒均阴性。

本次暴发考虑凉拌菜可能是通过加工者污染造成的,也可能是凉拌菜加工者进食凉拌菜而感染。然而由于未能采集到14和15日的凉拌菜样本,无法验证这些假设。

(三) 事件启示

1. 关注舆情在了解事件的信息起到一定的作用,但部分网络言论容易扰乱调查员的视线,因此调查员应保持头脑清晰和独立判断,避免先入为主;

2. 掌握当地发病基线水平对判断事件暴发有重要的意义；

3. 及早开展病例和对照的饮食史回顾调查对追溯病因食品有重要意义；

4. 超市熟食的监督管理力度相对薄弱，调查时不能忽视超市熟食的危险性。

第八节　吃螺吃出的脑病

（一）事件回放

2006年6月24日，北京市3人因头痛、发热、恶心呕吐、颈部僵硬，偶伴皮肤感觉异常等症状，到北京市友谊医院门诊检查，经查血液、脑脊液，发现嗜酸粒细胞明显增高。

6月26日，北京市友谊医院将该3人收治入院。经详细询问病史，发现患者均曾在5月20日至22日期间到某川菜酒楼就餐，食用过福寿螺等食物。接诊医生由此对此餐馆的出品食物产生怀疑，两次前往某川菜酒楼采集以福寿螺作为原料的两道菜作为样品，送回实验室分析。结合患者的临床表现和所采样品的实验室检测结果，友谊医院医生考虑3名患者可能因进食含寄生虫的福寿螺致病，初步诊断为嗜酸细胞增多性脑膜脑炎，即广州管圆线虫病。

7月3日，友谊医院向北京市CDC报告临床初步诊断3例嗜酸细胞增多性脑膜脑炎病例，已采取抗虫治疗。为进一步查找病因，友谊医院热带病研究所委托北京市卫生部门对某川菜酒楼使用的福寿螺进行采样。北京市西城区卫生监督所前往某川菜其中一家分店采集10个福寿螺样品，友谊医院热带病研究所从中检出2个福寿螺肉内含III期广州管圆线虫幼虫。

8月11日，友谊医院3名住院患者致电北京市西城区卫生监督所，投诉在某川菜酒楼食用螺肉等食物后，出现异样症状，被诊断为广州管圆线虫病。北京市西城区卫生监督所及时将情况向北京市卫生监督所报告。经市区两级卫生监督所与宣武区CDC开展流行病学调查，核实友谊医院14人患广州管圆线虫病。8月15日晚，北京市卫生监督所将14名广州管圆线虫病例情况报告北京市卫生局。

至8月22日，北京市累计诊断70例广州管圆线虫病病例，患者大多起病较急，以发热、剧烈头痛、颈项强直等症状为主，可伴有恶心，呕吐，有皮肤感觉异常或其他神经系统症状表现。据调查，这些患者发病前均曾在北京某川菜酒楼两个区的两间分店食用福寿螺。

（二）事件调查

群体性感染广州管圆线虫在北京为首次发生，在接到有关医疗机构的报告后，北京市卫生局立即组织调查研究。随着发患者数增多，市卫生局组织市疾病控中心和市卫生监督所有关专家成立专案组，对涉案酒楼两家分店监督执法，展开流行病学调查。

经专案组调查和对病患者进餐史的询问，发现所有患者均曾在北京某川菜酒楼区西城区和朝阳区两家分店就餐，均主要进食了以福寿螺为原料制作的食物。通过对患者临床表现及进餐史的综合分析，卫生部门认为，极大可能是因为福寿螺中含广州管圆线虫，且酒楼在烹调加工过程中未能将寄生虫杀灭，导致进食者感染广州管圆线虫病。

通过调查，专案组发现，2006年5月20日，北京某川菜酒楼推出两道新菜——"凉拌螺肉"和"香香麻辣嘴螺肉"。最初，这两道菜以一种称"角螺"的海螺为原料，客人食用以角螺制作的两道菜并未发病；后来改用属淡水螺的福寿螺代替海螺，却造成了群体性感染广州管圆线虫病事件的发生。

专案组进而深入调查酒楼原料的进货渠道和制作工艺。酒楼的福寿螺自集贸市场采购,在加工过程中,厨师仅用开水灼几分钟,捞出来晾干放凉,备制作凉菜用。有顾客点这道菜,厨师用水再灼一下即盛盘上桌。这样的制作工序对于福寿螺内含有的寄生虫不能被有效杀灭。

CDC联合卫生监督部门对酒楼使用的原料福寿螺采样和实验室检测,结果表明福寿螺中含有广州管圆线虫幼虫,与友谊医院热带病研究所的检测结果一致。据此,致广州管圆线虫病群体性发病的罪魁得到初步核实。

(三) 福寿螺与广州管圆线虫病简介

福寿螺原产于南美洲亚马逊河流域,我国于1984年引进后在广东、广西、福建、浙江等地均有养殖。福寿螺是一种大型食用螺类,喜温暖、喜阴怕光,最高生存水温可达45℃。福寿螺外形与田螺相似,个体大,每只成年螺体重量能达到100～150g,最大个体可以达到250g以上,有巨型田螺之美称,其壳薄肉多,肉质细嫩鲜美。福寿螺个体大、生长快、产量高,具有一定的营养价值;而因适应性强、食性杂、繁殖力强,使其成为广州管圆线虫生活史循环中主要的中间宿主。浙江、广东等地检测发现,在广州管圆线虫自然疫源地多个地区生长的福寿螺中都检出广州管圆线虫幼虫。

广州管圆线虫病是一种人畜共患寄生虫病,致病因子是广州管圆线虫,螺类为主要中间宿主和主要传播媒介。广州管圆线虫病一年四季都可发生,人群对其普遍易感,儿童感染症状常较重。表现为急性起病,以发热、剧烈头痛、颈项强直常见,可伴恶心,呕吐,有皮肤感觉异常或其他神经系统症状。患者可因颅内压增高而出现恶心、呕吐、颈项强直等症状,严重时瘫痪、意识障碍、昏迷甚至死亡。由于广州管圆线虫病较罕见,临床表现与其他脑膜炎相似,临床上易误诊,确诊需要根据实验室诊断。因此,不明原因头痛及血液、脑脊液中嗜酸性粒细胞增多,均应引起医务工作者和患者的重视。

由于广州管圆线虫病呈局部暴发流行趋势,早在2003年,卫生部已将广州管圆线虫病列为我国新发传染病;2005年,卫生部也曾发出警告,要警惕包括广州管圆线虫病在内的严重威胁人类健康的食源性寄生虫病。

(四) 临床救护

食用福寿螺导致感染广州管圆线虫病引起有关卫生部门的高度重视。北京市卫生局即部署和组织开展全面的调查工作,同时指导和协助医院积极救治病患。

前期感染广州管圆线虫的病例由友谊医院、航空工业中心医院、北大医院和解放军三〇九医院等多家医院收治。随后,北京市卫生局指定北京友谊医院为定点治疗医院;同时,组织开展广州管圆线虫病症状监测,主动搜索病例;加强发热门诊、呼吸内科、神经内科等医师对有"三高"(高热、嗜酸细胞高、颅压高)和"三痛"(头痛、肌肉痛、皮肤刺痛)症状患者进行医学检查,及时做出鉴别诊断,并在北京所有医疗机构对广州管圆线虫病实行每日报告制度。

8月19日,北京市卫生局向18个区县卫生局及其属地医疗卫生机构和市卫生局直属单位下发《广州管圆线虫病临床诊疗规范》,要求各级各类医疗卫生机构认真落实执行,按照规范要求开展广州管圆线虫病的诊治工作。此外,北京市卫生局还成立专家组,负责对本市医务人员进行诊断和治疗培训,提供咨询服务和会诊,组织开展临床医学研究等工作。

在整个事件中,北京市有关医院累计诊断广州管圆线虫病患者160人,卫生监督机构调查确认病例 138 例,尽管曾出现数例重症病例,所幸无死亡病例,至 2006 年 9 月 29 日,全部病例均治愈。

(五)事件处置

在查明事件的罪魁祸首后,北京市卫生局当即组织协调市、区卫生监督部门明令北京某川菜酒楼两家分店停售以福寿螺作原料的菜式。8 月 18 日,北京市卫生局下发紧急通知明确要求餐饮单位立即停止出售生吃、半生吃淡水螺类食品。

北京市卫生局组织有关专家迅速开展临床医学、病原学、流行病学研究,配合卫生部研究制定国家广州管圆线虫病诊断标准、福寿螺卫生标准和福寿螺中广州管圆线虫检验方法,进一步落实诊疗和防控工作。

卫生监督部门对市售福寿螺进行大规模监督检查,以川、粤、湘、鄂等菜系为重点,对餐饮业进行全面监督,检查各类餐馆近两千家;教育食品加工人员严格执行餐饮加工卫生规范;要求餐饮企业建立水产品的购进和销售可追溯制度;对淡水螺类食品要求烧熟烧透后再出售;而凡已死亡的螺类不得制作、销售。

8 月 18 日、21 日、9 月 3 日、9 月 29 日,北京市卫生局组织媒体,及时向社会公众和餐饮企业发出广州管圆线虫病预警。

市卫生局及时掌握发病情况,确保公开透明,以正确引导舆论宣传,使生或半生食过福寿螺的人员能够及时得到正确诊断及有效治疗。

8 月 22 日,北京市食品安全办发出全市暂停购进、销售福寿螺的市场控制指令。从指令发布日起,全市各类食品经营者除一律暂停购进、销售和加工福寿螺外,还将严格落实水产品市场准入制度、进货检查验收制度和索证索票制度。针对夏季较火爆的露天餐饮,加强对社区周边、繁华街区和集体用餐单位的监控,取缔非法经营行为。

(六)事件启示

1. 将出现脑部及神经系统症状患者收治入院,并详细询问病史和暴露史(近期进食史与以往有何不同);

2. 患者提供共同进食史;

3. 首诊医院合理假设;医院具有热带病研究能力,医生主动前往可疑餐馆采集食物样本;及时向 CDC 报病;

4. 行政与技术措施并举:利用大众媒体,及时发布警示;集中收治患者,便于监测;CDC 流性病学调查防控及卫生监督执法合力,彻查彻治源头;

5. 患者自我维权意识(入院后向卫生局报告信息)。

第九节 生食鱼腥草引来的肝病

(一)事件回放

2012 年 1 月初,"云南大理疫情蔓延专家束手无策"的帖子引起广泛关注,帖子称自 2011 年 11 月以来,云南省大理白族自治州宾川县发生怪病疫情。以宾川县州城镇为中心,先后有数十名重症患者住进州、省医院,甚至自费去北京就诊。患者年龄不等,从小学生至五六十岁老者,有男有女,所从事职业也是各行各业。患者发病初期多为肝部疼痛,后扩展至全身,持续发热。各地医生均表示从未遇到过这种病,无法确诊病因。

2012年1月5日,大理市CDC接到大理学院附属医院的电话报告,该院近日来收治了5个以发热、头痛、肝损伤、嗜酸性粒细胞升高为主要特点的病例,怀疑为虫媒传播疾病,治疗效果不佳。大理市CDC组织人员调查,发现还有不少类似病例住在其他的医疗机构,由于病因不清,治疗效果不佳,大理市CDC向云南省卫生厅报告。

(二) 事件调查

2012年1月13日和1月31日,云南省卫生厅先后两次组织临床、疾病预防控制、寄生虫病防治专家组赴大理市开展调查,经流行病学调查和实验室检测,共发现26例以发热、肝损伤、嗜酸性粒细胞升高为主要症状的病例,最早的病例出现在2011年3月。专家组怀疑为食源性寄生虫病感染疫情,倾向为肝片吸虫感染,但临床医生使用了吡喹酮、阿苯达唑、甲苯咪唑、左旋咪唑及蒿甲醚等驱虫药治疗,效果并不明显。

2012年2月2日,按照卫生部要求,中国CDC组织专家组,携带紧急制备的大片形吸虫抗原和治疗特效药物三氯苯达唑赶赴大理市开展调查。中国CDC寄生虫病所副所长许学年介绍:"虽然当时未经病原学确诊,但根据患者症状及前期药物治疗效果,考虑有片形吸虫感染的可能性,专家组确定了先行试治疗的处理方案"。专家组经过研讨后决定对5例危重患者进行三氯苯达唑的试治疗。3天后,4位患者体温降至正常范围,自觉症状好转。这一结果极大鼓舞了专家组,他们扩大了治疗范围,截至2月21日,23例患者接受治疗,病情好转后治愈出院。

在试治疗结果支持了大片形吸虫感染假设的情况下,专家组查明病因的工作也同时开展。片形吸虫感染的病原学确诊依据为粪便中检出片形吸虫虫卵。2月14日,1例女性患者粪便中检出虫卵,对虫卵进行分子生物学特异性鉴定(聚合酶链反应,PCR),结果证实为大片形吸虫。免疫学辅助诊断显示,26个患者血清中,大片形吸虫抗体阳性率为100%。

在现场流行病学调查中,专家在牛羊粪便中查见大片形吸虫虫卵,在水沟环境中查见椎实螺,在其体内查见大片形吸虫幼虫,证实当地为大片形吸虫病自然疫源地。当地居民普遍存在食用凉拌鱼腥草习惯,佐料为香菜、大葱。部分农户在沟壑中种植鱼腥草,并在鱼腥草水田中使用牛羊粪便施肥,水田中孳生大量椎实螺,且香菜、大葱在收获前也常生长在有椎实螺孳生的水洼中。当地存在完整的大片形吸虫病的传播链条。

(三) 片形吸虫病简介

片形吸虫病属于食源性人畜共患寄生虫病,包括大片形吸虫病和肝片形吸虫病两种。我国自1921年福建省报道首例片形吸虫感染患者以来,有记载的确诊病例报道只有百余例,且多为肝片形吸虫感染。此次宾川县确诊26例大片形吸虫感染,人数之多,在国内外均属罕见。

片形吸虫传播链条为:终末宿主(牛、羊)排除粪便中所含的虫卵,在适宜温度的水中发育为毛蚴,逸出后感染生活在水沟等环境的中间宿主椎实螺,进一步发育成尾蚴逸出,在水生植物或水面上结成囊蚴,牛、羊和人通过生食水生植物或饮水吞入囊蚴而被感染。

人体感染大片形吸虫后,根据病情发展可分为几个阶段:①急性期,发生在感染后2~12周,主要表现为突发性高热、肝区痛、腹痛,常伴有胃肠功能紊乱、贫血、肝脾肿大、腹水、嗜酸性粒细胞增多等。②隐匿期,通常出现在感染后4个月左右,患者持续数月或数年无明显症状,或偶有胃肠道不适。③慢性期,表现为胆管炎、胆囊炎等,贫血是慢性期常见体征之一。根据吸虫在宿主体内生长发育过程中移行、寄居的部位不同,可有不同的临床表现,主要寄生在肝、胆,异位损害常见的部位有肺、支气管、腹膜、眼、脑及膀胱等。

实验室检验:①病原学检验,粪便或十二指肠引流液沉淀检查发现虫卵为确诊依据。②免疫学检验,对急性期患者、胆道阻塞以及异位寄生的病例,采用免疫学检查有助诊断。常用方法为酶联免疫吸附测定(ELISA)、间接血凝试验(IHA)和免疫荧光试验。

片形吸虫病与华支睾吸虫病、血吸虫病在临床表现上类似,应注意鉴别诊断,进一步做病原学检查可明确诊断。

在药物方面,三氯苯达唑是治疗特效药,但我国没有生产。本次暴发使用的试治疗药品来自中国 CDC 寄生虫病所实验用药,而后续药品的获得也颇费周折。

(四)事件启示

1. 食源性寄生虫病的病因多为生食或进食了未煮熟的食物,煮熟食物是避免感染这类疾病的重要途径。

2. 收治聚集性病例的医院及时向 CDC 报告,是启动事件调查的关键,尽快查明病因并对症下药是控制暴发的关键。

第十节　藏在牙鲆中的"虫"

(一)事件回放

由于鱼类富含蛋白质、必需脂肪酸和矿物质,全球鱼类的消费量不断增加。联合国粮农组织报告,1950 年全球渔场养殖销售量为 2000 万吨,至 2006 年已达 1.44 亿吨。随着鱼类消费量的增加,烹调方式也在不断变化。进食鱼生的习俗原多流行于日本,如今全球都在销售和进食日本的食品,如寿司、生鱼片等,由于进食鱼生引发的食源性疾病数量也在不断上升。

自 2003 年来,日本发生因进食生鱼引起的不明原因食源性疾病暴发不断增多,每年平均超过 100 起,至 2010 年已上升至 158 起。人们进食了鱼生后 2～20 小时内出现短暂而强烈的腹泻和呕吐。重要的是,尽管日本卫生部门多方努力,仍找不出致病因子。好在这种疾病是自限性的,所有病例预后良好。

(二)流行病学调查

从 2008 至 2010 年日本卫生部门收到了 200 例因进食海产品引起的不明原因中毒病例报告。2010 年报告的 158 个病例中有 135 个病例生食了褐牙鲆(85%),调查结果表明进食生褐牙鲆是高危因素。

食源性疾病暴发后,当地卫生部门及时收集了病例进食的可能被污染的食品。通过对 24 起暴发事件的病例进行综合分析发现:平均潜伏期为 3.4～16.3 小时,73.3% 的病例出现腹泻、55.2% 出现恶心、43.9% 出现呕吐、44.1% 出现腹痛。经过分析后发现 4 起暴发事件中,胃肠炎症状与进食褐牙鲆显著相关。

日本卫生部门通过核苷酸序列分析等检测后发现孢子虫是高度可疑的病原体。他们对 2009～2010 年 35 起食源性疾病暴发剩余的褐牙鲆样本和 16 份对照样本进行显微观察,大多数暴发剩余食品样本中可观察到孢子(中位数为 2.4×10^6 孢子/克),然而在对照样本中没有观察到孢子(检出限为 5×10^4 孢子/克)。同时,病例的呕吐样本中也能检测到 Kudoa DNA,这些都为暴发溯源调查提供了有力证据。

Kudoa septempunctata 是最近发现的一种寄生于褐牙鲆的粘孢子虫 Kudoa 虫属的新虫种。在毒理学实验中,Kudoa septempunctata 可以引起仔鼠腹泻,同时可引起臭鼩呕吐,这些症状与人类感染后的症状相似。

(三) 事件启示

Kudoa septempunctata 孢子引起人体食源性疾病是首次被报道的。由于全球水产业贸易的发展,Kudoa septempunctata 引起的食源性疾病可能会在日本以外的国家出现,韩国进口的褐牙鲆中也已检出 Kudoa septempunctata。加强鱼类感染 Kudoa septempunctata 风险评估,提高医务人员的食源性疾病诊断敏感性,对降低疾病暴发风险十分重要。

第十一节　"龙虾门"疑云

(一) 事件回放

2010 年 8 月 18 日晚,张某和几位朋友在南京一家酒楼聚会,目的就是为了吃小龙虾。张某平时也常去享用小龙虾,当晚他吃了 10 余只后便和朋友们尽兴而归。

第二天早上,张某觉得背部异常酸痛。"我以为是自己平时缺少运动,感冒了。"张某说,为了缓解疼痛,中午便去一家按摩店做推拿,"还是没有效果,睡觉也不能平躺,侧着睡会觉得胸闷。"为此,张某去了医院。

"又来了一个。"听了张对自己不适症状的描述后,医生如此感叹。通过检测,张的血清肌酸激酶(creatine kinase,CK)高达 640U/L,已远远超出正常值(男性 24~170U/L;女性 24~150U/L)。在此之前,就已经有类似病例入院检查,CK 高达几千。8 月 23 日,南京《扬子晚报》刊发报道称,"南京多人疑因食用小龙虾致肌肉溶解"。在这篇最早的报道中,披露的病例症状几乎与张某无异,只是程度有差别。在南京市鼓楼医院,最终将这种症状诊断为横纹肌溶解症。

从 2010 年 7 月 21 日到 9 月 7 日,江苏省人民医院、南京市鼓楼医院等陆续收治横纹肌溶解症患者 23 名,此外,武汉、南昌、福州等地亦陆续发现类似病患:患者最大的共同点是食用了小龙虾。对小龙虾的恐慌,迅速蔓延到全国各地。

(二) 流行病学调查

根据江苏省人民医院的急诊记录,8 月 23 日之前收治的出现肌肉酸痛、僵硬症状的十多例患者以中青年人为主,分布上比较分散,既有在饭店食用加工好的龙虾,也有买了龙虾回家自己加工的。除南京外,还有个别患者是从外地转过来的。"从流行病学的角度分析,我们收治的患者出现食用过小龙虾的症状,从食用小龙虾到发病的时间差不多,症状也相同,所以我们可以确定,发病和曾经食用小龙虾有关。"江苏省人民医院肾科主任这样表示,"可以确定'肇事'的是小龙虾,但以往小龙虾引起的食物中毒多表现为呕吐、腹泻等肠道症状,这次则是肌肉溶解,情况明显不同。多名病例集中出现,这在以往也是没有的。小龙虾生存的环境出了问题、小龙虾在运输过程中受到了污染、在清洁烹制的过程中出了问题,都有可能导致这种结果。"

最先发现"小龙虾病例"的鼓楼医院急诊科医生也一直都在追踪相关病例,鼓楼医院接诊的病例所食用的小龙虾基本上是自家烧煮的,且是红烧,所以细菌性食物中毒的可能性不大。"重金属残留说"也可以基本被否定,因为重金属残留对人体的伤害是积累下来的,也不会立即表现出来。相比较，化学物质中毒、有机物中毒的可能性更大。

事件调查结果显示患者发病距最近一次进食小龙虾在 4～13 小时之间，发病当天进食龙虾在 10～30 只之间，平均食用 17.2 只。临床表现类似，例如乏力，全身肌肉酸痛并活动加剧，严重者为刺痛，少数四肢或肩背肌肉疼痛，无发热以及关节疼痛，无神经麻痹。实验室检查血清 CK 进行性升高，最大升高到 37100，平均可达到 8380.9，部分患者出现酱油色尿，大多数有肾功能损伤。

9 月 7 日，中国 CDC、江苏省卫生厅、江苏省 CDC、南京市 CDC、江苏省人民医院、南京市鼓楼医院，北京市朝阳医院等单位专家召开了专题研讨会。依据初步的流行病学调查、临床和实验室检测结果以及临床会诊意见，与会专家认为此次南京小龙虾疑致横纹肌溶解症与国际少有报道的哈夫病（Haff Disease）基本一致，但具体的致病因子仍需进一步调查分析。

（三）小龙虾和哈夫病简介

小龙虾学名克氏原螯虾，也叫红螯虾或淡水小龙虾，体内蛋白质含量较高，占总体重的 16%～20% 左右，脂肪含量不到 0.2%，虾肉内锌、碘、硒等微量元素的含量要高于其他食品。另外，小龙虾还可以入药，能化痰止咳，促进手术后的伤口生肌愈合。小龙虾的生存能力特别强，摄食范围包括水草、藻类、水生昆虫、动物尸体等，能忍受长达四个月的枯水期，也能适应河口淡咸水交汇的微盐环境。近年来在中国是一种很受欢迎的风味食品，已经成为重要的经济养殖品种。在欧洲、非洲、澳大利亚、加拿大、新西兰和美国都有人食用，也是一种世界性的美食。

据文献报道，其他国家也有因食用水产品导致横纹肌溶解综合征的病例。1924 年，国际上首次报道了因食用水产品导致的不明原因横纹肌溶解综合征的病例，因发生在波罗的海沿岸哈夫地区，故称为哈夫病，也称潟湖病。哈夫病的典型临床表现为横纹肌溶解的突然发作，伴随肌肉触痛、僵硬、酱油色尿等。该病发生可能与大量食用水产品及个体因素有关，多数患者迅速恢复正常，仅个别严重者死亡。在此后 9 年内的同一季节和同一地区发现了大约 1000 例患者，并发现这些患者发病均与进食鱼类有关，鱼的品种包括淡水鳕鱼、鳝鱼和梭子鱼。

从 1934 年开始类似哈夫病的描述还出现在瑞典和原苏联等国家，但 1940 年以后，就突然消失了。直到 1984 年才又在美国德克萨斯州有报道。

1997 年 3 月至 8 月间，美国发生了 6 例食用大口胭脂鱼后发生肌肉酸痛等严重不适的病例。美国食品药品监督管理局（FDA）、当地卫生、环境部门参与了调查研究，最后将事件的"幕后黑手"锁定为哈夫病。

2000 年美国的 Buchholz 总结了 6 例进食水牛鱼导致的哈夫病病例，撰写了一篇文章《哈夫病：从波罗的海到美国海岸》，在文章中详细记述了当时的调查过程与判断标准。这篇文章至今仍是哈夫病研究中极其重要的参考文献，使科研人员对哈夫病有了更深入的了解，对此病的临床诊断也有了比较清晰的标准。

我国 2000 年 8 月份在北京也发现了 6 例进食蝲蛄后患哈夫病的病例。患者进食蝲蛄后急性起病（潜伏期 7～15 小时），停止食用后 1～3 天自行缓解，主要表现为躯干和横纹肌疼痛，早期检查血清 CK 升高或者尿液肌红蛋白升高，其指标也是短期内恢复正常。

2001 年，美国路易斯安那州方圆 30 英里内的地区，在 7 天内发生 9 起食用小龙虾后发生横纹肌溶解症的疫情(潜伏期 3～16 小时)。医生迅速根据此前的研究结果,判断为哈夫病并迅速给予了对症治疗。

(四)后续调查与处置

从 1924 年首次发生哈夫病以来,各国对该病的原因作了探讨,均未发现确切的致病因子。此次江苏等地发生的小龙虾致横纹肌溶解综合征,鼓楼医院、江苏省人民医院等报告 CDC 的病历资料和各方调查资料,都没有太多明确的指向性,也难以寻找规律。

中国 CDC 营养与食品安全所、北京市 CDC 和江苏省 CDC 对采自南京市场的小龙虾及患者的血液和尿液样品进行了 900 多种有关化学物质的筛查,做了 6 种聚醚类抗生素、10 种大环内酯抗生素、23 种 β-受体激动剂、15 种镇静剂、3 种苯胺和硝基苯胺类化合物、2 种重金属的检测,未发现市场采集的小龙虾中存在已知可致横纹肌溶解综合征的化学物质。

具体的致病因素,还需进一步研究、探索。中国 CDC 专家吴永宁等根据南京 20 例病例资料汇总结果,建议哈夫病病例监测的定义如下:

● 持续性肌痛,无发热,血清肌酸激酶水平大幅度提高(5 倍以上),并且二级医院 3 名以上医师会诊后无法诊断该横纹肌溶解症的病因;

● 在食用水产品后 24 小时内发病;

● 排除其他已知化学因素。

建议经卫生部批准后,在食用小龙虾地区开展主动监测,进一步探索确切病因。专家还建议其他食品安全监督部门进一步开展相关病因排查工作,加强对小龙虾养殖、生产加工、市场流通和餐饮消费环节的监管,落实索证索票和溯源登记制度,确保小龙虾来源清、去向明等等。一旦发现安全隐患要积极采取控制措施并及时通报卫生部门。

(五)科学劝诫

小龙虾在买来后,最好放在清水里养 24～36 小时,使其吐净体内的泥沙等杂质。在加工小龙虾时,两鳃要清除干净,因为鳃毛里面吸附了很多细菌,最好把鳃剪掉,虾壳最好用刷子刷洗干净。龙虾细爪的根部最容易藏污纳垢,一定要剪掉。最后还要经过刷、洗才能烹饪。食用小龙虾前一定要蒸熟、煮透,并应避免过量食用。

过敏性体质者尽量少吃为妙,不可贪嘴。一旦吃过龙虾后有腰背酸痛的症状,要及时到正规医院做进一步检查治疗。

(六)事件启示

1. 临床医生的高度责任心是追查病因的关键因素(详细询问饮食史和疾病史,对饮食情况和食品来源进行详细的询问和记录,及时向 CDC 报病);

2. 在食用小龙虾地区开展主动监测,有助于进一步探索确切病因,应对类似事件的发生;

3. 建立健全可追溯机制,从源头上确保食品安全。

第十二节 守宫木——美丽的错误

(一)事件回放

1994 年 8 月 23 日,台湾毒物药物咨询中心接获来自高雄长庚医院谢元凯医师的电话咨询"一名有无症状高血压病史的 55 岁妇女因老花眼,食用沙巴里素(绿健绞汁,每天食用 2

两),与出现尖端扭转性室性心动过速,乃至致命性心律不整及昏厥之间的关联性",当时无任何资料能解答该问题。据该妇女自述,在她开始服用这种叫"沙巴里素"的果汁第一天起就出现失眠,食欲不振和疲劳,随之又出现心律不齐和呼吸困难,在尚未能判断疾病与进食该植物的关联性时,医院对其予 10 日支持性治疗并建议停食该植物。

5 月 2 日,台大医院医师卢彦伸来电询问一名 51 岁女性出现失眠、焦虑、疲劳和呼吸困难症状与进食某种果汁的关联性。医院给予其保守治疗。

6 月 26 日,毒物药物咨询中心接到一年轻男士来电,称其 48 岁母亲,于 6 月 24 日突然晕倒、口吐白沫,随后送至和平医院急诊处时,即被宣告死亡。据称其母有高血压病史,但在药物控制下一直保持稳定,近期其开始食用一种叫"减肥菜"的蔬菜(每日 150g),并进食了45 天,体重减掉 13kg。该男士询问其母亲突然死亡是否与进食某种蔬菜有关。

其后,又有高雄荣总及高雄长庚医院的医师来电询问,有多位年纪 20 至 40 岁之患者,因呼吸困难而至医院胸内科就诊,且均无法以一般疾病对这些病患进行诊断。

7 月 19 日,一名 47 岁妇女到一家医院急诊室就诊,称自己出现头晕、眩晕和心悸等症状。起初医院推断其为"梅尼尔氏症",但其突发的心悸、晕厥和口周发绀推翻了这一猜测。心电图检查其表现为尖端扭转性室性心动过速,除了低钾血症($K2.7mmol/L$)外,没有其他异常症状。

7 月 24 日,一名 42 岁的女建筑工程师(体重 53kg,身高 153cm)到医院就诊,主诉持续四个月的渐进性呼吸困难,病史包括便秘、体重增加,及曾接受过痔疮、尿失禁的治疗手术。否认吸烟、糖尿病、高血压、肝肾损伤、结核、哮喘及药物或食物过敏。在病史询问过程中,她透露自己在 1994 年 12 月到 1995 年 5 月间一直食用一种叫"减肥菜"的蔬菜以治疗便秘和减重。

到 8 月 25 日,毒物药物咨询中心又再收到台湾地区多位临床医生收治类似患者的报告,44 名患者初期被误诊为阻塞性支气管炎伴机化性肺炎,病程从暂时性的失眠、食欲不振,发展成渐进性呼吸困难。

到 1995 年 11 月,仅台中荣民总医院就收治了 100 多名出现呼吸困难和严重肺功能障碍的患者,此后仍陆续有类似病例报告。台湾高雄荣民总医院、高雄长庚和成大医院都接诊了类似患者,全台湾总病例数接近 300。大多数病例都是由医院胸内科医师发现,患者大多为年龄介于 20 岁到 55 岁之间的女性,素来健康,不抽烟喝酒,无肺功能障碍病史,却出现亚急性肺部阻塞性肺疾病的表现,且均无法以过敏性气喘、肺血管栓塞、慢性阻塞性肺疾、化学物质吸入、呼吸神经与肌肉功能障碍、或其他细菌性或病毒性感染来解释,即无法按照一般呼吸系统疾病来诊断。

(二)事件调查

当出现第一例呼吸窘迫患者时,医院医生就已详细询问病史,获取患者"曾进食一种叫'守宫木'的蔬菜"这一重要线索,也报告并咨询毒物药物咨询中心,但因没有足够的资料证明病症与食用守宫木蔬菜间的关联,直到同样症状的患者随后相继大量出现,才引起足够的重视和怀疑。

这起速发的渐进性呼吸窘迫症暴发事件瞬间成为台湾地区瞩目的焦点,成为一起明显具有"公众健康危害"倾向的事件,大众媒体也对这一情况进行了深度报道,接下来的数月中,台湾境内,尤其在南部地区仍陆续发现类似病例。1995 年 8 月初,卫生署敦促民众,在流行病学和(或)动物研究证实其安全性以前,应停止进食守宫木及相关食物。

经详细追问受害者病史,结合详细的临床体格检查,医疗机构发现,由医院报告至毒药物咨询中心的患者中大部分具有至少4个共同特征,一是均无慢性呼吸系统疾患史,二是近期均有进食守宫木,三是肺功能试验均显示对支气管扩张剂无反应的通气障碍,四是高分辨率电脑断层扫描显示双侧肺支气管扩张症和肺实质马赛克灌注的片状低密度(特征一、三、四均与压缩型阻塞性细支气管炎症状一致)。

患者中的4人接受了开胸肺组织活检,病理学检查发现:肺部组织病理学改变从轻微的细支气管炎和纤维化到明显的黏膜下纤维化。在发生组织纤维化之前,广泛地嗜酸性细胞联合淋巴细胞浸润和其他一些免疫细胞、间充质细胞的参与促进了淋巴细胞抗原特异性反应和纤维化的发生。检查结果确证了压缩型阻塞性细支气管炎的诊断。

阻塞性细支气管炎是一种临床病理症状,表现为反映终末和呼吸性细支气管炎损伤的气道阻塞,且以部分或完全的管腔炎性或纤维组织阻塞为特征,预后不良。阻塞性细支气管炎有多种原因,包括病毒或支原体的感染、毒物或烟雾暴露、结缔组织病、骨髓及心肺移植、药物反应和较少见的先天性阻塞性细支气管炎。

对患者进一步的实验室检查发现免疫学检查结果均正常(包括嗜伊红细胞计数、类风湿性关节炎因子和抗核抗体),且血清补体试验未见肺炎支原体、腺病毒、呼吸道合胞病毒及流感病毒滴度升高。临床和组织学研究结果也排除了微生物感染的可能。

进食"守宫木"成为出现阻塞性细支气管炎患者的共同点,医疗机构开始怀疑这是一起由进食守宫木导致的中毒事件,而有关进食守宫木与肺部疾患、偶发性严重性心脏危害之间的关联亟待研究。

为进一步了解中毒事件的前因后果,毒药物咨询中心通过回溯法,以电话访问的方式,对1995年8月25日以前报告的44个案例所进食食物的来源、使用时间、使用量、使用方式、添加物可能性、发病时间与状况进行调查,收集流行病学数据进行分析。其中有3个患者因有气喘病史而不纳入研究。

从41个案例收集到的数据显示,患者平均每日食用守宫木131g,平均食用日数为35天,平均累积用量为4100g。在食用守宫木时,来自不同产地、不同使用方式、不同食用部位、冷藏与否、过滤与否、添加不同食物与否都造成食用者出现肺部疾患。呼吸困难是中毒者出现的主要症状,在食用守宫木期间或停止服食守宫木后的一段时间都有可能发生。12例病患肺功能测试结果提示患者都出现阻塞性肺部病变。其他临床症状还有失眠、食欲不振或兴奋,但不论是否停食守宫木,这些症状大部分会逐渐消失。有些患者还会有皮疹或心律不齐等症状。令中毒者长期困扰的还是造成呼吸困难的阻塞性肺部病变。

守宫木(Sauropusandrogynus)别名"天绿香",也叫"减肥菜、树仔菜、越南菜、沙巴菜"等,为大戟科植物,主要在马来西亚、印度、印度尼西亚、菲律宾、越南等地区种植和食用,当地人将其作为药膳植物,从这一角度看,守宫木属于可食性植物。据马来西亚文献报告,其热量中等,且含有红萝卜素、维生素、叶酸、脂肪、粗蛋白、钙和铁等营养成分,是颇富营养价值的作物。据记载,我国云南、四川等地也有野生守宫木分布。

1993至1994年间,"守宫木"开始引进台湾,最初被餐厅作为上等菜肴销售。后以自然食物的感召力进行宣传,许多商家将守宫木推广成"具有神奇减肥效果"的"健康食品",据称还能控制高血压、解除便秘、养颜美容、缓解痛风及妇科疾病,更有商家在销售守宫木时号称

"吃几斤减几斤",守宫木因此红极一时,不少人趋之若鹜,当地随之大量引进。

在台湾销售的守宫木有来自马来西亚、印度、印度尼西亚、澳洲、泰国等地,也有台湾自己种植的。销售时有只卖嫩叶的,有连茎一起卖的,也有榨成汁贩卖,甚至还有制成浓缩液的,售价多不菲。打成汁贩卖或者自己打成汁饮用者,会添加苹果、石榴、菠萝、蜂蜜、哈密瓜、牛奶、蒜、姜、柠檬、小麦草、西瓜或茶等混合服用。

此前未曾有过进食守宫木导致患阻塞性细支气管炎的报道,包括在马来西亚、印度尼西亚等有多年守宫木食用历史的地区均未发生过类似的中毒事件。临床和实验室研究均提示患者所患阻塞性细支气管炎没有显示与既往病史和职业暴露史等因素的关联,但却提示与进食守宫木汁液相关。

守宫木在东南亚其他国家未引起中毒事件,而在台湾部分食用人群中也尚未观察到中毒症状,但在台湾部分人群中掀起轩然大波,台湾卫生机构及医疗机构结合相关研究结果,推测原因可能在于个人代谢差异、误食有毒亚种、剂量效应以及守宫木本身有未知有毒成份。据了解,马来西亚人一周守宫木用量约为 100～200g,而将守宫木作为减肥蔬菜食用者为求速效,听信了商家"吃几斤减几斤"的宣传,一天用量几乎是马来西亚人一周的份量,极可能因为食用过量导致的中毒。

1997 年 GerLP 等的流行病学研究表明较大量规律地摄入守宫木、生食和食用商贩自制的守宫木是与其引起阻塞性细支气管炎显著相关的三大危险因素。结合相关的研究结果,卫生署做出禁止以任何方式和形式售卖守宫木及其相关食物的决定。

(三) 遗害人间

在这些食用守宫木受到健康伤害的个案当中,住院严重病患大都接受药物治疗,可是病情恢复到某种程度后,即告停顿,此时即使再增加用药剂量,病情还是多无大改善。台湾成大医院急诊部医师陈冠文指出,临床研究发现,食用守宫木可能造成肺部不可逆的损伤,即在停止使用守宫木后,肺功能也无法改善,也无有效的药物可逆转,大剂量的类固醇治疗并不能改善病变引起的通气障碍;甚至有患者肺功能大幅下降至正常值 4 成以下。

尽管守宫木热潮已随卫生署的禁令而降温,但该起事件中大部分的受害者目前仍承受盲目食用守宫木带来的后遗症的痛苦,患者们大多需要终日使用人工呼吸机,除了不能从事一般休闲活动外,连最基本的说话、走路都会受限;由于担心罹患感冒、呼吸道感染等疾病,平常就得尽量少出入公共场合,生活质量极低。

在治疗无果的情况下,肺移植则成了患者们获得重生的唯一选择,但在 1996 年 7 月以前,肺移植在台湾尚未纳入健康保险给付,许多患者因负担不起庞大的肺移植费用,而且认为自己还年轻,不愿意冒险,导致病情一拖再拖。数百因食用守宫木导致健康损害的病患中,近 3 成罹患阻塞性细支气管炎,其中 7 人接受换肺治疗,3 人存活。

1999 年 LuhSP 等对 5 例守宫木阻塞性细支气管炎终期综合征患者进行肺移植手术。结果表明:无早期死亡,一例 5 个月后死于移植后淋巴增生症,另一例 3 个多月后死于支气管炎症,其余 3 例总体状况和肺功能得到改善,已跟踪 29 个月到 34 个月。该研究认为对于守宫木阻塞性细支气管炎终期综合征患者肺移植是唯一有效的治疗模式。

(四) 波澜又起

在台湾曾轰动一时的守宫木风波,已渐渐被人遗忘,没想到 10 年后,守宫木竟然在日本以"健康食品"之名重出江湖。据报道,日本鹿儿岛县内有一名 40 多岁女性从 2003 年底到

2004 年 4 月,以一天 4 次、每次食用 8g 的方式,食用以守宫木为原料制成的粉状保健食品,自 2004 年 2 月开始出现呼吸困难和咳嗽不止等肺功能障碍,造成自主呼吸困难。

日本随后出现阻塞性细支气管炎聚集性发病事件。尽管没有对病患进行肺组织活检,但基于以下的检查情况,均可诊断为阻塞性细支气管炎:一是所有的患者在肺功能检查中都表现出影响呼吸的严重肺阻塞;二是患者胸部薄层扫描(表现为呼气相肺实质图像衰减的变异)和(或)肺通气扫描(表现为片状缺陷)图像都与阻塞性细支气管炎一致;三是对所有患者使用皮质类固醇和支气管扩张剂治疗均未见症状改善(其中一例病例并发哮喘)。考虑到所有的患者都进食了达到致病剂量的守宫木,而除进食守宫木外没有任何其他可知的引发阻塞性细支气管炎的病因作用,故病例可诊断为守宫木相关的阻塞性细支气管炎,该起事件则被确认为守宫木相关的阻塞性细支气管炎暴发。

(五)科学劝谏

台湾成大医院内科部主任薛尊仁感叹,由于受害者普遍以吃药的心理来食用守宫木,显示民众习惯自我诊断、迷信偏方的心态,其实无论是减肥或治疗疾病,都没有快捷方式可循,这种舍正规医疗而偏信偏方的行为,无异于拿自己的生命做实验,可能付出巨大的健康代价。可以说,守宫木带给我国台湾和日本民众的,是一个美丽的错误。

薛尊仁医师强调,所谓疗效,必须经得起一再的验证。市面上的健康食品或是以讹传讹的民俗疗法,所谓谁吃了效果不错云云,需要科学的验证和支持。

高雄医学院急诊部林增记医师表示,想减肥的民众应从台湾患者身上获得教训,随意听信偏方或藉助药物减肥,可能达不到效果,甚至产生严重后遗症,务必请医师、营养师等专家规划减肥计划,才能享受既瘦身又健康的成果。

北医营养系教授黄士懿呼吁想要进行减肥的朋友,对于夸大功能或来路不明的食品、药物,最好先征询专业医生的意见及看法,而不应盲目追求速瘦秘方,导致瘦不下来反而失掉健康的结果,得不偿失。

(六)事件启示

1. 患者是否能提供近期生活习惯的改变情况(如为何种目的服食何种食物);

2. 罕见疾病的诊治:相同症状,无心肺病史;体格检查、实验室检查等指标结果一致指向明确疾病;考虑已报道的任何可能病因;联系患者的共同经历;

3. 医疗机构医生主动致电台湾毒物药物咨询中心报告和咨询事件对早期发现暴发的影响;

4. 卫生行政部门的行政措施;

5. 消费者自我分析疾病病因意识和能力;

6. 大众媒体的宣传与披露。

第十三节 三聚氰胺触倒多米诺骨牌

(一)事件回放

数月龄的婴儿身上长结石! 6 月龄,肾结石;8 月龄,输尿管结石;10 月龄,肾结石!

2008 年 6 月 28 日,位于甘肃省兰州市的中国人民解放军第一医院收治了一例患"肾结石"的婴儿,其后陆续有相同病症的婴幼儿前来就医。至 9 月 8 日,解放军第一医院再接收 1

名来自甘肃岷县仅 8 月龄婴儿,被诊断为"双肾多发性结石"和"输尿管结石",至此,该院已在 2 个多月内收治 14 名患相同疾病不满周岁的婴儿。解放军第一医院医生发现,病儿入院时病症基本上都到了中晚期,有的甚至有生命危险。他们都是不满周岁的婴儿,大多来自甘肃农村,且症状均表现为双肾多发性结石,刚入院时都已是急性肾衰竭。兰州大学第二附属医院近期也收治了类似病例。

除甘肃省外,全国多个省份包括陕西、宁夏、湖南、湖北、山东、安徽、江西、江苏等地都报告有类似婴幼儿疾患发生。2008 年上半年,全国至少有 8 个地方的医院分别收治了 3～20 例的结石婴儿,病情基本相同:双肾结石并积水、双输尿管结石,有的已肾功能衰竭,均只能靠导入输尿管来维持排泄功能。西安市儿童医院自 6 月以后先后收治了 10 名肾结石患儿;南京市儿童医院收治 20 位婴幼儿结石患者;上海市全市医疗机构 9 月 12 日报告共收治肾结石患儿 22 例;湖南省儿童医院则在半年时间接诊 30 多例双侧输尿管结石的患儿,大部分孩子不满 1 岁;9 月 1 日,湖北省同济医院小儿科也接收 3 名分别来自河南、江西和湖北的患肾病婴儿,到 9 月 12 日该医院共收治了 7 名患泌尿系结石的婴幼儿。

(二)紧急救治,病因初探

这批突如其来的患儿成了医生们"挑战性"的工作,他们首先考虑的是如何治疗。许多久经临床的泌尿外科医生很困惑,上海新华医院的专家则表示,肾结石常见于成年人,在婴儿阶段则非常罕见,几年都不见一例。而且,这些婴儿来诊时疾病状况都很凶险,基本上都下了病危通知。

更出乎医生们意料之外的是这批患儿的结石表现与以往所见婴幼儿结石大相径庭,结石遍布肾和输尿管,有医生觉得像泥沙一样;也有医生认为像絮状物,一捏就碎;医生们试图从尿液中沉淀出结石样本,却已完全溶解在尿液里。有专家表示,导致结石最多见的原因是尿路畸形、排尿异常,但病儿都不存在尿路畸形,原因很是奇怪。

武汉市儿童医院泌尿外科医生表示以前医院收治的患泌尿系结石儿童都是十多岁,通常一开始采用打针、扩大输尿管的办法,如果不行就通过手术解决。但这些办法对目前的结石宝宝效果均不明显,因为在这些婴幼儿身上所见是泥沙状结石较多,在输尿管已经形成了梗阻。武汉市儿童医院专家慢慢摸索出治疗办法,借鉴成人泌尿外科治疗经验,用导入输尿管的方式进行疏通、冲洗,如同冲刷泥沙一样,发现效果还不错,后来对其他的患儿都予同样方法处理。据了解,大部分收治泌尿系结石婴幼儿的医院都采用这种办法治疗,患儿也能在短时间内出院。但是否完全康复还不得而知,医院要求患儿 3～4 个月后复诊。

肾结石患儿数量直线上升,一系列相似事件陆续浮出水面:两个月间,陕西、甘肃、宁夏、江苏等各地出现多名患双肾多发性结石和输尿管结石的婴儿;从 2008 年 3 月起,南京大学医学院博士生导师、南京市鼓楼医院泌尿科外科孙西钊教授陆续接到了南京市儿童医院送来的 10 例泌尿结石样本;有多名患儿家长反映自己孩子长期食用"三鹿"奶粉。

解放军第一医院最初阶段收治的 14 例患儿,家长均反映孩子出生后一直食用三鹿奶粉;9 月 1 日湖北省同济医院小儿科接收的 3 名患肾病婴儿分别来自河南、江西和湖北,家长们也反映婴儿食用的是三鹿牌奶粉;带孩子在南京市儿童医院就诊的家长发现,同一病区里 5 名患儿都曾食用同一品牌奶粉,且均出现肾结石等相关病症;西安交通大学医学院第一附属医院指出自 7 月以来,陕西、甘肃、宁夏也有 6 名婴儿集中患有"双肾多发性结石"和"输尿管结石",通过询问喂养史得知,因母亲奶水不足等原因,除有 1 个患儿母乳喂养到 5 月龄后予人工喂养外,其余5个患儿都是人工喂养,而且使用的都是同一品牌的奶粉;武汉同济医院、武汉市儿童医院等武汉市各大医院收治的泌尿系结石患儿家长都反映孩子曾吃过三鹿奶粉。在媒体对武汉同济医院病例进行报道后,北京儿童医院某患儿家长意识到可能是同种疾病,且可能由同种因素导致,遂致电在武汉同济医院就诊的患儿家长,询问患儿的喂养史、疾病情况及治疗效果等。

联想起多年前安徽阜阳劣质奶粉致大头娃娃的事件,家长开始猜测奶粉致肾脏结石的可能性。

治疗之余医生们对病因也很困惑,但婴幼儿集中出现泌尿系结石,只是统计学意义上人数累计,尚无科学证据,他们在公开场合均保持缄默。许多医生私下探讨病因,并开始积极寻找对策。

武汉一位医生将结石送检,试图查询患儿结石是否属于有定论的类型,但结果不是。他还咨询了在美国、德国的专家,希望能获得国外的信息帮助,得到的反馈是国外也无类似病例。一名营养学专家提示"是否应对奶粉做一些比较细致的检测,不仅仅是按照国家标准进行检测,还要有毒理等方面检验等"。

据一些医生介绍,同属泌尿外科国内翘楚的北京市儿童医院、上海市新华医院拟对此类患儿进行相关课题研究。上海新华医院专家表示事件引起院内重视,但专家认为就目前情况来看,说婴幼儿患泌尿系结石跟奶粉有关系仍较为牵强,也可能是错误的。

在进行病因分析时,在南京地区收治儿童患者较多的南京大学医学院第二附属医院专家指出,医院没有收治因为单一食物引起的肾结石小患者。该专家认为,这些年来,肾结石患儿的确比往年增多,但导致孩子患上肾结石的,有综合因素,比如有先天性的,有排钙渠道不畅造成的等。

南京鼓楼医院泌尿外科专家认为,引起婴幼儿患肾结石的原因很多,有的孩子是先天体质有缺陷,比如先天是高钙尿,也可能与饮水有关系,患儿多来自农村,长期饮用当地的井水,跟水质偏硬也可能有一定的关系。

武汉市儿童医院泌尿外科医生在接触到第二个婴幼儿泌尿系结石病例时便开始怀疑婴幼儿患结石是否与补钙有关系。医生留心询问了患儿家长孩子的喂养史,在得知大部分患儿都曾吃三鹿奶粉之后,便向家属建议更换其他牌子的奶粉。

江西省儿童医院医生在接诊及询问病史中均发现,大部分双肾结石的患儿都采用人工喂养(或混合喂养),也大部分都一直食用三鹿奶粉。但医院方面表示因尚无证据表明食用三鹿奶粉与婴幼儿患结石之间的关系,只能尽力去救治。

江苏一名医生曾被三鹿公司当地经销商"特别关照",经销商方面希望医生不要再跟家属提及三鹿奶粉。该医生则认为必要时仍需提及,尽管不会向患者说明就是某种原因,但他需要提醒患者避免一切可能的原因。

上海市新华医院医生指出,该院收治的患儿主要来自苏北、安徽等贫穷地区,大部分都食用三鹿奶粉,但医院尚不能说明该品牌奶粉与疾病之间有关联,因为他们也收治过用进口奶粉喂养和母乳喂养的患儿(各1例)。

大部分接收泌尿系结石婴幼儿的医院医师无一例外地都建议患儿家长予孩子调整饮食结构。

（三）事件报告

2008年7月16日，兰州大学第二附属医院致电甘肃省卫生厅，报告今年该院收治的患肾结石的婴儿病例明显增多，近几个月已达十几例。接报后，甘肃省卫生厅立即抽调有关单位骨干组成流行病学调查组，于当日下午对有关情况进行了初步调查。据医院介绍，2008年上半年，该院共收治患肾结石患儿16例（不包括门诊治疗病儿），大部分为农村患儿，月龄大多为5～11个月，患儿病情重，部分已发展成肾功能不全。据医生反映，以前患肾结石多为成人，儿童尤其是婴儿患此病较少。

在了解到初步调查情况后，甘肃省卫生厅立即向省委、省政府和卫生部做了汇报，随后，解放军第一医院也通过有关途径将相关情况向国务院和卫生部进行报告。省委、省政府和卫生部要求甘肃省开展深入的流行病学调查，尽快查明原因。

（四）搜索筛查

在卫生部的指导下，甘肃向全省医疗卫生机构发出全力救治患儿的电报。省卫生厅组织开展了流行病学调查，对婴儿泌尿结石病因进行分析，对病例较集中的武威市共计八个乡镇164名6～18个月的婴儿用B超进行筛查和个案调查。

针对此情况，甘肃卫生厅安排全省市级以上医疗机构对06到08年的病例进行检索筛查，要求每半天上报一次病例，截至9月13日22时，共上报病例102例，住院34例，死亡2例。患儿主要分布在10个市和24个县区，武威和定西居多，大部分是为农村患儿，男女比例是3:1，年龄都在3岁以下，大部分为1岁以下，以5～11月者相对较多。在34名住院患儿当中，有31名均为解放军第一医院收治。据该院医师介绍，重症患者均出现急性肾功能衰竭。9月15日，两例患结石病症的婴幼儿不治身亡，均为9月龄婴儿，均因急性肾功能衰竭致死。

根据部分患儿家长反映的情况，甘肃省卫生厅同时安排卫生监督员对患儿使用的三鹿牌奶粉和酒泉市好牛乳业食品有限公司生产的三鹿配方奶粉进行突击抽查，并送往国家CDC进行检验。为防止假冒产品影响，同时对其来源进行追溯。

（五）"真凶"披露

当婴幼儿患泌尿系结石的矛头都指向三鹿牌婴幼儿配方奶粉时，三鹿集团仍忙不迭地为自己开脱。而据称早在2008年7月份，就已有多名患泌尿系结石婴儿的家长投诉三鹿奶粉。三鹿集团有关负责人称，患儿都在食用价格在18元左右同一品牌的奶粉；2008年，由于原材料价格上涨等因素，三鹿公司的奶粉最低零售价都在25～30元，三鹿18元价位系列奶粉已经于7月底停止生产。在甘肃省报告食用三鹿牌婴幼儿配方奶粉患肾结石的婴幼儿病例明显增多时，三鹿集团有关人员则声称已将本公司生产企业生产的婴幼儿奶粉等产品送样进行检测，结果表明没有违禁物超标，产品都是合格而安全的。

9月11日晚，卫生部指出，甘肃等地报告多例婴幼儿泌尿系统结石病例，调查发现患儿多有食用三鹿奶粉的历史。经相关部门调查，高度怀疑石家庄三鹿集团股份有限公司生产的婴幼儿配方奶粉受到三聚氰胺污染。卫生部专家指出，三聚氰胺是化工原料，可导致人体泌尿系统产生结石。同日晚，三鹿集团股份有限公司发布产品召回声明，称经公司自检，发现2008年8月6日前出厂的部分批次三鹿婴幼儿配方奶粉受到三聚氰胺污染，市场上大约有700吨。三鹿集团公司表示：为对消费者负责，立即全部召回2008年8月6日以前生产的三鹿婴幼儿奶粉。

至此,婴幼儿因食用奶粉导致泌尿系统结石的根源基本有了定论。经查,除三鹿奶粉外,全国有 22 家婴幼儿奶粉生产企业 69 批次产品检出含量不等的三聚氰胺。据不完全统计,受三聚氰胺污染的奶粉在全国范围内造成 6 名婴儿死亡、30 万名婴幼儿患病的严重后果。

（六）启动国家重大食品安全事故响应

1. **最高层总体部署**　婴幼儿食用奶粉导致泌尿系统结石事件引起国务院相关部门高度重视。9 月 10 日以来,中央领导同志连续做出指示批示,中央政治局常委会和国务院多次召开会议,对事件处置工作进行研究部署。

2. **各方行动**　在 9 月 8 日接到石家庄市政府怀疑三鹿奶粉受三聚氰胺污染且造成婴幼儿泌尿系结石的报告后,河北省委省政府高度重视,省政府连续四次召开会议部署采取一系列紧急措施,并迅速启动重大食品安全事故二级响应预案。根据中央指示,省委、省政府加快事件调查处置,严肃处理不法分子和有关责任人,全力救助患病婴幼儿,把对消费者的损害降到最小程度。

9 月 12 日,卫生部发出通知,要求各地立即统计边区内医疗机构接诊的患病婴幼儿有关情况,并于 9 月 12 日 17 时前上报。14 日,原卫生部部长陈竺带领卫生部有关司局领导及专家飞抵兰州,对甘肃省有关三鹿奶粉事件的应急处置工作展开专题调研。

13 日,国家质检总局全面启动应急管理机制,紧急通知各级质检部门进入应急状态,全力以赴做好处置工作。

13 日,卫生部召开"三鹿牌婴幼儿配方奶粉"重大安全事故情况发布会,指出,该起事故是重大食品安全事故。三鹿牌部分批次婴幼儿配方奶粉中含有三聚氰胺,是不法分子为增加原料奶或奶粉的蛋白含量而人为加入。事件涉及省份众多,且涵盖养殖、生产加工、包装、仓储、运输、流通和消费等多个环节。

同日,党中央、国务院对严肃处理三鹿牌婴幼儿奶粉事件做出部署,立即启动国家重大食品安全事故（I级）响应机制,成立应急处置领导小组,由卫生部牵头,国家质检总局、工商总局、农业部、公安部、食品药品监督管理局等部门和河北省人民政府共同做好三鹿牌婴幼儿配方奶粉重大安全事故处置。

14 日,国家质检总局应急管理领导小组派工作组赴石家庄三鹿奶粉生产企业调查事故原因;赴河北、广东、黑龙江和内蒙古四省区督促检查事故应急处置;并在全国范围内对同类产品进行专项检查。工商总局加强了对市场上婴幼儿配方奶粉的监督检查。卫生部组织联合调查组开展该事件的调查处理,并在全国范围内对可能由三聚氰胺污染奶粉造成婴幼儿患病的情况进行全面调查,紧急组织专家研究制定诊疗方案。

15 日下午,河北省政府举行新闻发布会,石家庄三鹿集团副总裁在会上宣读《石家庄三鹿集团股份有限公司致社会各界的公开信》,就奶粉事故向社会各界人士及广大消费者表示最诚挚的道歉,声明全部收回三鹿集团 8 月 6 日以前生产的产品,并指出消费者如对 8 月 6 日以后的产品有异议、不放心,也将收回。同时,三鹿集团将不惜代价积极做好患病婴幼儿的救治工作。

3. **免费医疗救治**　9 月 11 日至 15 日,卫生部组织制订并下发四个与医疗救治相关文件,对因服用奶粉而患结石病患儿实行免费治疗,并要求各医疗机构对接诊情况实行日报告和零报告制度。全国展开婴幼儿结石患者大筛查。12 日,卫生部会同中华医学会组织专家制定《与食用受污染三鹿牌婴幼儿配方奶粉相关的婴幼儿泌尿系统结石诊疗方案》,供临床诊疗参考使用。

16日,卫生部派出由儿科、小儿肾内科、超声科、放射科等专科专家组成首批指导组分赴河北、山西、江西、江苏、山东、河南、甘肃,帮助和指导各地做好患儿的筛查诊断和医疗救治。17日,卫生部再派出工作组,奔赴全国各地进行指导检查,并连线全国通过视频会议对各地医务人员进行统一培训,以进一步提高医疗机构和医务人员对食用含三聚氰胺奶粉婴幼儿筛查、诊断和治疗能力。同日,卫生部发出通知要求进一步做好食用含三聚氰胺奶粉婴幼儿的医疗救治,做到筛查、诊断、治疗和宣传全覆盖,确保尽早发现、救治患儿,减少并发症发生和重症患儿出现,力争不发生新的死亡病例。

4. 加强宣传 为做好消费者对问题奶粉事件的健康咨询和解答对患儿就医治疗的疑问,卫生部将北京市和上海市的公共卫生公益服务电话12320作为全国公众服务热线,并要求已开通"12320"电话的其他省区市也要做好相关答疑解惑工作。

5. 专项清查 9月15日,农业部先后派出6个督导组,分赴北京、河北、内蒙古、黑龙江、河南和新疆6个牛奶生产重点省(市)开展奶业生产调研督导工作。

16日,国家质检总局公布全国婴幼儿配方奶粉三聚氰胺专项检查阶段性检查结果,对全国109家婴幼儿奶粉生产企业491批次婴幼儿奶粉检验结果显示22家企业69批次检出含量不同的三聚氰胺,其中包括不少家喻户晓覆盖面极广的产品,部分产品出口其他国家。

为保证乳制品安全,国家质检总局对检出三聚氰胺的产品立即予下架、封存、召回、销毁,并对有关企业立即进行全面调查,查清原因,追究责任,依法严肃处理;同时质检部门派员驻厂监管所有乳制品生产企业,对原料奶和各环节进行严格监督检查,对出厂成品分批严格检验,确保生产的乳制品质量安全。

17日,国家工商行政管理总局要求各地认真开展含三聚氰胺婴幼儿配方奶粉市场清查,一旦发现市场上销售含三聚氰胺的婴幼儿配方奶粉,应立即责令经营者停止销售,下架退市。

18日,国家质检总局发布公告,决定停止所有食品类生产企业获得的国家免检产品资格,相关企业要立即停止其国家免检资格的相关宣传活动,其生产的产品和印制在包装上的已使用的国家免检标志不再有效。

21日,时任国务院总理温家宝在北京看望"奶粉事件"患病儿童并考察奶制品市场,表示"我们要对人民负责"。26日,质检总局再次抽检47个品牌液态奶的296批次产品中,均未检出三聚氰胺。

(七)三聚氰胺简介

三聚氰胺(Melamine)是一种三嗪类含氮杂环有机化合物,重要的有机化工原料,为纯白色单斜棱晶体,无味,微溶于冷水,溶于热水。三聚氰胺最主要的用途是作为生产三聚氰胺甲醛树脂(MF)的原料,还可以作阻燃剂、减水剂、甲醛清洁剂等。

目前三聚氰胺被认为毒性轻微,大鼠口服的半数致死量大于3g/kg。据1945年的实验报道:将大剂量的三聚氰胺喂饲给大鼠、兔和狗后未观察到明显中毒现象,动物长期摄入三聚氰胺会造成生殖、泌尿系统损害,膀胱、肾部结石,并可进一步诱发膀胱癌。

(八)为何要往婴幼儿奶粉中添加三聚氰胺

食品工业中常需检查蛋白质含量,婴幼儿奶粉作为婴幼儿主食更是以其蛋白质含量来判断其营养价值。直接测量蛋白质含量技术较复杂，成本也较高，因而大范围使用"凯氏定氮法（Kjeldahlmethod）"，通过食品中氮原子含量间接推算蛋白质含量，即食品中氮原子含量越高，则认为蛋白质含量越高。

蛋白质主要由氨基酸组成，其含氮量一般不超过 30％，三聚氰胺含氮量达 66％，往奶中添加三聚氰胺，通过凯氏定氮法检测出高氮量，即可提示奶中虚假的高蛋白含量。三聚氰胺含氮量高而成本低，估算表明，使蛋白质增加一个百分点，用三聚氰胺成本仅为真实蛋白质原料 1/5，且三聚氰胺没有特别气味，在奶中少量掺入即可提高蛋白质含量指标，为不法分子趋之若鹜。

（九）事件启示

1. 常见疾病发生在罕见发病的人群（泌尿系结石常见于成人，即使有儿童患者也是发生在十岁以上人群）；

2. 单一饮食人群，结合泌尿系结石任何可能的病因，从喂养史及营养补充角度分析致病因素（矿物质补充过多，婴幼儿肾脏负担；农村地区饮用水"硬度"高；母乳与人工喂养患病情况；奶粉钙含量过多；其他原因）。询问居住地区，询问喂养史；

3. 同一医院多例类似病例的关系，患儿家属交流喂养史（同一医院同一病区），家属自我病因分析意识；

4. 医院考虑一切可能的原因并予患者建议（尚未能确定患病与奶粉之间关联时建议家长更换奶粉喂养患儿）；自主病因探索，将疾病与患儿食用的奶粉建立联系；

5. 媒体宣传建立地域联系（北京市儿童医院患儿家长通过媒体报道与武汉同济医院患儿家长联系，交流患儿病情、喂养史及治疗情况）；

6. 收治聚集性泌尿系结石患儿病例的医院及时上报卫生行政部门（兰州大学第二附属医院报告省卫生厅）；

7. 卫生行政部门、疾控及医疗机构之间合作与沟通；

8. 消费者维权意识（7 月份已有多名结石婴儿家长向国家质检总局投诉三鹿奶粉）。

第十四节　夺命的"甲醇"假酒

（一）事件回放

2004 年 5 月 11 日，广州市白云区钟落潭梅田村东盛西街的一名农民在喝了其妻从钟落潭钟生农贸市场购买的散装白酒后自觉不适，入院治疗后不治身亡。死者家属将其饮剩的白酒送往广州分析测试中心进行鉴定，发现该酒甲醇含量高达 29.3％。同日，一名湖南籍外来务工人员也因饮用劣质散装白酒身亡。12 日，广州白云区太和镇又有两人因饮用白酒致甲醇中毒死亡。13 日，白云区竹料镇与钟落潭有分别报告 2 人和 1 人因饮用白酒死于家中。至 14 日，因饮用白酒致甲醇中毒死亡人数已升至 8 人，另有 18 名中毒者入院治疗，部分重度中毒者病情严重。15 日，收治甲醇中毒者的广州市第十二人民医院透露因中毒入院治疗者数量仍有增加。16 日，该医院接收的甲醇中毒病例增至 39 人，其中 1 人生命垂危。截至 5 月 17 日，因饮用白酒中毒人数逾 50 人，死亡 11 人。5 月 26 日，治疗白酒中毒患者的医院发现住院患者中 18 人出现不同程度视力损伤，病情严重的 8 人有失明的可能。

(二) 事件调查

为进一步了解中毒事件的前因后果,接诊饮用白酒中毒患者的医院通过卫生部门食物中毒报告系统,将该事件作为疑似食物中毒事件上报卫生行政部门。卫生行政部门接报后,按照相关规定,在继续上报同级人民政府、上级卫生行政部门以及国家卫生部的同时,及时采取应对措施:一是组织医疗卫生机构对中毒患者进行救治;二是组织调查小组开展现场卫生学和流行病学调查,对可疑食物等进行抽样检验分析;三是控制可疑食物(散装白酒),并开始追踪可疑食物来源及去向。检验结果表明,患者饮用的散装白酒样本甲醇含量严重超标,相关信息和初步的检查与治疗情况提示该事件为一起由假酒(甲醇)引起的中毒事件。

通过对病例一般情况、饮酒时间、饮酒量、发病时间、主要症状、入院时间、购酒地点等进行询问调查。5月11~23日广州市共报告有毒散装白酒急性甲醇中毒者75人,经个案调查核实确诊病例55人。饮用白酒者出现中毒症状最短为4小时,最长7天(168小时);中毒患者最小22岁,最大83岁;男性中毒者71人,女性3人;中毒事件发生在广州市3个区,以白云区中毒人数最多,天河区和花都区各1人;患者均为低收入人群,其中外来民工占75%,主要来自湖南省。中毒者所饮白酒多数购自白云区多个散装白酒销售点,分布在太和镇、钟落潭镇、人和镇和竹料镇,其次为天河区。

调查中采集到剩余白酒样品38个,经实验室检查,发现甲醇含量≥0.04g/100ml的样本有34个,最高为36g/100ml,最低为0.53g/100ml,平均甲醇含量为10.95g/100ml,按照GB2757-1981《蒸馏酒及配置酒卫生标准》甲醇含量≤0.04g/100ml,该批白酒甲醇含量严重超标。此外,抽取患者血中甲醇样本58个,检测甲醇含量≥0.0156mmol/L的有45个,含量最高达32.2mmol/L,平均3.3mmol/L。

此次事件经调查系工业酒精(实为甲醇和工业酒精混合液)被包装作为食用酒精用于勾兑白酒出售,最终造成饮酒者甲醇中毒,多人死伤。患者的病情与饮酒量相关,饮用量多则症状较重。死亡病例平均饮酒量为1038ml,确诊病例平均饮酒量为897.7ml。

尽管及时启动了突发公共卫生事件应急机制,多部门也密切配合迅速追回了涉案白酒,但饮用白酒致甲醇中毒事件仍造成了十分严重的后果,最终导致14人死亡、10人重伤、15人轻伤、16人轻微伤。饮用白酒中毒者主要表现为视力下降,其中6人双目失明,以头痛、头晕、恶心、呕吐、乏力、腹痛、意识障碍、还有瞳孔扩大或不等大、烦躁、胸闷、呼吸加快等症状为主。

(三) 甲醇中毒机制、临床症状及治疗

甲醇俗称木醇、木精,是一种透明无色、有毒的挥发性液体,广泛用做工业溶剂和化工原材料。可经呼吸道、皮肤、消化道进入入体而引起中毒。甲醇的毒性与其原形及其代谢产物的蓄积量有关。甲醇本身具有麻醉作用,可使中枢神经系统受到抑制。甲醇引起的代谢性酸中毒和眼部损害主要与甲酸含量有关。

甲醇中毒的潜伏期介于12~24小时(少数长达48~72小时),口服纯甲醇中毒最短仅40分钟,同时饮酒或摄入乙醇潜伏期可延长。

轻度中毒:头痛、头晕、乏力,且伴有以下任何一项者:①轻度意识障碍;②视乳头充血、视物、眼前闪光感、眼球疼痛;③轻度代谢酸中毒。

重度中毒:有以下任何一项者:①重度意识障碍;②严重意识障碍,甚至失明,光反射消失,可见眼底视神经萎缩;③严重代谢酸中毒。

严重甲醇中毒的实验室检查一般包括:血液(采血量≥10ml)甲醇和甲酸测定、尿液(采样量≥50ml);血气分析;血清电解质和淀粉酶测定;肝、肾功能及心电图、头部CT检查等。

甲醇中毒的早期迅速纠正酸中毒是挽救生命和视力的关键。抢救危重中毒患者时,要遵循以下治疗原则:①及早清除体内的甲醇;②纠正酸中毒;③保护视神经与视网膜;④综合对症治疗及加强监护。

(四) 为什么白酒中含有高浓度的甲醇

酒精一般分为工业酒精与食用酒精,工业酒精只能用于工业,不得食用,这是基本的科学常识。工业酒精主要成分是乙醇,含量约为95%。制造工业酒精的方法有化学合成法和发酵法。化学合成法是利用炼焦炭、裂解石油的废气为原料,经化学合成反应而制成酒精。此法合成的酒精含较多杂质,如甲醇、高级醇、醛、酸和水等,其甲醇含量较高,价格便宜。发酵法是利用淀粉质原料或糖质原料,在微生物的作用下生成酒精,其含甲醇量低于0.01%,价格较贵。食用酒精的制造要求原料必须是谷物、薯类、废糖蜜,生产工艺是液态发酵法。生产工艺较工业酒精严格,甲醇含量控制要求较高,其乙醇浓度较工业酒精低,价格较工业酒精高。这使得一些不法商人因此看到"商机",大量使用廉价的工业酒精勾兑各类酒产品,导致假酒中毒事件屡禁不止。

(五) 科学劝诫

甲醇的外观、气味、滋味、密度与酒精非常近似,有丰富经验的检验人员也很难凭感官将它们区分,稍不注意,还会发生错判。对于普通消费者、使用者,很容易误将甲醇当作酒精使用,就有引发甲醇中毒的危险。甲醇液体及气体都有毒,应避免接触皮肤和吸入蒸汽,如果溅到皮肤和眼睛里,应迅速用大量清水冲洗。甲醇对神经系统有刺激性,当吸入人体内时,可引起失明和中毒。

甲醇中毒危害性大,不容忽视,但也是可以预防的。为防止甲醇中毒的发生,要采取综合性的预防措施,应从以下几方面做好预防工作。对甲醇的生产、保管、运输、销售和使用的各个环节,要严加管理,制定严格的规章制度,并经常监督检查。认真整顿酒类的生产和销售部门,加强酒类的监督检测。有关部门要对散装白酒的生产、销售严加监管,严防把甲醇及非饮用酒精当作饮料或掺入饮用酒类出售。加强宣传教育,大力普及卫生知识,使广大人民群众对甲醇的毒性都有明确的认识,自觉遵守和落实各种防止中毒措施,提高自我保护意识。

(六) 事件启示

1. 饮用散装白酒中毒事件反映出散装白酒监管的漏洞,大量的无证小酒厂、小酒坊存在;

2. 当发现以消化道、中枢神经系统和眼部损害为主的患者,临床医生应注意询问饮酒史,若有饮酒史则高度怀疑为甲醇中毒,应尽早测定血液中甲醇含量,并同时进行抢救;

3. 临床医生应参照中华人民共和国国家职业卫生标准(GBZ53-2002)和相关资料,对患者病情不同进行分级,积极救治患者;行政部门、医疗机构和疾控中心的合作缺一不可;

4. 为最大限度减少有毒散装白酒继续危害市民健康,应对市民(特别是代耕农、出租屋住户、外来民工等)进行"不要买散装白酒,买了不要喝,喝了感觉不适要尽快就医"的宣传。

参考文献

[1] 李洁,黄芳,高志勇,等.北京市 2006 年市售福寿螺中广州管圆线虫感染状况调查[J].中国预防医学杂志,2008,9(4):3.

[2] 何战英,贾蕾,黄芳等.北京市一起广州管圆线虫病暴发疫情调查[J].中国公共卫生,2007,23(10):1241-1242.

[3] 高星.北京首次发生群体广州管圆线虫病面临的法律挑战及依法履职对策[J].中国急救复苏与灾害医学杂志,2007,2(9):3.

[4] 高星.北京应对首次发生群体广州管圆线虫病的科学决策和果断处置[J].中国急救复苏与灾害医学杂志,2007,2(6):3.

[5] 小丁.福寿螺事件透视食品安全危机[J].中国保健营养,2006,(11):34-35.

[6] 福寿螺事件引起餐桌恐慌[J].药物与人,2007(01):23.

[7] 福寿螺隐藏健康隐患[J].糖尿病新世界,2006(11):2

[8] 王兰.美食不应忘用料原则——有感福寿螺事件[J].四川烹饪高等专科学校学报,2006(6):6-7.

[9] 刘士敬,黄显斌.明天还能吃什么?[J].药物与人,2008,19(11):15-17.

[10] 卫生部关于对浙江省卫生厅查处劣质食用油案件及北京市卫生局调查处理福寿螺引发食源性疾病案件予以表扬的通报[J].中国食品卫生杂志,2007,19(1):1

[11] 刘文芳.我是"福寿螺事件"的受害者[J].法律与生活,2008(6):45.

[12] 王莉,侯启春,王岩等.一起群发食源性广州管圆线虫病流行病学调查与分析[J].中国预防医学杂志,2007,8(4).

[13] Lai R S,Chiang A A,Wu M T,et al. Outbreak of bronchiolitis obliterans associated with consumption of Sauropus androgynus in Taiwan[J]. The Lancet,1996,348(9020):83-85.

[14] Luh S P,Lee Y C,Chang Y L,et al. Lung transplantation for patients with end-stage Sauropus androgynus-induced bronchiolitis obliterans(SABO) syndrome[J]. Clinical transplantation,1999,13(6):496-503.

[15] Yu S F,Chen T M,Chen Y h. Apoptosis and Necrosis are Involved in the toxicity ofSauropus androgynusin an in vitro study[J]. Journal of the Formosan Medical Association,2007,106(7):537-547.

[16] Rahmat A,Kumar V,Fong L M,et al. determination of total antioxidant activity in three types of local vegetables shoots and the cytotoxic effect of their ethanolic extracts against different cancer cell lines[J]. Asia Pacific Journal of Clinical Nutrition,2003,12(3).

[17] Kanchanapoom T T K A,Chumsri P,Kasai R,et al. Lignan and megastigmane glycosides from Sauropus androgynus.[J]. Phytochemistry(Amsterdam),2003,63(8):985-988.

[18] Padmavathi P,RAO M P. Nutritive value of Sauropus androgynus leaves[J]. Plant Foods hum Nutr,1990,40(2):107-113.

[19] Wang J S,Tseng h h,Lai R S,et al. Sauropus androgynus-constrictive obliterative bronchitis/bronchiolitis:histopathological study of pneumonectomy and biopsy specimens with emphasis on the inflammatory process and disease progression[J]. histopathology(Oxford),2000,37(5):402-410.

[20] Chang Y,Yao Y,Wang N,et al. Segmental necrosis of small bronchi after prolonged intakes of Sauropus androgynus in Taiwan[J]. American Journal of Respiratory and Critical Care Medicine,1998,157(2):594-598.

[21] Kao C h,ho Y J,Wu C L,et al. Using 99mTc-dTPA radioaerosol inhalation lung scintigraphies to detect the lung injury induced by consuming Sauropus androgynus vegetable and comparison with conventional pulmonary function tests[J]. Respiration,1999,66(1):46-51.

[22] 苏银苓."三鹿奶粉事件"全接触[J].河北画报,2008(10):3-7.

[23] 从三鹿奶粉事件认识三聚氰胺[J].资源与人居环境,2008(18):77-79.

[24] 关注三鹿奶粉事件[J].农家参谋,2008(10):4.

[25] 聚焦"三鹿"[J].兵团建设,2008(10):44-45.

[26] 李长江.遭遇"三聚氰胺"[J].法律与生活,2008(19):4.

[27] 迟玉聚,许美艳.三聚氰胺奶粉事件评析[J].食品与药品,2008,10.

[28] 闾丘露薇.三鹿奶粉的疑惑[J].法律与生活,2008(10):19.

[29] 张田勘.三鹿奶粉与三聚氰胺[J].知识就是力量,2008(10):12-13.

[30] 李嘉曾.问题奶粉折射的社会问题——关于三鹿奶粉事件的观察与思考[J].群言,2008(11):31-35.

[31] 冀处理三鹿事件负责人石家庄原市长等24人受处[EB/OL].[2009-03-26].http://news.xinhuanet.com/politics/2009-03-26/content_11074870.htm.

[32] 中央纪委监察部对三鹿事件重要责任人员作出处理[EB/OL].[2009-03-20].http://news.xinhuanet.com/politics/2009-03-20/content_11042194.htm.

[33] 国家质量监督检验检疫总局.质检总局紧急派出工作组赴四省区督促检查三鹿奶粉重大安全事故应急处置工作[EB/OL].[2008-09-14].http://www.aqsiq.gov.cn/zjxw/zjxw/zjftpxw/200809/t20080914_89703.htm.

[34] 国家质量监督检验检疫总局.全国婴幼儿配方奶粉三聚氰胺专项检查结果公布22家企业69批次产品检出三聚氰胺三鹿产品三聚氰胺含量很高[EB/OL].[2008-09-17].http://www.aqsiq.gov.cn/gdxw/200809/t20080917_90086.htm.

[35] 国家质量监督检验检疫总局.关于停止实行食品类生产企业国家免检的公告(国家质量监督检验检疫总局公告2008年第99号)[EB/OL].[2008-09-17].http://www.cpzljds.aqsiq.gov.cn/gjmj/tzgg/200809/t20080917_90108.htm.

[36] 新华网.农业部派出6个督导组开展奶业生产调研督导工作[EB/OL].[2008-09-15].http://news.xinhuanet.com/fortune/2008-09/15/content_10008531.htm

[37] 国家工商行政管理总局.关于进一步加强奶粉市场监管的紧急通知[EB/OL].[2008-09-12].http://www.saic.gov.cn/zwgk/zyfb/zjwj/200903/t20090318_27348.html.

[38] 卫生部.2008年9月13日国新办"三鹿牌婴幼儿配方奶粉"重大安全事故处置工作情况新闻发布会实录[EB/OL].[2008-09-13].http://www.moh.gov.cn/publicfiles/business/htmlfiles/mohbgt/s3582/200809/37786.htm.

[39] 新华网.调查组公布:不法分子添加三聚氰胺致多名儿童患结石病[EB/OL].[2008-09-14].http://news.xinhuanet.com/society/2008-09/14/content_9981607.htm.

[40] 中华人民共和国国务院新闻办公室.中国政府全力处置"三鹿奶粉事件"——综合新闻发布会即时报道[EB/OL].[2008].http://www.scio.gov.cn/zt2008/slnfsj/04/index.htm.

[41] Robert Koch Institute. Technical Report:EhEC/hUS O104:h4 Outbreak, Germany, May/June 2011[R]. Berlin:Robert Koch Institute,2011.

[42] Frank C,Werber D,Cramer J P,et al. Epidemic Profile of Shiga-Toxin-Producing Escherichia coli O104:H4 Outbreak in Germany-Preliminary Report[J/OL].[2011-06-22].http://www.nejm.org/doi/full/10.1056/NEJMoa1106483.

[43] Frank C,Faber M S,Askar M,et al. Large and ongoing outbreak of haemolytic uraemic syndrome,Germany,May2011[EB/OL].[2011-05-06].http://www.eurosurveillance.org/ViewArti-cle.aspx?Articled=19878.

[44] European Centre For Disease prevention and Control. ECDC rapid risk assessment:Outbreak of Shiga toxin-producing E. coli(STEC)in Germany, updated 14 June 2011:ECDC Rapid Risk Assessment[R].

Stockholm：ECDC，2011.

[45] European Food Safety Aurthority. Tracing seeds，in particular fenugreek(Trigonella foenum-graecum) seeds，in relation to the shiga toxin-producing E. coli(STEC)O104：h4 2011 Outbreaks in Germany and France：Technical Report of EFSA[R]. Parma：EFSA，2011.

[46] European Food Safety Authority，European Centre for disease Prevention and Control. Cluster of Haemolytic uremic syndrome(HUS)in Bordeaux，France，29 June 2011(updated from 24 June)：EFSA/ECDC Joint Rapid Risk Assessment[R]. Stockholm：European Food Safety Authority and European Centre for disease Prevention and Control，2011.

[47] Bielaszewska M，Mellmann A，Zhang W L，et al. Characterisation of the Escherichia coli strain assciated with an outbreak of haemolytic uraemic syndrome in Germany，2011：a microbiological study[J]. The Lancet Infectious diseasesk，2011，11(9)：671-676.

[48] European Centre For Disease Prevention and Control. Outbreak of Shiga toxin-producing E. coli(STEC) in Germany，27 May 2011：ECDC Rapid Risk Assessment[R]. Stockholm：European Centre For Disease Prevention and Control，2011.

[49] 黄熙，邓小玲，梁骏华等. 2011 年德国肠出血性大肠杆菌 O104：H4 感染暴发疫情溯源调查[J]. 中国食品卫生杂志，2011，23(6)：555-559.

[50] 黄熙，卢玲玲，邓小玲等. 2011 年德国肠出血性大肠杆菌 O104：H4 疫情流行病学调查及启示[J]. 中华流行病学杂志，2012，33(1)：111-114.

[51] 黄熙，邓小玲，黄琼等. 2011 年德国 O104：H4 肠出血性大肠杆菌感染暴发疫情报告[J]. 中华预防医学杂志，2011，45(12)：1133-1136.

[52] Struelens，M. J.，D. Palm，J. Takkinen. Enteroaggregative，Shiga toxin-producing Escherichia coli O104：H4 outbreak：new microbiological findings boost coordinated investigations by European public health laboratories，2011. [cited；Available from：http://www. eurosurveillance. org/ViewArticle. aspx? ArticleId＝19890].

[53] Epidemic Profile of Shiga-Toxin-Producing Escherichia coli O104：H4 Outbreak in Germany—Preliminary Report. The new england journal of medicine，2011.

[54] EU case definition for diarrhoea and haemolytic uremic syndrome(HUS)caused by the epidemic strain Shiga toxin 2-producing Escherichia Coli(STEC)O104：H4[cited；Available from：http://www. ecdc. europa. eu/en/healthtopics/escherichia_coli/epidemiological_data/Pages/EU_case_definition. aspx].

[55] Phillip I Tarr，Carrie A Gordon，Wayne L Chandler. Shiga-toxin-producing Escherichia coli and haemolytic uraemic syndrome. The lancet，2005；365：1073-1085.

[56] Bielaszewska，M.，A. Mellmann，W. Zhang，ect，Characterisation of the Escherichia coli strain associated with an outbreak of haemolytic uraemic syndrome in Germany，2011：a microbiological study. The Lancet Infectious diseases. In Press，Corrected Proof.

[57] 美国疾病预防控制中心网站 http://www. cdc. gov

[58] 唐家琪，万康林. 自然疫源性疾病[M]：科学出版社，2005：899-911.

[59] 陈炳卿，刘志诚，王茂起. 现代食品卫生学[M]：人民卫生出版社，2001：762-763.

[60] 李凡，刘晶星. 医学微生物学[M]：人民卫生出版社，2008 年(第 8 版)：182-183.

[61] Smith，A. J.，N. McCarthy，L. Saldana，et al.，A large foodborne outbreak of norovirus in diners at a restaurant in England between January and February 2009. Epidemiol Infect：p. 1-7.

[62] Mayet，A.，V. Andreo，G. Bedubourg，et al.，Food-borne outbreak of norovirus infection in a French military parachuting unit，April 2011. Euro Surveill. 16(30).

[63] Cotterelle，B.，C. drougard，J. Rolland，et al.，Outbreak of norovirus infection associated with the con-

sumption of frozen raspberries, France, March 2005. Euro Surveill, 2005. 10(4): p. E050428 1.

[64] Friedman, D. S., D. heisey-Grove, F. Argyros, et al., An outbreak of norovirus gastroenteritis associated with wedding cakes. Epidemiol Infect, 2005. 133(6): p. 1057-63.

[65] Schmid, D., H. W. Kuo, M. hell, et al., Foodborne gastroenteritis outbreak in an Austrian Healthcare facility caused by asymptomatic, norovirus-excreting kitchen staff. J hosp Infect. 77(3): p. 237-41.

[66] Barrabeig, I., A. Rovira, J. Buesa, et al., Foodborne norovirus outbreak: the role of an asymptomatic food handler. BMC Infect dis. 10: p. 269.

[67] TaKao Kawai, Tsuyoshi Sekizuka, Yuichiro Yahata, ect. Identification of Kudoa septempunctata as the causative agent of novel food poisoning outbreaks in Japan by consumption of paralichthys olivaceus in raw fish. Clinical infectious diseases advance access[J], 2012.

[68] 美国疾控中心网站: http://www.cdc.gov/salmonella/bareilly-04-12/index.html

[69] "怪病"元凶落网记——云南大片形吸虫感染疫情处置追访. 健康报, 2012. (Accessed at http://www.jkb.com.cn/document.jsp? docid=281069.)

[70] 张进顺, 王勇. 检验与临床诊断: 寄生虫病分册[M]: 人民军医出版社; 2007. 449-454.

[71] 陈炳卿, 刘志诚与王茂起, 甲醇中毒现代食品卫生学[M], 北京: 人民卫生出版社, 2001: 841-843.

[72] 江朝强等, 急性甲醇中毒的临床救治中华劳动卫生职业病杂志[J], 2005. 23(3): 206-209.

[73] 雷时奋, 假酒中毒事故与伪科学广西轻工业[J], 2004(5): 6-9.

[74] 王莹, 顾祖维与张胜年, 甲醇现代职业医学[M], 北京: 人民卫生出版社, 1996: 412-414.

[75] 何凤生. 醇类中华职业医学[M], 北京: 人民卫生出版社, 1999: 96-98.

[76] Hatchette, T. F., D. Farina, Infectious diarrhea: when to test and when to treat. Canadian Medica Association Journal, 2011. 183(3): p. 339-344.

[77] Escherichia coli O$_{157}$: H$_7$, The Lancet, 1998. 352(9135): 1207-1212.

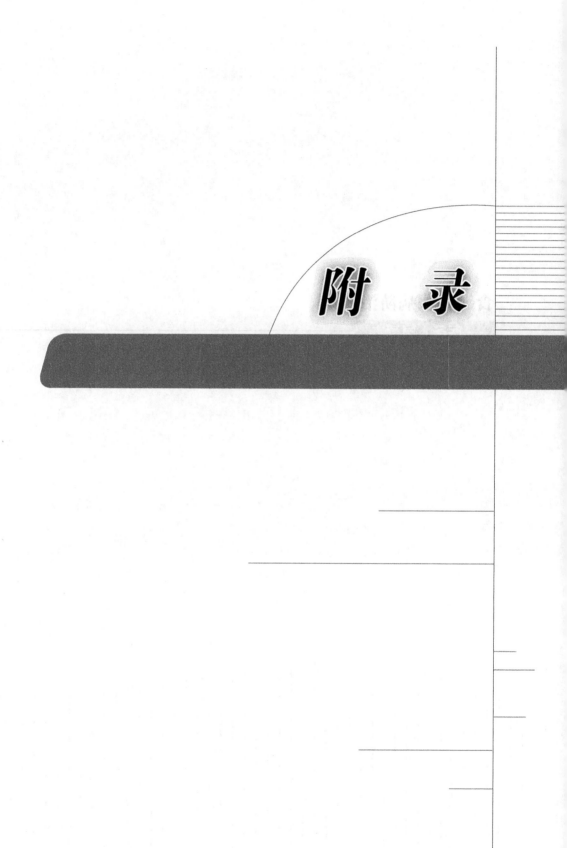

附　录

食源性疾病防治知识
——医务人员读本

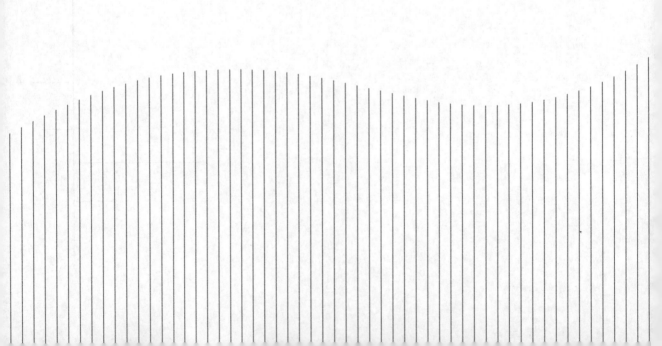

附录1　医务人员食源性疾病知识-态度-行为调查问卷

问卷编号：

您好！本次调查旨在了解您对食源性疾病监测知识、态度和行为等的相关情况,更好地开展监测工作。本次调查所涉及的内容不会用于任何形式的考核,为保证调查结果能反映真实情况,请您务必独立完成问卷。请在您认为适合的选项下划"√"或填写文字。衷心感谢您的合作！

一、基本情况

1. 医院名称：_____医院

2. 姓名：_____**(请用正楷字体填写,必填)**

3. 性别：　①男　　②女

4. 您现在工作的科室
①急诊科　　②外科　　③检验科　　④内科　　⑤儿科　　⑥预防保健科
⑦护士　　⑧其他_____(请填写)

5. 您在**目前岗位**工作的年限
①≤1年　　②～3年　　③～5年　　④～10年　　⑤＞10年

6. 您**参加工作**的年限
①≤1年　　②～5年　　③～10年　　④～20年　　⑤～30年　　⑥＞30年

7. 文化程度
①大专及以下　　②大学本科　　③硕士研究生　　④博士及以上

二、食源性疾病及监测知识

1. 什么是食源性疾病？
①仅指食物中毒　②排除食物中毒后由于食品生产、运输等过程中意外或人为污染引起的疾病　③通过摄食方式进入人体内的各种致病因子引起的通常具有感染性质或中毒性质的一类疾病　④不知道

2. 食源性疾病与食物中毒的关系：
①食源性疾病包括食物中毒　　②食物中毒包括食源性疾病
③两者是不同的两种疾病　　④不知道

3. 食源性疾病的致病因子包括(可多选)：
①细菌　　②病毒　　③寄生虫　　④化学毒物　　⑤真菌
⑥有毒动物　　⑦有毒植物　　⑧不知道

4. 食源性疾病的危害是否局限于消化系统？
①是　　②否　　③不知道

5. 在我国,最常见的食源性疾病致病因素是下列哪一类？

93

①微生物性病原体　　②寄生虫　　③动物性毒素　　④植物性毒素　　⑤不知道

6. 典型点源性食物中毒事件的特点？（可多选）

①发病呈暴发性　　②潜伏期短　　③共同进食史明确

④临床表现类似　　⑤非传染性疾病　　⑥不知道

7. 散在分布的食源性疾病暴发（不包括食物中毒）（如三聚氰胺事件）的特点是？（可多选）

①患者就诊地点分散　　②患者就诊时间分散　　③致病因子持续存在

④潜伏期长　　⑤病例间无关联　　⑥不知道

8. 您所在的医院是否属于食源性疾病监测医院之一？

①是　　　②否　　　③不知道

9. 引起感染性腹泻的沙门菌主要有哪些？（选择其中两项）

①肠炎沙门菌　　②鼠伤寒沙门菌　　③婴儿沙门菌

④斯坦利沙门菌　　⑤德尔卑沙门菌　　⑥不知道

10. 鱼类引起的组胺中毒是因为？

①鱼类保鲜时加入了防腐剂　　②鱼类贮存不当引起腐败

③进食了含有生物毒素的鱼类　　④不知道

11. 下列哪些食品是引起肉毒杆菌中毒的高危食品？（可多选）

①发酵、盐腌食品　　②加工制作的罐头

③鲜炒蔬菜　　④鲜炒肉类　　⑤不知道

12. 2011年美国历史上较严重的食源性单增李斯特菌感染暴发，是由于以下哪一种食品被污染引起的？

①热狗　　②墨西哥式软奶酪　　③豆芽　　④香瓜　　⑤不知道

13. 2010年我国部分地区发生的食源性横纹肌溶解综合征（haff病）事件是与进食以下哪一种食品有关的？

①毛蚶　　②鳕鱼　　③小龙虾　　④河虾　　⑤不知道

14. 美国2010年食源性肠炎沙门菌暴发、2011年食源性李斯特菌暴发都是通过哪种技术识别暴发并追溯出污染食品的？

①聚合酶链反应（PCR）　　②多位点可变数目串联重复序列分析（MLVA）

③脉冲场凝胶电泳技术（PFGE）　　④不知道

三、食源性疾病及监测态度

1. 您认为是否有必要进行食源性疾病监测？

①是　　　②否　　　③不知道

2. 您觉得开展食源性疾病监测工作的重要性？

①重要　　②一般　　③没必要　　④不知道

3. 您认为食源性疾病是否**仅属于**胃肠（内科）门诊接诊管理的疾病？

①是　　　②否　　　③不知道

4. 对有可疑食物进食史、临床症状较轻的病例，您觉得是否有必要向疾控中心或卫生行政部门报告？

①是　　　②否　　　③不知道

5. 您认为是否有必要定期开展食源性疾病及监测的培训？

①是　　　　②否　　　　③不知道

6. 您认为每月向医务人员提供食源性疾病最新资讯及案例的重要性？

①重要　　②一般　　　③没必要　　　④不知道

7. 您认为坚持每月学习一期食源性疾病最新资讯及案例的可行性是？

①可行　　②不可行　　③不知道

8. 您认为经过为期一年的每月食源性疾病最新资讯及案例学习,您对食源性疾病知识的了解是？

①明显提高　　②略有提高　　③没变化　　④降低　　⑤不知道

四、食源性疾病诊疗行为

1. 您目前所在的科室岗位,遇到食源性疾病患者的可能性是：

①经常遇到　　　　②较少遇到　　　③几乎不太可能遇到。

2. 您接诊患者时是否会询问饮食史？

①是(直接跳至第3题)　　②否(回答2.1)　　③看情况(回答2.1)　　④不知道

2.1　如果您不询问饮食史,请选择原因：

①没有明显的胃肠道症状　②没有明显的中毒症状　③已排除可能与食物有关的疾病

④患者不配合　⑤其他_____

3. 出现发热或头痛、头晕等疑似中毒症状,您是否会考虑食物方面因素？

①是　　②否　　③看情况　　④不知道

4. 出现神经系统症状(包括视觉障碍、眩晕、皮肤麻刺感和瘫痪等),您是否会考虑食物方面因素？

①是　　②否　　③看情况　　④不知道

5. 出现运动系统症状(如肌肉麻痹、横纹肌溶解等),您是否会考虑食物方面因素？

①是　　②否　　③看情况　　④不知道

6. 如果您发现疑似食源性疾病的患者,您是否会采集并送检生物学样品？

①是(直接跳至第7题)　　②否(回答6.1)　　③看情况(回答6.1)　　④不知道

6.1. 如果您不采集样品,请选择原因：

①诊断明确,不必要做　　②症状轻,常规对症治疗可以治愈　　③患者不愿意

④等待结果太麻烦　　⑤其他_____

7. 如果您接诊了疑似食源性疾病的患者,您是否愿意填写"食源性疾病个案信息调查表"并上报相关部门？

①是(请直接跳至第8题)　　②否(回答7.1)　　③看情况(回答7.1)　　④不知道

7.1　如果您不愿意填写调查表,请选择理由：

①门诊量大,忙不过来　　②非接诊职能　　③调查表项目太多

④其他_____

8. 您认为在**未获得**实验室检验结果前是否应当向有关部门报告疑似食源性疾病的病例？

①是　　　　②否　　　　③不知道

9. 如果您怀疑患者为食源性疾病,但医院实验室无法检测时,您是否会申请将样品送往疾控中心检测?

①是　　　　②几乎不会　　　③不知道

10. 您所在的医院是否会每月发放食源性疾病相关知识材料?

①是　　　　②否　　　　③不知道

11. 您所在的医院是否每月会在内网上提供食源性疾病相关知识电子版材料学习?

①是　　　　②否　　　　③不知道

12. 您是否参加过医院内部组织的食源性疾病及监测的相关培训?

①是　　　　②否　　　　③不知道

五、食源性疾病监测意见

1. 您最想了解哪方面的食源性疾病防治知识?

_____

_____

_____

2. 请谈谈您对有关食源性疾病诊疗及监测的意见和建议?

_____

_____

问卷到此结束! 再次衷心感谢您的合作!

附录 2 美国 CDC 适用医务人员的食源性疾病诊断和治疗指引

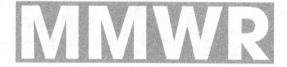

发病率与死亡率周报

建议与报告   2004.4.16/VOL.53/NO.RR-4

食源性疾病的诊断和治疗

适用医务人员的指引

内含：继续教育考试

美国人类健康服务部
美国疾病预防控制中心

　　MMWR 系列由：美国人类健康服务部疾病预防控制中心（CDC）流行病学项目办公室，亚特兰大，GA30333 出版。

┌─────────────────────────────────┐
　　　　　　　建议引文
　　疾病预防控制中心。适用于医务人员的食源性疾病诊断和治疗指引。MMWR 2004；53（No. RR-4）：［页码］。
└─────────────────────────────────┘

疾病预防控制中心
主任
Julie L. Gerberding, M. D. , M. P. h.
公共卫生科学部副主任（主持）
Dixie E. Snider, Jr. , M. D. , M. P. H.
科学副主任（主持）
Tanja Popovic, M. D. , Ph. D.

流行病学项目办公室
主任
Stephen B. Thacker, M. D. , M. Sc.

科学与健康交流办公室
主任，MMWR 系列主编
John W. Ward, M. D.
MMWR 系列执行主编
Suzanne M. hewitt, M. P. A.
首席技术编辑
C. Kay Smith-Akin, M. ED
项目编辑
Lynne McIntyre, M. A. L. S.
首席视觉信息专家
Beverly J. holland
视觉信息专家
Lynda G. Cupell
Malbea A. LaPete
信息技术专家
Kim L. Bright, M. B. A.

目　录

　　　　　　相关人员
　　Elaine F. Brainerd, R. N. , M. A 系食物安全学校项目主任，因该项目与 CDC 的合作协议而与 CDC 有财政往来关系，已签署申明无任何利益冲突的合约。

食源性疾病的诊断和治疗

适用医务人员的指引

美国医学会,美国护理基金会护理协会,美国疾病预防控制中心,
美国食品药品管理局食品安全与应用营养中心,美国农业部食品安全检验局

前言

食源性疾病是一个严重的公共卫生问题。疾病预防控制中心(CDC)估计,每年有7600万人患病,超过30万人住院,5000人死于食源性疾病*。婴幼儿,老年人和免疫功能低下者是主要的高危人群。由于人口结构、饮食喜好、食品生产和销售、微生物适应性的变化以及公共卫生资源和基础设施的缺乏,导致新的食源性疾病涌现、老的食源性疾病再流行。随着人们旅行和贸易往来的不断增加,感染食源性疾病的风险和食源性疾病在本地区乃至全球范围内传播的风险增加也就不足为奇了。

医生和其他医务人员在预防和控制食源性疾病暴发中起着关键作用。本指引旨在提供有关食源性疾病诊断,治疗和报告的简明实用信息,由美国医学会,美国护理基金会护理协会,美国疾病预防控制中心,美国食品药物管理局食品安全与应用营养中心,美国农业部食品安全检验局联合编写。

希望临床医生阅读并学习本指引所附的医学继续教育(CME)课程。

* 编者注,2011年数据为4800万人患病,超过12万人住院,3000余人死亡。

背　景

本指引的作用是指导初级卫生保健和急诊医生,因为他们最有可能发现食物相关疾病暴发的首发病例。本指引作为一个更新医务人员食源性疾病知识的教学工具,可使医生认识到他们在甄别可疑症状、疾病聚集性、致病因子以及向公共卫生部门报告食源性疾病中起着重要作用。

本指引要求医务人员要做到:

1. 认识可能引起食源性疾病的致病因子;

2. 认识到大多数食源性疾病但并不是所有都表现为胃肠道症状;

3. 用合适的容器收集粪便进行培养,并认识某些特定病原体是必须检测的,例如大肠埃希菌 $O_{157}:H_7$、弧菌;

4. 向公共卫生部门报告疑似病例;

5. 向患者宣传食源性疾病预防方法;

6. 认识到任何一位食源性疾病的患者都可能隐藏着一起范围更广的暴发。

食源性疾病是指摄入食物引起的相关疾病。胃肠道症状是食源性疾病最常见的临床表现,本指引为医务人员提供了详细的汇总表和图表,参考文献及相关资料。自我评估部分包

括患者场景和临床小场景。本指引也包括医学继续教育（CME）部分。

本指引的旧版包含了各种不同的食源性疾病，于2001年发表在MMWR 2001；50[No. RR-2]，也作为美国医学会、疾病预防控制中心，食品和药物管理局、农业部的单独出版物。这份报告更新和完善了之前的版本。此次重印感谢相关的合作机构和MMWR的读者。

本指引并非临床指南或是食源性疾病的诊断和治疗的权威资料，也不涉及到食品安全处理的方法和技术（例如，辐射，食品加工和储存）。您可以在列出的参考文献和文件以及医疗专家、医疗专业团体、国家及地方公共卫生部门、联邦政府机构得到更详细信息。

如需复印件，请联系：
Litjen(L. J.)Tan, PhDAmerican Medical Association
515 North State Street
Chicago, Illinois60610
(312)464-4147
(312)464-5841(fax)
srt@ama-assn. org(e-mail)
或者登录以下网站
美国医学会
http://www. ama-assn. org/go/foodborne
疾病预防控制中心
http://www. cdc. gov/foodsafety/cme. htm
食品药品管理局食品安全与营养中心
http://www. cfsan. fda. gov
农业部食品安全检验局
http://www. fsis. usda. gov

临 床 关 注

引起食物相关疾病的危险多种多样，包括生物性和非生物性致病因子。食源性疾病可以由微生物及其毒素，海洋生物及其毒素，真菌及其毒素和化学污染物引起。在过去的20年，一些确认和食源性疾病暴发相关的食物包括牛奶（弯曲菌属），贝类（诺如病毒），未灭菌的苹果酒（大肠埃希菌$O_{157}:H_7$），生的和未煮熟的鸡蛋（沙门菌），鱼（雪卡毒素），覆盆子（环孢子虫），草莓（甲型肝炎病毒）和即食肉制品（李斯特菌）。

虽然医生和其他医务人员在监测和预防潜在的疾病暴发中起着关键作用，但只有小部分食源性疾病的患者因胃肠道症状就医。在就医并检测粪便标本的患者中，细菌比其他病原体更有可能被确定为致病因子。在美国，引起食源性疾病的细菌主要有弯曲菌属、沙门菌和志贺氏菌，这些细菌致病具有明显的区域性和季节性。临床上虽然很少对腹泻患者标本进行病毒检测，但病毒被普遍认为引起食源性疾病最常见的病原体。

本节和下面的食源性疾病表格总结了包括细菌、病毒、寄生虫和非感染性因素引起的食源性疾病的临床症状和相关的实验室检测内容。对于更多专业性的指导,可咨询相关的临床专家、专业医学协会或参考本指引中列出的各种资源。当阅读到本指引中不同患者背景与临床小场景的时候,可以查阅本节以及下面的食源性疾病表格。

食源性疾病的识别

食源性疾病患者的典型症状为胃肠道症状(如呕吐、腹泻、腹痛),有时也表现为非特异性症状及神经症状。每起暴发的首发病例的临床症状不一定很严重,而医生或医务人员是唯一有机会及时做出早期诊断的人。因此,医生或医务人员必须有高度的警惕性并通过询问饮食史来发现可能与食物相关疾病的病因。

确定食源性疾病病因的重要线索:

- 潜伏期;
- 发病时间;
- 主要临床症状;
- 暴发涉及的人群。

可以通过详细询问病例获得更多的线索,例如询问患者是否曾摄入生的或未煮熟的食品(如生的或未煮熟的鸡蛋,肉类,贝类,鱼类),未消毒的牛奶或果汁,自制罐头食品,新鲜农产品,或用未消毒的牛奶制成的软奶酪;另外,患者的家庭成员或密切接触者是否出现类似的症状;患者是否居住在或曾参观过农场、入托史、宠物接触史、职业接触史、出境和海滨旅游史、到山区或不洁用水区野营远足史、野餐或其他户外活动史都可能为寻找病因提供线索。

如果怀疑是食源性疾病,医生应采集生物样本进行实验室检测并报告当地卫生部门获得更多流行病学调查的建议。对于医生或医务人员来说,很难从某一位患者身上发现疾病传播的源头,而公共卫生部门更能专业地从暴发中找到源头。

因为感染性腹泻具有传染性且易传播,迅速查明病原体可有助于控制疾病暴发。早期发现食源性疾病病例可减少更多人群的暴露。医生采集样本做检测可为确认暴发的源头提供重要线索。

最后,医务人员应认识到虽然蓄意的食物污染事件比较罕见,但过去确有记录。发现食物被蓄意污染的线索有:一种常见的食物中出现不寻常的致病因子或病原体,或者一种常见的致病因子或病原体不寻常地造成一大群人患病,或者常见的致病因子或病原体在临床上不寻常地出现,如农药中毒。

食源性疾病的诊断

鉴别诊断

如附表 2-1 和食源性疾病表格所示,各种各样的感染性或非感染性致病因子都可能引起食源性疾病,故要明确食源性疾病的诊断是有一定困难的,尤其是对于那些持续性或慢性腹泻、严重的腹痛、有基础性疾病的患者而言更难。临床医生必须结合临床表现、鉴别诊断和临床表现来诊断。

食源性疾病患者与病毒综合征患者的临床表现差别很小。病毒综合征很常见,被诊断为病毒综合征的病例中有一部分实际上是感染了食源性疾病。因此,当怀疑是食源性疾病和采取某些公共卫生行动前,应排除病毒综合征。这两种疾病的患者都可出现发热、腹泻、腹痛,所以这些症状对于鉴别诊断不是很有帮助。如无肌肉痛或关节痛的症状,食源性疾病的可能性更大(不是主要作用于神经系统)。食源性疾病引起神经系统症状多表现为感觉异常、无力和瘫痪,这些症状可与肌肉痛或关节痛区区别(见下文)。病程早期如出现痢疾样症状(血便)多提示食源性疾病的可能。

如果患者出现任何以下的症状和体征,无论是单独或联合出现,实验室检测可为确诊提供重要的线索(应特别关注儿童、老年人以及免疫功能低下的患者等易感人群):

- 血便
- 体重下降
- 腹泻导致脱水
- 发热
- 迁延性腹泻(每日 3 次或以上的不成形粪便,持续数日)
- 神经系统的损害,如感觉异常,脊髓性运动水平减弱,颅神经麻痹
- 突然恶心,呕吐,腹泻发作
- 严重腹痛

此外,除了考虑食源性因素外,胃肠道疾病的鉴别诊断还应该考虑以下可能的情况:例如肠易激综合征;炎症性肠道疾病,如克罗恩病或溃疡性结肠炎;恶性肿瘤;药物使用(包括抗生素相关的梭状芽胞杆菌毒素结肠炎);胃肠道手术或辐射,代谢综合征,免疫缺陷和众多其他的器质性、功能性和代谢性的病因;也应考虑到外在因素,如旅行、职业、情绪紧张、性习惯、与其他病患接触史、住院史、入托史、养老院居住史等。

对表现有神经症状的食源性疾病的鉴别诊断也很复杂。与食品有关的原因应考虑:近期是否进食海鲜、蘑菇中毒和化学性中毒。由于某些毒素(例如,肉毒毒素,河豚毒素)或化学品(例如,有机磷)的摄入可能严重危及生命,因此必须快速做出鉴别诊断并给予积极治疗和生命支持措施(例如,呼吸支持,使用抗毒素或阿托品),并尽快入院。

附表 2-1　可考虑与各种食源性疾病临床表现相关的致病因子列表

临床表现	可考虑与食物相关的可能致病因子
胃肠炎(呕吐是主要的症状;也可能合并发热和/或腹泻)	病毒性胃肠炎;婴儿主要是轮状病毒,在较大的儿童或成人中主要是诺如病毒和其他的杯状病毒;或者是引起食物中毒的毒素(例如呕吐毒素,金黄色葡萄球菌毒素,蜡样芽胞杆菌毒素)和重金属
非炎性腹泻(急性水样泻无发热/痢疾;有些患者也可能出现发热)*	几乎所有的肠道病原体(细菌,病毒,寄生虫),引起典型症状的通常是以下病原体:肠产毒性大肠埃希菌、贾地鞭毛虫、霍乱弧菌、肠道病毒(星状病毒,诺如病毒和其他的杯状病毒,肠道腺病毒,轮状病毒)、隐孢子虫和环孢子虫

临床表现	可考虑与食物相关的可能致病因子
炎性腹泻（侵袭性胃肠炎；可能出现严重的便血和发热）[†]	志贺菌属、弯曲菌属、沙门菌、肠侵袭性大肠埃希菌、肠出血性大肠埃希菌、大肠埃希菌 $O_{157}:H_7$、副溶血性弧菌、小肠结肠炎耶尔森菌和溶组织内阿米巴
持续性腹泻（持续≥14天）	病情迁延时应及时检测寄生虫，特别是去过山区旅行或饮用了未处理的水。需考虑环孢子虫、隐孢子虫、溶组织内阿米巴和贾第鞭毛虫
神经系统表现（例如感觉异常，呼吸抑制，支气管痉挛，颅神经麻痹）	肉毒杆菌（肉毒毒素）、有机磷农药、铊中毒、组胺中毒、雪卡毒素中毒（雪卡毒素）、河豚中毒（河豚毒素）、神经性贝类毒素中毒（短毒素）、麻痹性贝类毒素中毒（石房蛤毒素）、失忆性贝类中毒（软骨藻酸）、蘑菇中毒、格林-巴利综合征（与弯曲菌引起感染性腹泻有关）
全身性疾病（例如发热，乏力，关节炎，黄疸）	李斯特菌、布鲁氏菌属、旋毛虫、弓形虫、创伤弧菌、甲型和戊型肝炎病毒、伤寒和副伤寒沙门菌、阿米巴肝脓肿

* 非炎症性腹泻是由于黏膜分泌过多或在无黏膜破坏的情况下吸收减少导致的，一般累及小肠。一些患者可因严重水样泻导致脱水和出现严重病情。在年幼者和老年人中更常见。大多数患者只出现轻度脱水和其他轻微症状。疾病常突然发生，持续很短的时间，通常不会出现发热及全身症状（与肠液损失直接相关的症状除外）。

[†] 炎性腹泻的特点是因病原微生物入侵黏膜，导致炎症，腹泻疾病通常累及大肠，可能会引起发热，腹痛和轻度头痛，恶心，呕吐，萎靡不振，肌肉痛，还可能出现血便和在粪便中检出白细胞。

临床微生物学检验

在送检标本做微生物检测时，要意识到每个临床实验室开展病原体检测的项目是不同的。为提高致病因子检出率，医务人员应了解常规的标本采集、检测程序和一些特殊检测项目的条件及程序要求。一些复杂的检测（例如毒素检测、血清分型、分子技术）只能在大型商业性实验室或公共卫生实验室开展。与实验室保持联系可以获得更多的信息。

当患者免疫功能低下，出现发热、血便、剧烈腹痛或者病情严重或病程较长时，粪便培养具有一定的指示性。当粪便中检出大量白细胞时，同样建议开展粪便培养，这提示可能是弥漫性结肠炎和细菌感染，例如志贺氏菌、沙门菌、弯曲菌属和侵袭性大肠埃希菌。在大多数实验室，常规粪便培养一般仅限于筛查沙门菌、志贺氏菌、弯曲菌、大肠埃希菌。弧菌、耶尔森氏菌、大肠埃希菌 $O_{157}:H_7$、弯曲菌属的培养需要特殊的培养基和培养条件，因此需要事先告知实验室或与传染性疾病部门的人员联系。

有旅行史、免疫功能低下、患有慢性或迁延性腹泻或抗生素治疗无效的腹泻患者一般要开展粪便寄生虫检测。有较长潜伏期的胃肠道疾病也可开展粪便寄生虫检查。通过粪便样本找到虫卵和寄生虫，往往可以鉴定蓝氏贾第鞭毛虫和阿米巴，但是隐孢子虫和卡耶塔环孢子球虫则需要特殊的检测。每个实验室检测寄生虫程序都不同，所以需要事先联系您所在部门的实验室。

当怀疑细菌性或多重感染时应该进行血培养。

抗原直接检测试验和分子生物学技术可快速识别临床标本中某些细菌、病毒和寄生虫。

有些时候呕吐物或可疑食物的微生物和化学性检测也是必要的。欲了解更多关于食源性疾病病原体的实验室检测程序可以咨询有关的临床专家、临床微生物学家或州公共卫生实验室。

食源性疾病的治疗

能否选择适当的治疗取决于病原体的诊断是否明确（如可能的话）、是否有特异性的治疗手段。许多急性胃肠炎是自限性的，需要补液或支持治疗。患者出现轻度至中度脱水可口服补液；严重脱水则需要静脉补液治疗。不建议常规使用止泻药，因为止泻药对婴幼儿、儿童可能产生严重的副作用。

抗菌药物的选择应根据

- 临床症状和体征；
- 临床标本检出的病原体；
- 药敏试验；
- 合适的抗生素治疗（一些肠道细菌感染禁用抗生素治疗）。

临床医生可以根据致病因子及其药敏谱的信息进行优先选择、更改或停止抗生素的治疗。这些信息还可以用于公共卫生感染性疾病和细菌耐药性趋势的监测。一些肠道病原体的耐药性越来越严重时，这会影响治疗手段的正确性。

治疗疑似肉毒中毒病例可以用肉毒杆菌抗毒素。如果在疾病的早期使用马血清肉毒抗毒素 A、B 和 E 型可以阻断神经功能损伤的进展，医生和其他医务人员应向地方和国家卫生部门报告疑似肉毒中毒病例。CDC 应提供 24 小时的咨询服务，以协助医务人员对罕见疾病的诊断和管理。

食源性疾病的监测与报告

50 多年前，由于伤寒和婴儿腹泻病的高发病率和死亡率，基于对伤寒病例进行调查和报告的建议，美国卫生官员启动了食源性疾病的报告机制。调查和报告的目的是为了解食品、牛奶和水在胃肠道疾病暴发中的作用，以此来指导公共卫生行动。早期的报告推动了一些重要的公共卫生措施的实施（如巴氏消毒奶条例），从而大大降低了食源性疾病的发病率。

通常医务人员诊断食源性疾病时，或是因为检测出相关的病原体，或是因为病例都进食了相同的食物。医务人员通过向当地或州公共卫生部门提供这些信息充当了卫生部门眼线和耳目的角色。食源性疾病的报告不仅对疾病预防和控制起到重要作用，而且能更准确地评估食源性疾病负担。此外，由医务人员向当地卫生部门报告食源性疾病病例可以帮助当地卫生官员发现食源性疾病暴发。这样有利于早期识别和下架受污染食品。如果一个餐厅或其他食品服务场所被确定为暴发源头，必要时卫生官员应纠正食物加工处理过程中的不当行为。如果家庭是可能的污染源头，卫生官员应宣传正确处理食物的方法。通过报告时常能会发现前所未知的食源性疾病病原体，也可发现已知食源性疾病病原体的携带者和加强管理，尤其是食品从业人员这种传播食源性疾病的高危职业人群。

附表 2-2 列出了目前美国食源性疾病的报告要求及条件。联邦级别的报告要求是由州和领地流行病学家委员会和 CDC 共同提出。州和地方的法律法规可能还规定另外一些报告要求。各州的详细报告规定可从州卫生部门、州和领地流行病学家委员会和 CDC 获得。

通常情况下,当医务人员发现一例法定报告食源性疾病时,他们应马上报告当地或州的卫生部门。然而,在尚未明确实验室检测结果前,虽不能确定患者是否是食源性疾病,医务人员也应报告可疑的食源性疾病,如当2个或更多的患者进食相同的食物后出现相似的症状时。

附表 2-2 美国联邦层面法定报告的食源性疾病(2003)

法定报告的细菌性食源性疾病

炭疽

肉毒杆菌中毒

布鲁菌病

霍乱

肠出血性大肠埃希菌

溶血性尿毒综合征,腹泻

李斯特菌病

沙门菌病(伤寒除外)

细菌性痢疾

伤寒(伤寒,副伤寒杆菌感染)

法定报告的病毒性食源性疾病

甲型肝炎

法定报告的寄生虫性食源性疾病

隐孢子虫病

圆孢球虫病

蓝氏贾第鞭毛虫病

旋毛虫病

在美国,额外的报告要求由州和领地的法律和法规规定。各州具体的报告要求可通过以下途径了解:

州和领地流行病学家委员会

(电话号码:770-458-3811),电子信息:www.cste.org/nndss/reportingrequirements.htm

疾病预防控制中心 电子信息:www.cdc.gov/epo/dphsi/phs/infdis2003.htm

当地卫生部门向州卫生部门报告事件,并确定是否需要开展进一步的调查。

各州卫生部门向CDC报告食源性疾病。CDC汇集全国的数据并通过《发病率和死亡率周报》和年度总结报告发布信息。CDC协助州和当地公共卫生机构进行流行病学调查并制定食物相关性疾病暴发的防控措施。CDC还通过与分析细菌"分子指纹"(脉冲场凝胶电泳)的国家公共卫生实验室网络 PulseNet 的合作,为流行病学调查研究提供有力的支持。

因此,除了报告可疑食源性疾病病例外,医生也应该意识到向卫生当局报告那些发病率明显升高的不常见疾病、症候群和疾病谱(即使没有明确的诊断)的重要性。例如,及时报告不典型的腹泻/胃肠道疾病可以让公共卫生官员在病因诊断未明确前尽早启动流行病学调查。

最后,关于食品安全的信息是不断更新的。当有关预防食源性疾病的信息更新时,对高危人群的建议和预防措施就要及时地更新。医生和其他医务人员需留意食品安全方面的最新信息。

附表 2-3 美国联邦层面法定报告的食源性疾病（2003）

细菌性食源性疾病

病因	潜伏期	症状和体征	持续时间	关联食物	实验室检测	治疗
炭疽芽孢杆菌	2d 到数周	恶心、呕吐、全身乏力、血性腹泻、急性腹痛	数周	被污染而未煮熟的肉	血样	对于自然感染的胃肠型炭疽，青霉素是首选，环丙沙星是第二选择
蜡样芽胞杆菌（呕吐毒素）	1～6 小时	突然出现严重恶心和呕吐，可能出现腹泻	24 小时	不正确地冷藏的已煮熟或炒熟的米饭、肉类	常规临床诊断。临床上常规不开展此细菌的检测。如果有指征，可将粪便、食品标本送到实验室进行培养和毒素鉴定	支持治疗
蜡样芽胞杆菌（腹泻毒素）	10～16 小时	腹部绞痛、水样泻、恶心	24～48 小时	肉、炖肉、肉汁、香草汁	不一定要进行检测，自限性（暴发时可进行食品和粪便中毒素的检测）	支持治疗
牛种、羊种和猪种布鲁氏菌	7～21 天	发热、畏寒、出汗、无力、头痛、肌肉和关节痛、腹泻、急性期出现血便	数周	生奶、用未消毒奶加工的奶酪、被受污染的肉	血培养、血清学指标阳性	急性：每日日用利福平和多西环素，持续 6 周以上。如感染并发症需要联合利福平、四环素和氨基糖苷类治疗
空肠弯曲杆菌	2～5 天	腹泻、痉挛、发热、呕吐，可能出现血性腹泻	2～10 天	生的和未煮熟的家禽、未消毒奶、被污染的水	常规粪便培养，弯曲菌要求特殊的培养基，并要求在 42℃～45℃ 进行培养	支持治疗。重症患者腹泻初期可使用红霉素和喹诺酮类。格林-巴利综合征是可能的后遗症
肉毒杆菌-儿童和成人（含毒素）	12～72 小时	呕吐、腹泻、视力模糊、复视、吞咽困难、肌无力	变异较大（数日到数月），可能因为呼吸衰竭和吸收竭而死亡变得复杂	家庭自制低酸度罐头食品、加工不当商品化罐头食品、家庭自制罐头或者腐败的鱼类、浸泡草药的油、用铝箔包裹烤马铃薯、奶酪酱、大蒜罐头、食物持续高温放置（如温热的烤箱）	粪便、血清和食品可以进行毒素测试。粪便和食物也可进行细菌培养。一些州卫生部门实验室和美国疾病预防控制中心可开展这些检测	支持治疗。疾病的早期如果给肉毒抗毒素对疾病很有帮助。联系州卫生部门。州卫生部门 24 小时服务电话（770-488-7100）

续表

病因	潜伏期	症状和体征	持续时间	关联食物	实验室检测	治疗
肉毒杆菌-婴儿	3~30天	小于12个月婴儿，嗜睡、虚弱、厌食、便秘、肌张力低下、头部无法控制和吸吮反射差	变异较大	蜂蜜、家庭自制的水果蔬菜罐头、玉米汁	粪便、血清和食品可以进行毒素测试。粪便和食物也可进行细菌培养。一些州卫生部门实验室和美国疾病预防控制中心可开展这些检测	支持治疗。肉毒中毒的免疫球蛋白可从肉毒中毒预防项目获得，人类健康服务部、加利福尼亚（510-540-2646）。肉毒抗毒素一般是不推荐用于婴儿
产气荚膜梭菌（毒素）	8~16小时	水样泻、恶心、腹部绞痛、发热少见	24~48小时	肉类、家禽、肉汁、干的或预加工食品、加工时间和（或）温度不当的食物	粪便能够进行培养和肠毒素检测，产气荚膜梭菌在粪便可检出，需做定量检测	支持治疗。不推荐使用抗生素
肠出血性大肠埃希菌（EHEC）包括E.coli O157:H7和其他产志贺毒素大肠埃希菌（STEC）	1~8天	严重的腹泻经常伴血便、腹痛和呕吐。通常情况下，不会出现发热。4岁以下的儿童更多见	5~10天	未煮熟的牛肉尤其是汉堡，未经高温消毒的牛奶和果汁、新鲜水果和蔬菜（如豆芽）、香肠（很少）、和被污染的水	粪培养；大肠埃希菌O157。H7型生长需要特殊培养基。如果怀疑是大肠埃希菌O157:H7，必须进行特异性检测。用商品化试剂盒检测志贺毒素。阳性菌株应上送公共卫生实验室进行鉴定和血清学分型	支持治疗、密切监测肾功能、血红蛋白和血小板。大肠埃希菌O157:H7感染也可伴有溶血性尿毒综合征（HUS）这可引发终生并发症。研究表明，抗生素可促进HUS的发展
产肠毒素性大肠埃希菌（ETEC）	1~3天	水样泻、腹部绞痛、部分有呕吐	3~7天以上	被粪便污染的水或食物	粪培养，ETEC需要特殊的实验室鉴定技术。如有怀疑，须进行特异性检测	支持治疗。除一些重症个案外，很少使用抗生素。推荐使用的抗生素包括复方新诺明和喹诺酮类

续表

病因	潜伏期	症状和体征	持续时间	关联食物	实验室检测	治疗
单核细胞增生性李斯特菌	9～48小时（胃肠道症状），2～6周（侵袭性疾病）	发热、肌肉疼痛、恶心或腹泻。孕妇可能有轻微的流感样症状，感染可导致早产或死胎。老人或免疫功能低下者可发生菌血症或脑膜炎	变异较大	新鲜软奶酪、未消毒奶、即食熟肉制品、热狗	血液和脑脊液培养。因为有无症状携带者，所以粪便培养通常意义又不大。李斯特菌O抗体有助于回顾性确认暴发	支持和抗生素治疗，侵袭性疾病推荐静脉注射氨苄西林、青霉素或复方新诺明
	出生时婴儿期	经母亲传播感染的婴儿有发展为菌血症和脑膜炎的风险				
沙门菌属	1～3天	腹泻、发热、腹部绞痛、呕吐。由伤寒杆菌和副伤寒菌引起的伤寒特点是起病缓慢隐匿。发热、头痛、便秘、全身乏力、畏寒和肌肉痛等症状，少见腹泻，呕吐通常不严重	4～7天	被污染的鸡蛋、家禽、未消毒奶或果汁、奶酪、被污染的水果蔬菜（苜蓿、豆芽、瓜类）。伤寒流行通常与供水或街头小贩食品被粪便污染有关	常规粪便培养	支持治疗。除伤寒杆菌和副伤寒菌外，除非是出现肠外感染，或有肠外传播的风险，否则没有必要用抗生素。如有适应证的话，可以考虑氨苄西林、庆大霉素、复方新诺明或喹诺酮类。现有伤寒的疫苗
志贺菌属	24～48小时	腹部绞痛、发热、腹泻，可见粘液脓血便	4～7天	被人类粪便污染的食物或水，通常经过粪口途径在人与人之间传播，被感染的工人接触过的即食食品，如生食品、如生菜、沙拉和三文治	常规粪便培养	支持治疗。在美国如果是易感个体，建议使用复方新诺明。如果患者已有抗药力，特别是在发展中国家，建议使用萘啶酸或其他喹诺酮类药物

续表

病因	潜伏期	症状和体征	持续时间	关联食物	实验室检测	治疗
金黄色葡萄球菌（肠毒素）	1~6小时	突然出现严重的恶心和呕吐。也可能出现腹痛。也可能出现腹泻和发热	24~48小时	未冷藏或者冷藏不当的肉类、土豆、鸡蛋、沙拉、奶油糕点	常规临床诊断。如可疑，可对粪便、呕吐物和食物进行细菌培养检测和细菌培养	支持治疗
霍乱弧菌（毒素）	24~72小时	大量水样泻和呕吐，可导致严重脱水。严重者可在数小时内内死亡	3~7天。可能引起威胁生命的脱水	通常与来自拉丁美洲或亚洲的被污染的水、鱼类、贝类和街头小贩食品有关	粪便培养；霍乱弧菌生长需要特殊的培养基。如怀疑是霍乱弧菌，应进行特异性检测	口服和静脉补液支持治疗。霍乱患者，成人建议用四环素或多西环素，儿童建议用复方新诺明（<8岁）
副溶血性弧菌	2~48小时	水样泻，腹部绞痛，恶心，呕吐。	2~5天	未煮熟或生的海鲜，例如鱼和贝类	粪便培养；副溶血性弧菌生长需要特殊的培养基。如怀疑是副溶血性弧菌，应进行特异性检测	支持治疗。重症患者建议使用四环素、多西环素、庆大霉素和头孢噻肟等抗生素
嗜盐弧菌	1~7天	呕吐，腹泻腹痛，菌血症及伤口感染。更常见于免疫功能低下或慢性肝病（皮下出现大疱）的患者，这两类人感染此菌可能是致命的	2~8天	未煮熟或者生的贝类，特别是牡蛎，其他被污染的海鲜和伤口暴露在海水中	粪便、伤口或血液的细菌培养。嗜盐弧菌生长需要特殊的培养基。如怀疑是嗜盐弧菌，需要进行特异性检测	支持治疗。建议使用四环素、多西环素和头孢他啶
小肠结肠炎耶尔森菌，假结核耶尔森菌	24~48小时	阑尾炎样症状（腹泻、呕吐、发热、腹痛）主要发生在大年龄儿童和青壮年，可能有皮疹和假性结核	1~3周，通常有自限性	未煮熟的猪肉、未消毒的奶和豆腐、被污染的水。该病曾发生于保姆接触过猪肠的婴儿身上	粪便、呕吐物或血液的细菌培养。耶尔森菌生长需要特殊培养基。如怀疑是耶尔森菌，需进行特异性检测。可在开展专门研究和参比实验室进行血清学检验	支持治疗。如果发生败血症或其他侵袭性疾病时，可以用庆大霉素或头孢噻肟进行治疗（多西环素和环丙沙星同样有效）

病毒性食源性疾病

病因	潜伏期	症状和体征	持续时间	关联食物	实验室检测	治疗
甲型肝炎	平均28天(15~50天)	腹泻,尿颜色变深,黄疸,流感症状:发热,头痛,恶心和腹部疼痛	2周到3个月不定	受污染水域捕获的贝类,生的产品,受污染的饮用水,未煮熟的食物,或煮熟的食物被感染病毒的从业人员污染后未充分再加热	ALT,胆红素升高,IgM和甲肝抗体阳性	支持治疗,免疫接种预防
诺如病毒(和其他杯状病毒)	12~48小时	恶心,呕吐,腹部绞痛,腹泻,发热,肌肉痛,可有头痛,腹泻多见于成人,呕吐多见于儿童	12~60小时	贝类,被粪便污染的食物,被感染病毒的从业人员污染的熟食(沙拉,三文治,冰淇淋,曲奇,水果)	对新鲜粪便标本进行常规的RT-PCR和EM,临床诊断,粪便细菌培养和白细胞检测阴性	支持治疗,例如补液。保持良好的卫生习惯
轮状病毒	1~3天	呕吐,水样泻,低热,短暂性的乳糖不耐受,婴幼儿,老年人和免疫功能低下者容易受感染	4~8天	被粪便污染的食物和被感染病毒的从业人员污染的即食食品(沙拉,水果)	通过免疫测定法对粪便中的病原体进行检测	支持治疗。对重度腹泻患者关键是维持水和电解质的平衡
其他病毒(星状病毒,腺病毒和细小病毒)	10~70小时	恶心,呕吐,腹泻,全身乏力,头痛,腹痛,发热	2~9天	被粪便污染的食物和被感染病毒的从业人员污染的即食食品,某些贝类	感染早期粪便标本确认病毒;腺状病毒和星状病毒现可用商品化ELISA试剂盒	支持治疗,症状通常较轻,有自限性。注意卫生

续表

寄生虫性食源性疾病

病因	潜伏期	症状和体征	持续时间	关联食物	实验室检测	治疗
广州管圆线虫	1周到1个月以上	严重的头痛、恶心、呕吐、颈项僵硬、感觉异常或过敏、癫痫发作和其他神经系统异常	数周到数月	生的或未煮熟的中间宿主（如蜗螺或蛞蝓），转运宿主（如蟹、新鲜虾）、被中间宿主或转运宿主污染的新鲜农产品	脑脊液进行压力、蛋白质、白细胞和嗜酸性粒细胞的检测；用ELISA法测定抗体的血清学检查	支持治疗。重复腰穿和使用皮质类固醇治疗可能对重症患者有效
隐孢子虫	2~10天	腹泻（通常为水样泻）、胃部绞痛、胃部不适、低热	可能会反复发作持续数星期到数月	任何未煮熟的食物或被患病的从业人员污染的熟食、饮用水	对粪便中隐孢子虫进行特异性检查。可能需要检测水或食物	支持治疗、自限性。严重可以考虑使用7天巴龙霉素。对于1~11岁的儿童，可考虑使用3天硝唑尼特
环孢子虫	1~14天	腹泻（通常为水样泻）、食欲不振、体重减轻、胃绞痛、恶心、呕吐、疲劳	可能是反复发作持续数星期到数月	各种新鲜农产品（进口浆果、生菜）	对粪便中的环孢子虫进行特异检查。可能需要检测水和食物	使用7天复方新诺明
痢疾阿米巴	2~3天到1~4周	腹泻（通常为血性腹泻）、粪便次数增多、下腹疼痛	可能是迁延性的（数星期到数月）	任何未煮熟的食物或被患病的从业人员污染的熟食、饮用水	检查粪便中的寄生虫和虫卵。可能需要3份标本、血清学检查适用于长期感染	甲硝唑和巴比妥类（双碘喹啉或巴龙霉素）
蓝氏贾第鞭毛虫	1~2周	腹泻、胃绞挛、胃胀气	数天到数周	任何未煮熟的食物或被患病的从业人员污染的熟食、饮用水	粪便检查寄生虫和虫卵-可能需要至少3份标本	甲硝唑

续表

病因	潜伏期	症状和体征	持续时间	关联食物	实验室检测	治疗
弓形虫	5~23天	通常无症状,20%的人可以发展为官颈癌样的(或)流感样的疾病。对于免疫功能低下的患者,常见中枢神经系统病变、心肌炎或肺炎	数月	误食被污染的食品(例如:被猫粪污染的水果和蔬菜)、生的和未煮熟的肉类(特别是猪肉、羊肉和鹿肉)	从血液和体液中分离寄生虫,采样显微镜或组织学检查、检测病原体是否罕见。血清学是一种有效的辅助手段。(参比实验室必需开展)IgM可持续6到18个月,因此不能提示近期感染。	对于无症状感染者不需要进行治疗。孕妇可使用螺旋霉素或乙胺嘧啶加磺胺嘧啶。一些特定情况下,磺胺嘧啶可用于免疫功能低下的患者。眼弓形虫病患者可以用乙胺嘧啶加磺胺嘧啶(有或没有类固醇)。给予乙胺嘧啶和磺胺嘧啶时加亚叶酸治疗可避免骨髓抑制
弓形虫(先天性感染)	新生儿	给予母亲治疗能够减少先天性感染机会。大部分被感染的婴儿出生时都无症状。除非能控制感染,否则通常会发展成为典型的先天性弓形虫病(神经发育迟缓、严重的视力受损、脑麻痹、癫痫发作)	数月	从母亲(在孕期受到急性感染)传播给婴儿	体液PCR,判断是否是先天性感染:从胎盘、脐带、婴儿血中分离出弓形虫。白细胞、脑脊液或羊水的PCR以及IgM和IgA的血清学检测由参比实验室完成	

续表

病因	潜伏期	症状和体征	持续时间	关联食物	实验室检测	治疗
旋毛虫	初始症状持续1~2天，其余症状出现在感染后的2~8周	急性期症状：恶心、腹泻、呕吐、疲劳、发热、腹部不适，随后是肌肉疼痛和暂时性的心脏和神经系统并发症	数月	生的和未煮熟的被污染的肉类，通常是猪肉或者野味（特别是熊肉和野鼠）	血清学检查结果阳性，肌肉活检发现幼虫，嗜酸性粒细胞升高	支持治疗加甲苯咪唑或阿苯达唑
非感染性疾病						
锑	5分钟~8小时，通常小于1小时	呕吐、金属气味	通常呈自限性	金属容器	饮料或食物中锑含量的测定	支持治疗
砷	数小时	呕吐、腹绞痛、腹泻	数天	被污染的食物	尿液。可导致嗜酸性粒细胞增多症	洗胃，BAL（二巯基丙醇）
镉	5分钟~8小时，通常小于1小时	恶心、呕吐、肌肉痛、唾液分泌增加、胃痛	通常呈自限性	海鲜、牡蛎、蛤蜊、龙虾、谷物、花生	食物中金属含量的测定	支持治疗
	2~6小时	胃肠道症状：腹痛、腹泻、恶心、呕吐	数天、数周到数月	各种大型礁鱼。石斑鱼、红笛鲷、五条鰤和梭鱼（最常见）	鱼体中毒素的检测或暴露史	支持治疗，肌注甘露醇，儿童更易感
拉美鱼中毒（雪卡毒素）	3小时	神经症状：感觉异常、冷热感觉逆转、疼痛乏力				
	2~5天	心血管症状：心动过缓、低血压、T波异常增加				

续表

病因	潜伏期	症状和体征	持续时间	关联食物	实验室检测	治疗
铜	5分钟～8小时,通常小于1小时	恶心、呕吐、蓝色或绿色的呕吐物	通常呈自限性	金属容器	饮料或食物中铜含量的测定	支持治疗
汞	1周或更长	麻木、双腿无力、痉挛性瘫痪、视力障碍、失明、昏迷、孕妇和发育中的胎儿特别易受损害	可能是迁延性的	被有机汞污染的鱼、使用汞杀菌剂的谷物	头发和血液的检测	支持治疗
蘑菇中毒、速发（蝇蕈、毒蝇碱、光盖伞素、鹅膏蕈氨酸、墨汁鬼伞、鹅膏草氨酸）	小于2小时	呕吐、腹泻、意识模糊、视觉障碍、流涎、出汗、幻觉、双硫仑样反应	自限性	野生蘑菇（烹任未必能破坏这些毒素）	典型症状、蘑菇的形态学鉴定、毒素检测	支持治疗
蘑菇中毒、迟发（鹅膏蕈碱）	腹泻:4～8小时;肝功能衰竭:24～48小时	腹泻、腹痛、导致肝和肾功能衰竭	通常是致命性的	蘑菇	典型症状、蘑菇的形态学鉴定、毒素检测	支持治疗,如果生命受到威胁可能需要生命支持治疗
亚硝酸盐中毒	1～2小时	呕吐、腹泻、视觉障碍、头痛、头晕、乏力、意识丧失、巧克力样血	通常呈自限性	腌制肉类、任何被污染的食物、硝酸残留过高的菠菜	血液、食物的检测	支持治疗、亚甲蓝

续表

病因	潜伏期	症状和体征	持续时间	关联食物	实验室检测	治疗
农药（有机磷或氨基甲酸酯类）	数分钟到数小时	恶心、呕吐、腹部绞痛、腹泻、头痛、紧张、视力模糊、抽搐、惊厥、流涎	通常呈自限性	任何被污染的食物	血液、食物的检测	阿托品；当阿托品不能够控制症状时可使用 2-PAM（解磷定，如果是氨基甲酸酯类中毒则没必要使用）
河豚鱼（河豚毒素）	小于30分钟	感觉异常、呕吐、腹泻、腹痛、上行性麻痹、呼吸衰竭	通常4～6小时内死亡	河豚鱼	河豚毒素的检测	可危及生命，需要呼吸支持治疗
鲭鱼（组胺）	1分钟～3小时	潮红、皮疹、皮肤灼热、口咽发麻、头晕、风疹、感觉异常	3～6小时	金枪鱼、鲭鱼、鲣鱼、鲯鳅鱼、马林鱼、鲯鳅鱼	食物中组胺素的检测或临床诊断	支持治疗；抗组胺治疗
贝类毒素（腹泻性、神经性、失忆性）	腹泻性贝类毒素中毒（DSP）：30分钟到2小时	恶心、呕吐、腹泻和腹痛伴随寒战、头痛和发热	数小时到3天	各种贝类，主要是贻贝、牡蛎、扇贝，以及从佛罗里达州海岸到墨西哥海湾西哥海湾的贝类	检测贝类中的毒素、高效液相色谱法	支持治疗，一般自限、老年人对ASP特别敏感
	神经毒性贝类毒素中毒（NSP）：数分钟到数小时	唇舌咽喉麻痛和麻木感、肌肉酸痛、头晕、冷热感觉逆转、腹泻和呕吐				
	失忆性贝类毒素中毒（ASP）：24～48小时	呕吐、腹泻、腹痛和神经症状，如意识模糊、失忆、定向障碍、癫痫发作、昏迷				

续表

病因	潜伏期	症状和体征	持续时间	关联食物	实验室检测	治疗
贝类毒素(麻痹性贝类毒素中毒)	30分钟～3小时	腹泻、恶心、呕吐、口唇感觉异常、乏力、吞咽困难、发音困难、呼吸麻痹	数天	扇贝、贻贝、蛤、蚶	鱼类生存的水或食物中毒素的检测、高效液相色谱法	危及生命，可能需要呼吸支持
氟化钠	数分钟到数小时	有盐或肥皂水的味、口麻、呕吐、腹泻、瞳孔扩大、肌肉痉挛、苍白、休克、虚脱	通常呈自限性	被含氟化钠的杀虫剂和杀鼠剂污染的干燥食品(如奶粉、面粉、泡打粉、蛋糕粉)	呕吐物和洗胃液的测定、食物的检测	支持治疗
铊	数小时	恶心、呕吐、腹泻、感觉异常、运动性多神经病、脱发	数天	被污染的食物	尿液、头发	支持治疗
锡	5分钟～8小时，通常少于1小时	恶心、呕吐、腹泻	通常呈自限性	金属容器	食物的检测	支持治疗
呕吐毒素	数分钟到3小时	恶心、头痛、腹痛、呕吐	通常呈自限性	谷物，如小麦、玉米、大麦	食物的检测	支持治疗
锌	数小时	胃痉挛、恶心、呕吐、腹泻、肌肉痛	通常呈自限性	金属容器	食物的分析、血液、粪便、唾液和尿液的检测	支持治疗

患 者 场 景

通过本节的场景学习,可加强对本指引前一节介绍的食源性疾病诊疗知识的理解。这些案例研究提供了在遇到一位可能的食源性疾病患者时需要考虑的问题。为提高学习效率,答案附在问题后。

类似的学习场景对于其他的食源性疾病病原体也是适用的。

先天性弓形虫病:患者场景

Susan,一个六个月大的婴儿,因明显的失明来你的办公室就诊,母亲在怀孕和分娩时都很正常,婴儿也一直都很健康,直到4个月的时候,父母开始注意到她视觉出现了问题。

体格检查除了发现双眼黄斑部瘢痕、小眼症以及对视觉刺激反应迟钝外,未见其他神经系统异常症状,生长发育与年龄相适应,也进行了头部 CT 检查。

先天性感染应包括在以下哪些鉴别诊断?

- 病毒:
- —巨细胞病毒
- —风疹
- —单纯疱疹
- —人类免疫缺陷病毒
- 细菌:
- —梅毒螺旋体
- —单核细胞增生性李斯特菌
- 寄生虫:
- —刚地弓形虫

哪些信息有助于诊断?

- 更详细的个人史,包括出境旅游史
- 包括怀孕期间的疫苗接种史
- 猫和生肉进食史
- 性伴侣史和性病史(STD)
- 疱疹史
- CT 扫描结果

孩子的头部 CT 扫描显示侧脑室室周钙化和不对称侧脑室膨胀。35 岁的母亲强调在怀孕期间没有生病,不过,她也表示可能不一定能回忆起所有的轻度不适。她否认有性病史。她小时候接种过麻腮风(MMR)混合疫苗,但在孕期没有接种史。她回忆在怀孕的前三个月曾到法国旅行时并吃过未充分煮熟的肉,家里没有养猫,她不记得在孕期是否有猫接触史。

需要进行哪些诊断性检验?

根据母亲怀孕头 3 个月在国外旅游时曾经进食生肉和孩子的临床表现(失明、脑钙化、脑积水),应进行母亲和孩子的血清学检查,重点关注是否有可能的先天性感染(即 ToRCH 系列)。

血清学检测结果表明:孩子和母亲的血清中刚地弓形虫 IgG 和 IgM 抗体均为阳性。母亲的 IgM 滴度和 IgG 滴度均为 1∶6400,而孩子的 IgM 滴度为 1∶160,IgG 滴度为 1∶6400。

如何依据这个信息进行诊断?

弓形虫病通常依据血清学检测来明确诊断。病原体偶尔可从组织、体液中发现,或从培养液或接种动物后分离发现。一些实验室可通过 PCR 检测方法诊断胎儿和免疫功能低下宿主是否被感染。对于免疫功能正常的人,出现血清转化或特异性 IgG 抗体上升 4 倍或特异性 IgM 抗体可以提示近期感染。出现高滴度的 IgG 抗体但缺乏 IgM 抗体,提示既往曾慢性隐性感染。IgM 酶联免疫吸附法(ELISA)比 IgM 间接荧光法(IFA)更敏感。然而,IgM 抗体检测可能出现假阳性,IgM 检测阳性可以持续一年或以上。因此,确定孕期是否发生感染需进行另外的检测,如抗弓形虫亲和力检测,但这可能在参比实验室才能开展。

对于免疫功能缺陷的患者即便在疾病活动期,通常都检测不到 IgM 抗体。因此,对这些患者的弓形虫病诊断需要基于临床表现、经典的 CT 扫描或 MRI 磁共振成像(显示多个环状加强低密度结节)以及 IgG 检测结果来确定是否存在中枢神经系统病变。当抗弓形虫药物的经验性治疗无效时,有必要对患者进行脑组织活检。

婴儿被诊断为先天性弓形虫病。

弓形虫病的最好治疗原则

对于免疫功能正常的人,弓形虫病很少需要治疗,而对于那些免疫功能缺陷的人和先天性感染的婴儿通常需要治疗。一般选择联合乙胺嘧啶和磺胺嘧啶的治疗。使用亚叶酸(甲酰四氢叶酸)可防止骨髓抑制。以下两个时期必须坚持治疗:第一,免疫功能受抑制期;第二,通过高效的抗反转录病毒治疗(HAART)仍未能恢复免疫功能的艾滋病患者需终生接受治疗。

对于不能够耐受乙胺嘧啶和磺胺嘧啶联合治疗的患者,可以使用高剂量乙胺嘧啶(加甲酰四氢叶酸)和克林霉素。

关于孕期弓形虫病的治疗是有争议的。新近怀孕的妇女现在不会常规进行刚地弓形虫的检测,CDC 和美国妇产科学会也是这个看法。为预防胎儿先天性感染,一种方法是使用螺旋霉素(一种大环内酯类抗生素,聚集于胎盘,但不会对胎儿有害的药物)。同时,可对羊水进行 PCR 检测来确认胎儿是否已经发生感染。如果胎儿确认被感染,可以在怀孕后 16 周给予乙胺嘧啶和磺胺嘧啶治疗(但乙胺嘧啶有潜在的致畸作用)或考虑终止妊娠。如果胎儿确认未被感染,在整个孕期应服用螺旋霉素。

对于先天性感染婴儿的治疗存在不同意见。最常见的治疗建议是出生后第一年进行乙胺嘧啶、磺胺嘧啶和甲酰四氢叶酸联合治疗。本案例中婴儿被给予乙胺嘧啶、磺胺嘧啶和甲酰四氢叶酸治疗 6 个月。

全球各地都有人感染细胞内原生寄生虫(刚地弓形虫),通常表现为隐性感染或轻微症状,但免疫功能缺陷的患者和子宫内感染的胎儿除外。大多数患有先天性弓形虫病的婴儿在出生时看似健康,但在随后的 20 年间,很大程度上会发生严重的眼部和神经系统后遗症。重症先天性弓形虫病婴儿在出生时或出生后的 6 个月症状明显。正如本案例患儿表现的症状,视网膜炎、脑钙化、脑积水都是典型症状。

本案例患儿接受了 6 个月的乙胺嘧啶、磺胺嘧啶和亚叶酸治疗,但患儿仍然失明并发展为中度精神性运动发育迟缓。

该患儿的弓形虫病应如何预防？

如果母亲在怀孕期间感染了此病，弓形虫就会经胎盘传播给胎儿。如母亲在孕前感染，则几乎没有经胎盘传播给胎儿的风险；同理，如母亲在刚刚怀孕时发现弓形虫 IgG 抗体阳性，也不存在发展成急性弓形虫病的风险。孕期弓形虫 IgG 抗体阴性的母亲，在孕期应避免食用未煮熟煮透或生肉，也并应避免摄入可能被猫粪污染的水、食物或土壤。

传播途径包括：a)进食生的或未充分煮熟的肉类，尤其是羊肉、猪肉和野味；b)误食被猫粪（可能带有传染性的虫卵）污染的水、食物或土壤；c)传染性的弓形虫速殖子经胎盘传播；d)输入含感染者白细胞的血液或移植感染者的器官；e)实验室意外。

对于未感染弓形虫的孕妇（例如血清反应阴性的孕妇）、HIV 患者和其他免疫功能低下者而言，弓形虫病的预防尤其重要：

● 避免进食生的或未充分煮熟的肉类和家禽，肉类应在 160℉(71℃)煮熟或在 -4℉(-20℃)冷藏保存。关于预防弓形虫病的详情，请参阅推荐资料和推荐阅读列表。

● 通过避免接触可能被猫粪污染的垃圾、土壤、水和蔬菜来避免环境中的卵囊的暴露。

健康人如被感染通常没有症状或出现无痛性淋巴结肿大、单核细胞增多综合征。母体感染通常是无意识的。

细胞免疫功能受抑制的患者（如艾滋病、接受移植、使用免疫抑制剂的患者）发病通常是潜伏性感染的激活，但也可以是急性感染。这些弓形虫病的患者可能会发生致命的脑膜脑炎、中枢神经系统的局部病变，有时会发生心肌炎或肺炎。临床症状可能包括头痛、癫痫、精神状态改变、局灶性神经系统症状和无菌性脑膜。除非服用预防性药物，30%～40%弓形虫病 IgG 抗体阳性的艾滋病患者（慢性隐性感染者）都会发展成活动性弓形虫病。

未感染的母亲在怀孕期间受到感染，会导致胎儿先天性感染。如果在妊娠前被感染，表明体内存在特异性 IgG 抗体，几乎可以确保胎儿免受感染。然而，如果母亲服用过免疫抑制剂的药物或者感染艾滋病病毒，母亲的隐性感染就会被活化，那么经胎盘传播就会发生。先天性弓形虫病可能会导致流产、死胎、智力低下和视网膜损坏。胎儿如发生了先天性感染，虽然出生时没有症状，但可能在儿童期或青春期发病。

急性甲型肝炎：患者场景

你在急诊室接诊到一位 31 岁的亚裔美国女子，她持续 1 天出现发热、恶心、疲劳等症状。她还说从昨天起出现黑尿，排了 3 次浅色粪便。患者既往体健，无黄疸史。体格检查显示低烧 100.6℉/38.1℃、轻度巩膜黄疸、肝肿大。

患者血压和神经系统检查正常，未见皮疹。初步的实验室检查显示，丙氨酸氨基转移酶（ALT)877IU/L，天门冬氨酸氨基转移酶(AST)，650IU/L，碱性磷酸酶 58IU/L，总胆红素为 3.4mg/dL。白细胞计数为 4.6，在正常值范围内，电解质正常，血中尿素氮含量是 18mg/dL；血肌酐水平是 0.6mg/dL。妊娠试验呈阴性。

急性肝炎的鉴别诊断：

● 病毒感染：

— 甲、乙、丙、丁、戊型肝炎

— 水痘

　　—巨细胞病毒

　　—疱疹病毒

　　—EB 病毒

- 细菌感染：

　　—伤寒

　　—Q 热

　　—洛矶山斑疹热

　　—钩端螺旋体病

　　—二期梅毒

　　—败血症

- 寄生虫感染：

　　—蛔虫病

　　—肝吸虫

- 药物：

　　—对乙酰氨基酚

　　—异烟肼

　　—利福平

　　—口服避孕药

　　—抗癫痫药物

　　—磺胺类药物

- 毒素：

　　—酒精,四氯化碳

- 自身免疫性疾病：

　　—自身免疫性肝炎

　　—系统性红斑狼疮

还有哪些信息可有助于诊断?

- 她最近有无到美国以外的地方旅游?
- 她是否使用违禁药物?
- 家中有其他人生病吗?
- 她在过去 6 个月有多少性伴侣?
- 她是否经常接触动物?
- 她正服用什么药物?
- 她是否有输血史?
- 她是否喝酒?
- 她是否有小孩?
- 她是否曾接种乙肝疫苗?
- 她是否曾接种甲肝疫苗?
- 过去 3 个月是否接种过免疫球蛋白?
- 她的职业是什么?

她没有孩子,男朋友也没有生病。她跟男朋友在一起两年,并且都没有其他的性伴侣。她出生在美国,父母于1950年从台湾移民到美国。她在一个餐饮企业里面从事食品配制工作,近期在墨西哥(墨西哥城和附近地区)度假1周,4周前回国,与男友在那里住过几间酒店。在墨西哥,她只喝瓶装水,但在很多的餐厅都吃过煮熟和未煮熟的食物,在墨西哥城郊区她探访了一个的朋友和她的3个小孩。

度假前她没有接种过甲型肝炎疫苗或注射过免疫球蛋白。她不确定是否曾经接种过乙型肝炎疫苗。她没有去露营或远足,近期没有蜱咬史。她没有使用过违禁药物,很少喝酒,也从未输过血,除了服用口服避孕药外未服用过其他的处方药。发病以来,她只服用了500毫克的泰诺。她有一只宠物猫,但没有其他动物接触史,在儿童时期有水痘病史和单核细胞增多症病史。

以上信息如何协助诊断?

因为无动物和蜱暴露史,所以钩体病和洛基山斑疹热可能性不大,而Q热的可能性就更小。未曾旅行到农村,即便假定与墨西哥旅游有关,潜伏期亦不符相符,故黄热病和伤寒的可能性不大。甲型肝炎病毒(HAV),乙型肝炎病毒(HBV),丙型肝炎病毒(HCV)和戊型肝炎病毒(HEV)都有可能。口服避孕药的药物反应包括肝炎。曾到疫区的旅行史,最可能的诊断是甲肝。

需要进行哪些诊断检测?

特异性血清学诊断对于确定病毒性肝炎的型别是必要的。HAV总抗体(IgG+IgM)的检测不能区别是既往感染还是正感染甲肝,所以对于急性肝炎的诊断作用不大。HAVIgM抗体检测能够有助于甲型肝炎确诊。这项检测已被广泛应用,通常在24小时内能出结果。本案例患者实验室检查结果如下。

- 总HAV抗体:阳性
- HAV IgM抗体:阳性
- 总HBc抗体:阳性
- 乙肝核心抗原IgM抗体:阴性
- 乙肝表面抗原:阴性
- 抗HBs:阳性
- 抗HCV:阴性

诊断是什么?

诊断甲型肝炎。乙型肝炎血清学结果表明,既往曾感染但痊愈,没有慢性感染。急性丙型肝炎也有可能,HCV抗体可能在暴露长达9个月之后才出现。由于确诊了甲型肝炎,因此此时没有必要做丙型肝炎病毒RNA的检测。最后,值得注意的是很少有关于旅客感染戊型肝炎的报道,而且戊型肝炎血清学检测结果也难以解释。所以只有在排除其他更常见的肝炎类型后才做戊型肝炎的检测。

甲型肝炎的潜伏期为15~50天,平均28天。急性甲型肝炎最常见的症状和体征包括黄疸、发热、全身乏力、厌食、腹部不适。这些症状可能很严重,约10%~20%的报告病例需要住院治疗。HAV感染者的症状与年龄相关。小于6岁的儿童,大部分(70%)感染是无症状的;即使发病,通常也不伴黄疸。虽然有三分之一感染HAV的成人不出现黄疸症状,但比较而言,较大年龄儿童和成年人感染更易发展为有症状患者。在亚洲、非洲、中美洲和南美洲的许多发展中国家,幼儿感染甲肝较为普遍且通常无症状。

如何治疗?

甲型肝炎没有特异的治疗措施,卧床休息不能加快康复速度。虽然 10%～15% 的有症状患者病程迁延或反复发作长达 6 个月,但甲型肝炎不会发展为慢性感染。年轻患者很少见死亡,此病的病死率接近 2%,都是大于 50 岁的患者。下附一张典型的病程示意图,包括 HAV 病毒经粪便排出的高峰时间、出现肝功能检测异常和临床症状的时间。

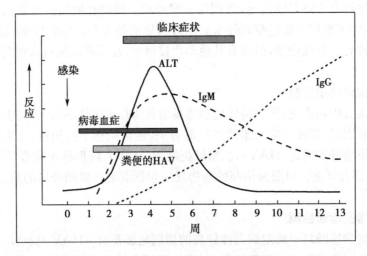

附图 2-1　甲型肝炎病程示意图

甲型肝炎病毒如何传播? 哪些是高危人群?

甲肝病毒是一种 RNA 病毒且只感染灵长类动物。甲肝主要以粪口途径传播,并容易在人与人之间传播。甲肝也可通过被污染的食物或水传播。由于急性感染期甲肝病毒存在于血液中,因此也可通过输血传播,但较少见。HAV 病毒在粪便中含量最高,峰值出现在发病前 2 周。

甲肝高危人群包括到发展中国家旅游、男同性恋者和针筒注射或非针筒注射的吸毒者。在美国,4%～6% 的报告病例是国际旅行者,他们大部分人是因接触污染的食物和水感染甲肝。约 50% 甲肝患者没有报告任何已知的高危因素,当中的一些患者可能通过一些未觉察的传播途径被感染,如被 HAV 污染的食物。

怎样预防疾病的发生?

前往甲肝流行地区的人员在出发前应接种甲肝疫苗或免疫球蛋白。2 岁及以上人群可以接种甲肝疫苗,其好处是可以提供长期的保护(至少 20 年)。甲肝疫苗是 HAV 病毒灭活疫苗;首次注射能给 90% 以上的接种者提供 30 天的保护性 HAV 抗体。在美国允许使用的甲肝疫苗都是等效的,包括贺福立适Ⓡ(葛兰素史克公司),维康特Ⓡ(默克公司)和双福立适Ⓡ(甲、乙肝两联疫苗,葛兰素史克公司)。使用维康特Ⓡ和贺福立适Ⓡ是两次接种的方案(0,6 个月),使用双福立适Ⓡ是三次接种的方案(0,1,6 个月)。第 2 次(或第 3 次)接种是确保那些在首剂量未能产生免疫应答的人也得到保护。99% 的接种者在第 2 次接种后都能够得到保护。

对于那些在离境去往疫区前接种甲肝疫苗少于 30 天的人和 2 岁以下的儿童,注射免疫球蛋白(IG)是另一种预防甲型肝炎的方式,对于 2 岁以下的儿童是一种合适的免疫接种方式。IG 是由人体血浆的抗体制成的无菌制剂。免疫球蛋白是通过被动输入抗体的方式提供免疫力,根据使用的剂量,可维持 3 至 5 个月。疫苗和 IG 可以同时给予。

甲肝是旅行者最常见的疫苗可预防疾病。纵是那些已采取肠道感染预防措施或仅逗留在城市的旅行者,其感染的风险也会随到访地区和逗留时间长短而变化。在美国,旅游相关的报告病例中约三分之一是儿童。

还需要做什么?

发现甲肝病例应马上向当地的卫生部门报告。那些在 14 天内与患者接触过的人,如患者的男朋友、其他家属、性接触者,应该注射免疫球蛋白。在这种情况下,在注射免疫球蛋白之前不需要进行抗体检测,因为费用更昂贵且拖延注射时间。那些不与患者一起居住的家属或朋友不需要接种免疫球蛋白。

及时报告甲肝病例有助于卫生部门迅速采取行动和必要时提供免疫预防措施。因为这位患者从事食品加工工作,当地的卫生部门需要对其工作地点进行调查以评估其职责和卫生操作可能造成食品被污染的风险,同时应建议其同事接种免疫球蛋白。另外,在患者出现黄疸前 2 周到后 1 周这段时期内,任何进食过由患者准备的食物的顾客都应该去接种免疫球蛋白进行预防。是否需要接种免疫球蛋白得由经验丰富的卫生部门专业人员就具体个案分析决定。再次强调,及时报告甲肝病例有助于卫生部门迅速采取行动和必要时提供免疫预防措施。

诺如病毒感染:患者场景

Nancy 是一位 25 岁的毕业生,因恶心、腹泻、腹痛和呕吐(约 6 次)、全身乏力、低热 12 小时送入急诊室。她描述这些症状是突然出现的。

体格检查示 Nancy 没有发热,仰卧位血压 123/74mmhg,广泛性腹部触痛,呈脱水状,粪便潜血检查呈阴性。

根据她的主诉,可能的鉴别诊断是?
- 感染性胃肠炎
- 食物中毒(非感染性胃肠炎)
- 炎性肠病
- 阑尾炎
- 盆腔炎

哪些额外的信息将有助于诊断?
- 她发病前的这周内家人是否出现类似的症状?
- 除她的家人外,她发病前一周内接触的人有无出现类似的症状?
- 她之前是否出现过类似的症状?
- 她是否知道其他人也生病了?
- 她上个月有无旅行到美国以外地方?
- 她既往是否有性病史或者是否有多个性伴侣?

Nancy 说她很少腹泻或呕吐,在过去一周内没有和任何生病的人接触过,过去一月内没有出国。她的男朋友没有和她住在一起,但几乎与她同时发病。2 天前他们两人一起参加了一个婚礼。婚礼上的食物是由当地的酒店提供的,在过去的几天里,他们只在一起吃过这一顿饭。Nancy 不清楚参加婚礼的其他人有无发病。Nancy 说她没有性病史,她和男朋友都只有对方一个性伴侣。

以上信息如何协助诊断?

基于发病较急、Nancy 既往体健、男朋友几乎同时发病,因此她不太可能是患炎性肠病、阑尾炎和盆腔炎。

食物中毒的可能性也较小。假定婚礼上提供的食物是毒素的源头,也是他们最近的一次共同进餐,但暴露和发病的时间间隔太长,而毒素一般在进食后数分钟到数小时内致病。

感染性胃肠炎是最有可能的诊断。Nancy 和她的男朋友的发病可能与胃肠炎的暴发有关。

还有什么信息有助于确定病原体?

- 婚礼上提供了什么食品?
- 参加婚礼之前,他们最后一次共同进餐的时间?
- 与这次婚礼有关的胃肠炎暴发是否已经报告给当地卫生部门? 如果当地卫生部门正在调查这起暴发,也许有助于病原体确定。

婚礼提供的是自助餐,Nancy 吃了龙虾和菲力牛排,她的男朋友吃了鸡块。餐前他们都吃了酿蘑菇、沙拉和冷盘。餐后甜点都吃了婚礼蛋糕和新鲜水果,都喝了红酒或啤酒。

一个星期前,他们参加了户外烧烤。这次户外活动是由 Nancy 老板赞助的。Nancy 说她的同事没有一个人出现呕吐和腹泻。

在咨询当地的卫生部门是否有暴发疫情的时候,卫生部门告知他们正在调查一起事件。在同一间酒店,Nancy 参加婚礼前一天的一个婚礼上有 75% 的出席者都报告发病。沙拉是两个婚礼提供的唯一共同食物,目前卫生部门怀疑参与了两次婚礼工作且期间出现过腹泻症状的一位食品加工者。大部分患者都出现恶心、呕吐(大约 90%)和腹泻(70%),部分有发热,全身乏力,头痛,寒战,腹痛,平均潜伏期为 28.6 小时,平均病程为 31.8 小时。

卫生部门怀疑是诺如病毒引起的病毒性胃肠炎。之所以怀疑诺如病毒是因为患者起病急,潜伏期小于 36 小时,病程较短,没有出现血便,大部分患者出现呕吐。对已采集的粪便样本进行肠道致病菌培养,目前结果均为阴性。

诺如病毒感染的并发症是什么?

诺如病毒是引起自限性急性胃肠炎的常见病因,病程通常不会超过 60 小时。暴发较常发生在餐馆、聚餐、游轮、学校和养老院。病毒通过粪口途径在人与人之间传播,也可通过受污染的食物、水或生的、未煮熟的贝类传播。

如何控制诺如病毒的感染?

没有特效的抗病毒制剂用于治疗诺如病毒感染。可给予诸如口服或静脉补液等支持治疗。为减少疾病传播,要对患者加强良好的洗手习惯的教育,尤其是在如厕后和准备食物前。

卫生部门应采集粪便标本,标本应使用一次性无菌、无运输培养基的容器收集,并用冰袋在 4℃(40℉)条件下运输,送到当地的卫生部门实验室进行检测。卫生部门也鼓励医生采集 Nancy 男朋友的粪便标本。

此次诺如病毒感染应如何预防？

有腹泻症状的食品加工者在症状消失后的 24～48 小时内不应上岗。

良好的洗手习惯能够预防病毒在人与人之间的传播。应使用温水和肥皂洗手约 15 秒以避免粪口传播。

抗生素耐药性沙门菌感染：患者场景

Andrea 带着她 3 岁的儿子 Marcus 到你的办公室就诊。Marcus 已连续 2 天出现低热、恶心和水样便（6～8 次/天）症状，同时伴有腹痛、疲劳感和食欲下降。既往病史中值得注意的是中耳炎反复发作史，此次就诊前已因此遵医嘱口服了 10 天的抗生素。

体格检查发现 Marcus 虽看似疲乏但生长发育正常，有低热（99.5°F/37.5℃），但没有脱水表现，中耳炎已痊愈。腹部检查示肠鸣音亢进、轻度弥漫性压痛，粪便潜血试验阴性。

根据 Marcus 主诉的可能诊断是？

- 感染性胃肠炎
- 阑尾炎
- 腹腔疾病
- 炎症性肠病
- 抗生素相关性结肠炎

其他哪些信息可辅助诊断？

- 他之前是否有过类似症状？
- 他是否去过幼儿园？如果有的话，幼儿园的其他孩子是否有相似的症状？
- 孩子最近是否有在外进食史，例如，生日派对或餐馆？
- 家庭其他成员或密切接触者是否有腹泻或血便？
- 在发病前一个月内有没有旅游？如有，去的哪里？
- 他在发病前一周内有没有与宠物或农场动物接触史或参观过动物园？

Marcus 既往未出现过类似的腹泻症状，幼儿园放学后由家里的奶奶照顾。他最后一次参观宠物农场是在发病前的 3 个月。发病前 1 天，他们一家结束了为期 5 天的加勒比海游轮之旅。出发前 4 天，Marcus 被诊断患有中耳炎，医生开了 1 周的口服抗生素。2 天前 Marcus 的妈妈 Andrea 出现恶心和排稀便（3～4 次/天）的症状，没有发热、腹痛或呕吐。Marcus 的父亲和两个姐姐也参加了邮轮旅行，但都未出现症状。他们家中没有人在邮轮上因腹泻而使用抗生素治疗。

以上信息是如何帮助诊断的？

上述信息提示 Andrea 和 Marcus 可能因为最近的旅游患上感染性胃肠炎。由于孩子在这次发病前因中耳炎服用了 8 天的抗生素，因此必须考虑他可能患上由梭状芽胞杆菌感染而引起的抗生素性结肠炎。根据 Marcus 最近的一次发作、旅游史和她妈妈 Andrea 的症状，Marcus 所患疾病的病因不太可能是阑尾炎、腹腔疾病或者炎症性肠病。

最可能的诊断是感染性胃肠炎。

还有哪些信息有助于确定病原体？

- 1 周前 Marcus 和 Andrea 曾摄入哪些食物？特别是他们俩进食了但其他家庭成员没

有进食的食物或者饮料？

- Marcus 或 Andrea 是否曾经进食未煮熟的肉类，鸡蛋，未消毒的牛奶，生的贝类，或饮用未经处理的水？

- 家里有没有饲养宠物？

- Marcus 在胃肠道炎发作之前因中耳炎而服用抗生素 1 周，那 Andrea 在她腹泻前的 1 个月有没有服用过抗生素呢？

- 对于游船上的游客，在他们生活的社区或者 Marcus 所在的学校，有没有出现其他腹泻患者呢？

游船上提供的是自助餐，说明 Marcus 和 Andrea 进食过多种相同的食物。Andrea 否认曾进食未消毒的牛奶、生的贝类和未煮熟的肉类。她说他们和其他家庭成员不一样，Marcus 和她习惯早起，因此能够吃到游船上提供的早餐。游船上提供的早餐包括法式吐司、水果薄烤饼、订制炒蛋或煎蛋、土豆、新鲜的水果；饮料包括牛奶、咖啡和茶。Andrea 抱怨说炒蛋太稀，几个同行的游客吃早餐时告诉 Andrea 他们曾经呕吐和腹泻。其他时候 Marcus 和 Andrea 和全家人一起进餐。他们没有饮用过任何未经处理的水，或进食停靠港街头小贩售卖的食物。Marcus 在家没有养宠物。Andrea 已经一年多没有服用过抗生素。他们住在城市，饮用市政府提供的水。

以上信息提示游船上的很多旅客都出现过呕吐和腹泻的症状，提示这次感染性胃肠炎的暴发可能与游船上的提供的某一种食物和水源有关。病原体可能是细菌、病毒、寄生虫。最有可能引起这次腹泻病细菌包括空肠弯曲菌、大肠埃希菌、志贺菌属和沙门菌。空肠弯曲菌在美国是引起腹泻病最常见的细菌。由空肠弯曲菌引起的暴发可能与生牛奶、禽畜、鸡蛋和水有关。产毒性大肠埃希菌（ETEC）是引起旅行者腹泻最常见的病因，可以通过水和食物进行传播。沙门菌是一种重要的引起食源性疾病的细菌，发病率仅位于空肠弯曲菌之后。沙门菌引起的食源性疾病暴发与牛肉、禽畜、鸡蛋、猪肉和奶制品有关。沙门菌引起大型水源性暴发比较罕见。

为什么确定这次腹泻的病因很重要？

确定这两个腹泻病例的病因非常重要，因为这影响到治疗方案、发现相关病例和暴发以及确认食物载体。临床医生应开展常见的细菌病原体如弯曲菌、沙门菌、志贺菌、大肠埃希菌 $O_{157}:H_7$ 的培养，如果检测到耐药菌，可以用药敏结果来指导抗生素的治疗。同时，也可开展其他非细菌类病原体的微生物检测。粪便中检测到寄生虫和虫卵（O&P），可以提示寄生虫引起食源性或水源性疾病，例如环孢子虫。轮状病毒感染是引起小儿腹泻最常见的病原体，可使用酶免疫测定（EIA）检测。如果粪便中有白细胞提示可能是细菌性感染，但也可能是其他感染或炎症。如果 Marcus 和 Andrea 有血便，那么可以通过检测志贺毒素来确定是否感染肠出血性大肠杆菌。

你将如何治疗 Marcus 和 Andrea 的疾病？他们需要用抗生素吗？对于腹泻疾病还有什么有效的治疗措施？

由于 Andrea 症状较轻微，她不需要接受抗生素治疗。对于 Marcus，你可以给予适量的复方新诺明，你可以建议 Andrea 注意发热、腹泻、呕吐和脱水症状是否有加重。采集 Marcus 和 Andrea 的粪便标本进行细菌和寄生虫的检测以确认病原体。治疗的首要目标就是维持 Marcus 和 Andrea 水和电解质的平衡，可以使用口服补液盐（ORS）。对于 Marcus 尤其需要,以补充葡萄糖和盐。你可以建议 Andrea 给予 Marcus ORS 以防脱水。虽然水杨酸铋和洛哌丁胺对于 Marcus 这个年龄段儿童都不是非处方药,但它们可以减少稀便和缩短腹泻的时间。对发热或痢疾的患者不应该使用洛哌丁胺。

最后,对于 ETEC 即产毒性大肠埃希菌引起的"旅行者腹泻",在粪便培养结果出来之前,可以使用经验的抗生素治疗。

初诊后 3 天,Andrea 已感觉每天粪便次数减少,但是 Marcus 的呕吐、腹泻症状持续加重。他数度高热,又未摄入足够的口服补液盐。Marcus 在诊室测得体温高达 102°F/38.8℃,同时出现脱水症并伴随黏膜干燥、皮肤干缩。腹部检查未发现异常。可给予 Marcus 静脉补液、口服补液并更换抗生素治疗。根据他病程的进展,此时需要进行血培养。

此时什么信息可有助于指导治疗?

由于 Marcus 不能够通过口服补液治疗维持机体的水电解质平衡,所以要合理的使用静脉补液维持有效循环血量。然而,在住院期间,应尽早建议他使用口服补液盐。从口服补液盐调整为静脉注射抗生素治疗是基于 Marcus 呕吐症状的加剧和病情的恶化。应根据粪便培养和药敏试验结果选择抗生素。

Marcus 的粪便培养结果表明鼠伤寒沙门菌阳性。药敏试验结果显示多种抗生素耐药,包括:氨苄西林及磺胺甲基异噁唑。在美国,自 20 世纪 90 年代的早期,多重耐药性鼠伤寒沙门菌的比例不断上升,目前已占到鼠伤寒沙门菌分离株的 25%。DT 104 多重耐药性鼠伤寒沙门菌中最普遍的一种噬菌体型,比其他型别更易引起侵袭性疾病。耐药株往往比敏感菌株更容易引起暴发。Marcus 最近因中耳炎使用抗生素有可能增加了对沙门菌的易感性,可能是与正常肠道菌群对肠道的保护功能降低,从而导致细菌致病的感染剂量下降有关。此外,当他服用抗生素时又处于某种暴露的环境中,那么他受到多重耐药性沙门菌株感染的风险将会增加。

用抗生素治疗沙门菌性胃肠炎是有争议的,因为可能会导致无症状感染的发生,特别容易出现在 5 岁以下的儿童身上。然而,考虑到他病情的全身性特点,可选择对 Marcus 静脉注射几天的第三代头孢菌素。根据抗生素的耐药性和儿童不推荐使用氟喹诺酮类药物的原则,这是一个比较合理的疗法。

这两个病例需要上报给当地的卫生部门吗? 这两个沙门菌感染病例对公共卫生有什么意义?

沙门菌是一种国家法定报告疾病,且美国大部分州都要求临床医生向当地或者州公共卫生机构报告病例。卫生部门及公共卫生机构可以通过调查确认这次在船上发生的沙门菌感染是否提示了一起暴发。如果确认是暴发,就必须开展进一步调查研究,锁定被污染的食物,或感染沙门菌而患病的食品从业人员,以及是否存在不当的食品加工方法。如果确定了引起暴发的食品,就必须采取追溯和召回措施以防止食品进一步流通和新病例的出现。考虑到鼠伤寒沙门菌耐药菌株流行的增加,公共卫生实验室可以进行细菌的噬菌体分型或脉冲场凝胶电泳(PFGE)来进一步对细菌的耐药模式进行分析。这些病例的报告有助于沙门菌、食源性疾病暴发与细菌耐药性的全国性监测。

建议 Marcus 和 Andrea 采取哪些预防措施? 有必要再做粪便培养吗?

为防止沙门菌的感染,所有肉类和鸡蛋都应该要彻底煮熟。Andrea 可以购买蛋壳经巴氏消毒的鸡蛋,辐照的牛肉和畜禽,以减少受污染的风险。厨房中基本的食品安全措施也有助于防止感染,例如剩饭剩菜要马上放入冰箱,在接触生的肉类和畜禽类后要洗手和清洁餐具,生熟分开放置,Marcus 和 Andrea 在如厕后和餐前餐后应该用暖水和肥皂洗手以防止传播给其他人。Marcus 肠道携带沙门菌时间可能相对较长。当他好转就可以马上回幼儿园,因为沙门菌在人与人之间传播是很罕见的。临床医生应当根据当地卫生部门的相关指导考虑康复期学龄前儿童的复学时间。

在正确的治疗方案下(足够的补液和合适的抗生素),Marcus 可以完全恢复。

未知疾病：患者场景

你是一位在纽约曼哈顿工作了数年的基层医生。Jack,一位 29 岁的健康人士,由去年开始就在你这里就诊,上午八点打电话给你的分诊护士说他突然出现恶心、腹痛、咳嗽、出汗等症状。考虑到是突然发病,护士请问你该如何处理。

如患者随后症状未见改善,是否请他再次致电？是否请他做一个紧急预约？还是送他到急诊室？

他的症状虽不严重,但你关心的是症状的突然发作,所以你决定请他马上来你的诊室。

30 分钟后,9 点钟 Jack 来到你的诊室。除了恶心、腹痛、咳嗽和流汗外,他开始不自主地流泪,还抱怨在来你诊室的途中感到呼吸困难。一到你诊室,他提出立即要上洗手间。

Jack 像平时一样去晨跑,早上 7 点钟左右跑完步回家途中,他喝了一瓶在熟食店购买的瓶装水,然后回家开始准备上班。在洗完澡,换好衣服后,他开始感觉到胃部不适,后来发展到腹部绞痛(他形容"是一种钻心的痛"),但没有腹泻。很快,他开始不自主地阵发性咳嗽,不清楚什么时候开始出现不自主流汗,随后在来诊室的途中,他开始出现呼吸困难和流泪,无呕吐、咯血、血尿、血便、寒战、发热、头痛、肌痛、关节痛或腹泻。未曾使用过任何药物或酒精。

虽然刚刚去完小便,他又提出立即要去洗手间。然而,Jack 在去洗手间的途中出现尿失禁,当他回到房间时,你注意到他的左臂有轻微的震颤,他说这是刚刚才出现的。

可以做出哪些初步诊断？
- 焦虑发作
- 病毒综合征
- 疑似食源性疾病
- 抗胆碱能药物中毒

现在下结论还为时过早,需要进行体格检查,结果如下：

呼吸：20 次/分；

血压：92/60mmHg；

心率：50 次/分；

体温：98.6°F(37℃).

你注意到 Jack 有明显的焦虑表现,但他仍能辨认时间,地方和人。五官检查(HEENT)显示他的双侧瞳孔缩小和反应性降低,未见创伤或流血,心率及心律正常,未闻及杂音,血流良好,尺动脉与桡动脉搏动为 2^+,肺部检查有散在的哮鸣音,腹部平软,无腹部紧张感,肠鸣音亢进,未闻及杂音,四肢未见异常。神经测试显示上臂轻微震颤,轻微口齿不清,唾液分泌过多,双上肢短暂肌束震颤,巴宾斯基征阴性,第2至11对脑神经未出现受损,而第12脑颅神经出现轻微的异常。

其他有助于诊断的信息?

Jack的既往史,包括最近的活动和饮食习惯。

Jack独居,最近未接触任何生病的人。他是一个律师,每天从第五大道跑到第三大道,然后就回家。他没有跑过中心公园,他也没有种植和打理花园的爱好。

他最近的一次进食是昨天晚上,大约在这次症状发作前的10小时,吃了煮熟的面团、蒸椰菜、橄榄油。他是自己做饭的,他说他很小心地清洗椰菜,瓶装油是上周才打开,面团来自他两天前食用过的包装。昨天晚餐喝过直饮水,今天早上喝过瓶装水。

Jack的临床表现涉及到哪些系统?

- 自主神经系统
- 淋巴系统
- 中枢神经系统

Jack陈述的主要症状和体征包括自主神经系统反应增加,进而发展到中枢神经系统受累。需要马上对症治疗,准备氧气、阿托品和解磷定(2-PAM),鉴于他没有皮肤暴露,最可能的中毒途径是经口,因此应静脉注射适量的生理盐水。

疾病的初步诊断是什么?

患者的症状与细菌、病毒和寄生虫所导致的食物中毒症状不符。虽然症状和体征都提示是急性有机磷中毒,但并没有相关的暴露史提示,这一结论尚有争议。他也未曾到过可能会使用有机磷农药的地点例如草地、庭院和公园。然而,Jack的临床表现是典型的有机磷中毒。因此,必须考虑经口摄入的途径。既然Jack不是故意摄入,那么他应该是无意间摄入的。

有机磷中毒在30分钟至2小时内就会出现症状。实际上很容易确认Jack中毒的大致来源:10小时内他摄入的唯一食物就是水。Jack在处理椰菜的时候可能没有彻底清除农药,但如果这样,他应该在夜间就出现症状,考虑到喝瓶装水和他症状发作之间的时间关系,瓶装水是最有可能的病因来源。

鉴于此信息,你应该考虑到那些关键问题?

- 水是否真的被污染?
- 如果是的话,怎么被污染的?
- 还有谁可能喝过?
- 应该采取什么样的行动?

如果诊断和推测是正确的话,那么就可能存在一个公共卫生危害。你必须做两件事,第一是联系卫生部门,第二是做一些检查来明确诊断。有机磷农药中毒通常采用临床诊断,也可以采用一些检测血浆、红细胞中胆碱酯酶活性的方法,也可以对尿液中的一些杀虫剂项目进行检测。为了保证和Jack住在同一栋楼的其他人、邻居、甚至他居住的城市的安全,两项实验检测需同时进行以提供最可能的暴露信息。

与当地卫生部门联系的时候,你应该向谁报告有关情况?

- 流行病学家?
- 医疗主管?
- 感染性疾病管理官员?

当你向主管报告这个病例的时候,应讲述 Jack 的病史,详细描述发病进程以及你怀疑的可能原因。主管听取了你的报告,认同你的观点。她要求你询问主管的流行病学家,以启动此次的流行病学调查。

在很多大城市,都有卫生部门。在小城市或城镇,通常需要与当地或州的卫生部门联系,尝试去评估这次可能受影响的人群规模。对于那些需要马上得到救助的人,如果你一时不能找到卫生部门官员,那么找到流行病学专家和环境健康部门的官员,这些人也能最大可能地利用你掌握的信息。

大部分官员的工作经历丰富了他们的知识或者提高了识别蓄意污染事件的能力。很多人都能够投入到这项任务中,也是完全可以联系到有关专业人员的。

卫生部门开始着手调查,内容包括水质检测、搜索其他有机磷中毒的病例、访谈病例和通知其他公共卫生部门,包括执法部门,CDC 和州的卫生部门,他们甚至有可能会发布一个公众警示。

还有另外一个原因也可能引起类似的临床表现:沙林毒气。如果沙林毒气散播在空气中,Jack 就可能通过呼吸道吸入。

如果这是真的,你要做出什么应变呢?

暴露于沙林毒气或其他一些神经毒剂的人,都会出现与有机磷中毒相类似的临床症状。因此,可以采取相似的治疗措施。

你应该对自己的工作感到自豪,因为你协助找到了一个可能引起危害甚至引起很多人死亡的污染源。

后来,那天在医院查房时,一位同事告知你,那天早上很多在中心公园参加 5000m 赛跑的人和帝国大厦的旅行者都因为突然发作的恶心、腹痛和咳嗽送入急诊室,所有人都喝过瓶装水……

临床场景:你的选择是?

以下的临床小场景可为你提供自我评估。它们都是临床工作中可能遇到的情况。本指引的"临床专注"和"致病因子列表"部分都可为以下临床情景的应对提供有用的信息。注意这些临床场景包括感染和非感染性的食源性疾病。

以下列出了多个临床场景,请从场景后所列选项中选择最佳答案:

A—可能诊断;在答案选择页的 A 选项里选择最可能的答案。

B—确诊最合适的选择(可能不止一个正确答案),在答案选择页的 B 选项里选出所有合适的答案。

最后,确定是否要向当地或者州的卫生部门上报该情况。

临床小场景

I. 你接到一个患者的长途电话,他是一个户外活动者,不到两小时前,他和队友摘食了一些野菌。几位队员出现了呕吐,腹泻和精神错乱症状。

A—可能诊断:

B—确定致病因子最适合的检测/进一步的行动:

是否向卫生部门报告? _____是_____否

Ⅱ．一个新出生的婴儿有败血症的症状。脑脊液的检查结果符合脑膜炎的表现。母亲在分娩前曾出现过流感样的症状。

　　A—可能诊断：

　　B—确定致病因子最适合的检测/进一步的行动：

　　是否向卫生部门报告？_____是_____否

Ⅲ．这位患者因出差去了拉丁美洲两天，今天才回来。他说他曾经吃过酒店附近街头小贩售卖的鱼。他因大量的水样便，呕吐而感到全身不适。

　　A—可能诊断：

　　B—确定致病因子最适合的检测/进一步的行动：

　　是否向卫生部门报告？_____是_____否

Ⅳ．一名十八个月大的婴儿因发热，血性腹泻和呕吐到你的诊室就诊。他在既往48h内曾饮用过未消毒的奶。没有其他家庭成员发病。

　　A—可能诊断：

　　B—确定致病因子最适合的检测/进一步的行动：

　　是否向卫生部门报告？_____是_____否

Ⅴ．一位患者陈述，他和家里人都出现了严重的呕吐。他们四小时之前吃过教堂提供的餐食。

　　A—可能诊断：

　　B—确定致病因子最适合的检测/进一步的行动：

　　是否向卫生部门报告？_____是_____否

Ⅵ．一位患者说他和家里人大约在野餐后一小时都出现严重的呕吐，他们吃过烤肉、薯片、土豆沙拉和自制的生啤。有几位主诉有金属味。

　　A—可能诊断：

　　B—确定致病因子最适合的检测/进一步的行动：

　　是否向卫生部门报告？_____是_____否

Ⅶ．一位患者持续反复腹泻约三周。不伴发热、呕吐或血便。最近两周前，常旅行到拉丁美洲和东欧。

　　A—可能诊断：

　　B—确定致病因子最适合的检测/进一步的行动：

　　是否向卫生部门报告？_____是_____否

Ⅷ．一名6个月婴儿的父母非常担心他们的孩子，因为它无力而虚弱、营养不良、头部控制能力差、便秘，不伴发热和呕吐。

　　A—可能诊断：

　　B—确定致病因子最适合的检测/进一步的行动：

　　是否向卫生部门报告？_____是_____否

Ⅸ．一位经常旅行的商人出现疲劳、黄疸、腹痛和腹泻。大约一个月前，在国外旅行期间吃过生的牡蛎。

　　A—可能诊断：

　　B—确定致病因子最适合的检测/进一步的行动：

是否向卫生部门报告？_____是_____否

Ⅹ．一个家庭里面的数位成员均出现腹部绞痛和水样泻。他们刚从美国东部的沿海地区探访朋友回来，48h 前曾在那里吃过生的牡蛎。

A—可能诊断：

B—确定致病因子最适合的检测/进一步的行动：

是否向卫生部门报告？_____是_____否

Ⅺ．当地一个教堂的教父电话报告有多位信徒在早上年度火鸡筹款宴会后出现水样泻，一些人还出现恶心和腹部绞痛，但没有人出现发热或血便。

A—可能诊断：

B—确定致病因子最适合的检测/进一步的行动：

是否向卫生部门报告？_____是_____否

Ⅻ．你接到一个长途电话，是一位在柏利兹海岸进行钓鱼之旅的患者。他家一直都在食用他们捕获的各种当地的鱼类和贝类，他说早上吃过海鲜后，几个家庭成员都出现了腹痛，严重的腹泻和乏力，其中一位前一天晚上就开始出现言语困难。

A—可能诊断：

B—确定致病因子最适合的检测/进一步的行动：

是否向卫生部门报告？_____是_____否

ⅩⅢ．有一个农村家庭怀疑他们的父亲可能中风了，他主诉复视和吞咽困难。他们家里有一个大花园，且食用家庭自制的蔬菜罐头。

A—可能诊断：

B—确定致病因子最适合的检测/进一步的行动：

是否向卫生部门报告？_____是_____否

ⅩⅣ．一个 2 岁儿童出现腹部绞痛和严重血性腹泻，已经持续了两天，没有发热。

A—可能诊断：

B—确定致病因子最适合的检测/进一步的行动：

是否向卫生部门报告？_____是_____否

ⅩⅤ．Susan 告诉你她出现腹泻、恶心和腹部绞痛症状快 12 小时了，伴乏力和低烧，这些症状出现得非常突然。粪便潜血检查阴性。Susan 说她的一位好友也发病了，两天前她们都参加了公司的野餐活动。

A—可能诊断：

B—确定致病因子最适合的检测/进一步的行动：

是否向卫生部门报告？_____是_____否

ⅩⅥ．Sally 因急性胃肠道疾病来到你的办公室，主要症状为腹泻、腹部绞痛、寒战、发热和全身疼痛。她告诉你大约 3 天前开始发病，曾吃过拌洋葱和混合香草汁的生牛肉。

A—可能诊断：

B—确定致病因子最适合的检测/进一步的行动：

是否向卫生部门报告？_____是_____否

ⅩⅦ．James 来到急诊室，过去的 24 小时出现恶心，乏力和低烧。他还说小便颜色变深。在过去的 24 小时内排了 4 次粪便，粪便颜色都较浅。进一步询问，James 说他没有出现黄疸,一个月前从菲律宾出差回来。

A—可能诊断:

B—确定致病因子最适合的检测/进一步的行动:

是否向卫生部门报告?＿＿＿是＿＿＿否

XVIII. 当你在急诊室上班时,来了四位患者,两个成人和两个小孩。他们五天前开始出现恶心呕吐,腹痛和大量的水样泻(孩子尤其明显)症状,无发热,一天后有所减轻,已三天没症状,但现在症状又出现了,还出现黄疸和血性腹泻的新症状。实验室检查提示肝功能异常。患者之间互不认识,但是都说他们在出现症状前的数小时前吃过汉堡。

A—可能诊断:

B—确定致病因子最适合的检测/进一步的行动:

是否向卫生部门报告?＿＿＿是＿＿＿否

XIX. 一位母亲带了她五个月的有明显视力问题的婴儿来就诊,婴儿一直都健康,直到上个月出现视力问题。她说在怀孕期间体健,但通过进一步的询问了解到,母亲曾饲养过两只猫,但是因为担心猫会造成婴儿窒息,所以在婴儿出生前猫就转送他人了。

A—可能诊断:

B—确定致病因子最适合的检测/进一步的行动:

是否向卫生部门报告?＿＿＿是＿＿＿否

选择答案

A:选择以下可能的致病因子:

1. 金黄色葡萄球菌或蜡样芽胞杆菌毒素中毒

2. 产气荚膜梭菌肠毒素中毒

3. 可能是沙门菌或弯曲菌。

4. $O_{157}:H_7$ 大肠埃希菌

5. 诺如病毒、副溶血性弧菌和其他弧菌感染

6. 霍乱弧菌感染

7. 肉毒杆菌中毒必须被排除

8. 单增李斯特菌引起的败血症

9. 小隐孢子虫

10. 环孢子虫

11. 金属中毒

12. 毒蘑菇中毒

13. 可能是鱼类/贝类中毒

14. 蓝氏贾第鞭毛虫

15. 旋毛线虫

16. 甲型肝炎病毒

17. 先天性弓形虫病

18. 鹅膏蕈碱中毒

B:选择下面的检测/手段

1. 临床诊断,没必要进行实验室检查

2. 通常进行常规粪便培养检测

3. 通常需要在参比实验室开展食物、粪便或呕吐物中毒素的检测

4. 明确导致公共卫生问题的病原体

5. 将样本上送给卫生部门(检测霍乱弧菌、其他弧菌、$O_{157}:H_7$ 大肠埃希菌、特殊毒素、产气荚膜梭菌和肉毒杆菌)

6. 不能通过常规粪便培养检出($O_{157}:H_7$ 大肠埃希菌、霍乱弧菌和其他弧菌)

7. 考虑病毒检测

8. 囊肿、卵子和寄生虫的检测,至少收集 3 份粪便标品。病原体有时仍然会被漏检

9. 合适的金属元素检测。

10. 需要特殊的检测来确定鱼的毒素

11. 咨询真菌学家鉴定有毒菌类

12. 血培养结果是诊断金标准

13. 验血有助于确定病原体

14. 可能需要急性期和康复期患者的血清学或病毒检测

15. 在参比实验室分离婴儿血液中弓形虫、进行白细胞或脑脊液 PCR 检测,或 IgM 和 IgA 血清学的检测

16. 及时有效的抗毒素治疗。没有特效的解毒剂,但水飞蓟宾(联合青霉素 G)和 N 乙酰半胱氨酸的有明确的疗效,但有可能导致肝肾功能衰竭

答案

题号	A 项选择	B 项选择	是否报告
I	12	11	是
II	8	12	是
III	6	5,6	是
IV	3,4	2	是
V	1	1,3	是
VI	11	9	是
VII	14	8	是
VIII	7	5	是
IX	16	13,7,14	是
X	5	5,6,7	是
XI	2	1,5	是
XII	13	10	是
XIII	7	3,5	是
XIV	4	5,6	是

续表

题号	A项选择	B项选择	是否报告
XV	3,5	5,6,7	是
XVI	3,4	2	是
XVII	16	13,7,4	是
XVIII	18	16	是
			（是否蓄意污染?）
XIX	17	15,13	是

推荐阅读材料（略）

旧版指引作者/审阅者

写作/写作组

美国医学会：Litjen（L. J.）Tan, Ph. D.（Working Group Chair）；Jim Lyznicki, M. S. , M. P. H.

美国疾病预防控制中心：Penny M. Adcock, M. D. ；Eileen dunne, M. D. , M. P. H. ；Julia Smith, M. P. H.

美国食品药品管理局食品安全和应用营养中心：Eileen Parish, M. D. Arthur Miller, Ph D. ；Howard Seltzer.

美国农业部食品安全检验局：Ruth Etzel, M. D. , Ph. D.

2004版指引写作/工作组

美国医学会：Litjen（L. J.）Tan, Ph. D.（Working Group Chair）American NursesAssociation-American Nurses FoundationElaine Brainerd, R. N. , M. A.

美国CDC：Julia Smith, M. P. H. , CHES（Coordinator of CDC participants）；Christopher Braden, M. D. ；Joseph S. Bresee, M. D. ；Lenee Brown, M. P. H. ；Sandra N. Bulens, M. P. H. ；Tom Chiller, M. D. ；Anthony Fiore, M. D. , M. P. H. ；Jeff Jones, M. D. , M. P. H. ；Pavani Kalluri, M. D. ；Adriana S. Lopez, M. H. S. ；James Maguire, M. D. , M. P. H. ；Stephan S. Monroe, Ph. D. ；Umesh Parashar, M. B. B. S. , M. P. H. ；Vincent Radke, Sanitarian；Marc-Alain Widdowson, Vet M. B. , M. Sc.

美国食品药品管理局食品安全和应用营养中心：Eileen Parish, M. D. ；howardSeltzer.

美国农业部食品安全检验局：Bessie Barrie, M. S. ；Olga Catter, M. D. ；david Goldman, M. D. , M. P. H. ；JonathonS. Rose, M. D. , M. P. H. , D. A. B. P. M.

作者/审阅者

以下机构和个人对本指引提供了重要审阅建议：

机构： American Academy of Family Physicians, American Academy of Pediatrics, American Association of Public health Physicians, American College of Emergency Physicians, American College of Physicians, American College of Preventive Medicine, American Nurses Association, Association of State and Territorial health Officials, Council of State and Territorial Epidemiologists, Infectious Diseases Society of America, Johns hopkins General Preventive Medicine Residency Program.

个人： Mona R. Bomgaars, M. D. , M. P. H. , Hawaii Department of Health, Honolulu, Hawaii; Peter Chien, Jr. , American Medical Association Student Section, Ad-Hoc Committee on Scientific Issues; Michael Crutcher, M. D. , M. P. H. , Oklahoma State Department of Health, Oklahoma City, Oklahoma; Jeffrey Davis, M. D. , M. P. H. , Wisconsin department of health and Family Services, Madison, Wisconsin; Roy Dehart, M. D. , Center for Occupational and Environmental Medicine, Nashville, Tennessee; B. Clair Eliason, M. D. , University of Illinois School of Medicine at Rockford, Illinios; Richard Guerrant, M. D. , Health Sciences Center, University of Virginia, Charlottesville, Virginia; Bennett Lorber, M. D. , Temple University School of Medicine, Philadelphia, Pennsylvania; Janet Mohle-Boetani, M. D. , M. P. H. , California department of Health Services, Berkeley, California; Dale Morse, M. D. , New York State Department of Health, Albany, New York; Michael Moser, M. D. , M. P. H. , Kansas department of health and Environment, Topeka, Kansas; Margaret Neill, M. D. , Memorial Hospital of Rhode Island, Pawtucket, Rhode Island; Michael Osterholm, Ph. D. , M. P. H. , Center for Infectious disease Research and Policy, School of Public health, University of Minnesota, Minneapolis Minnesota; Louis Pickering, M. D. , National Immunization Program, CDC, Atlanta, Georgia; Christopher Shearer, M. D. , Phoenix Baptist Hospital Family Medicine Center, Phoenix, Arizona; Vincenza Snow, M. D. , FACP, American College of Physicians, Philadelphia, Pennsylvania; Melvyn Sterling, M. D. , FACP, Orange, California; Made Sutjita, M. D. , Ph. D. , Morehouse School of Medicine, Atlanta, Georgia; Philip Tarr, M. D. , Washington University in Saint Louis School of Medicine, St. Louis, Missouri; James Walker, D. V. M. , Oklahoma State Department of Health, Oklahoma City, Oklahoma; William Weil, M. D. , Michigan State University, East Lansing, Michigan

MMWR

发病率和死亡率周报

建议和报告　　　　　　　　　　　　　　　　　　2004.4.16/VOL.53/NO.RR-4

由 CDC 组织的继续教育项目

食源性疾病的诊断和治疗

截止日期:2007 年 4 月 16 日

你必须于 2007 年 4 月 16 日前完成并网上或以邮递方式提交,以获取继续教育学分。如果你回答了所有的问题,你可获得 2.75h 的医学继续教育学分(CME),0.25 个继续教育中心(CEUS)学分,3.0h 健康教育专家委员会学分(CHES),还有 3.3 个继续护理教育的面授课时(CNE)。如果你网上提交,可立即获得学分。如以邮递方式提交,你将在大约 30d 后获得学分。这次继续教育活动是免费的。

说明

通过网上

1. 通读本期 MMWR(VOL.53/NO.RR-4），里面附有下一页问题的正确答案。

2. 登录 MMWR 继续教育的网站:http://www.cdc.gov/mmwr/cme/conted.html.

3. 选择你想参加的考试和是否要注册 CME,CEU,CNE 或者 CHES 学分。

4. 填写并提交登记表格。

5. 选择考试问题。为了获取学分,你必须回答所有的问题。有一个以上正确答案的问题,会提示你:"可多选"。

6. 在 2007 年 4 月 16 日前提交你的答案。

7. 及时打印你的学习记录证明。

通过邮递或传真

1. 通读本期 MMWR(VOL.53/NO.RR-4），里面附有下一页问题的正确答案。

2. 完善表格里所有的注册信息,包括你的姓名、邮寄地址、电话号码和电子邮件地址。

3. 说明是否进行 CME、CEU、CNE、CHES 学分注册。

4. 回答问题,并在表格上写上相应的字母。要获得继续教育学分,你必须回答所有问题。有一个以上正确答案的问题,会提示你:"可多选"。

5. 签名并写下完成表格的时间,或者以复印件的形式在 2007 年 4 月 16 日前发送以下地址。

传真:404-639-4198　　通信地址:MMWR CE CreditOffice of Scientific and health CommunicationsEpidemiology Program Office, MS C-08Centers for disease Control and Prevention1600 Clifton Rd,N.E.Atlanta,GA30333

6. 完成证明会在 30 天之内寄送给你。

委 托 机 构

　　医学继续教育(CME)：这项活动是依据医学继续教育鉴定委员会的核心领域和政策来开展的，并由美国CDC、农业部食品安全检验局和食品药品管理局食品安全和应用营养中心协办。CDC是由继续医学教育委员会授权为医生提供继续医学教育。CDC受美国医学继续教育认可委员会(ACCME)委托为临床医生提供医学继续教育课程。根据美国医学会医师(AMA)认可裁决要求，本课程最多能获得2.75小时继续教育一类学分。每位医生只能申请他或她实际上花在这项活动的学时。

　　继续教育中心(CEU)：CDC是由国际继续教育和培训协会委托提供继续教育和培训课程的权威机构，本课程可获得0.25小时继续教育中心的学分。

　　继续护理教育(CNE)：CDC是由美国护士评定中心委员会委托进行护理继续教育的机构。本课程可获得3.3小时的面授课程学分。

　　健康教育专家委员会(CHES)：CDC是由国家健康教育委员会委托提供健康教育面授课程的指定机构。本课程可获得3.0小时健康教育一类学分。CDC鉴定号GA0082.

疾病预防控制中心

目标和目的

　　这份MMWR为诊断、治疗和报告食品相关性疾病暴发的医生和其他医务人员提供了重要参考建议。这些建议是由美国医学会、美国护理基金会护理协会、美国CDC、美国食品药物监督管理局食品安全与应用营养中心和美国农业部食品安全检验局共同提供的。本报告的目的在于为医务人员提供有关食源性疾病的指引和患者健康教育信息。读者完成此次继续教育活动后，应该能够：1)可对需要考虑食源性疾病的六种致病因子进行鉴别；2)掌握确诊为食源性疾病后治疗时需要考虑的四个原则；3)总结食源性疾病报告的要求；4)明确食源性疾病的三个高风险人群。

要获得继续教育的学分，请回答以下问题：

1. 下列哪些可为确定食品相关疾病的病因提供重要线索？

　A. 潜伏期

　B. 患病时间

　C. 主要临床症状和体征（如呕吐，腹泻和腹痛）

　D. 旅行史

　E. 以上全部

2. 以下哪个群体容易患食源性疾病的并发症

　A. 免疫功能低下人群

　B. 肝病患者

　C. 孕妇

　D. 老年人

　E. 上述所有

3. 下列哪一项不是安全的食品加工行为？

　A. 使用相同的菜板切生和熟的食物

B. 进食前使用食物温度计检查食物的中心温度

C. 用清水冲洗未处理的食物

D. 加工食物前后洗手

4. 以下哪种是检查汉堡包是否加热到合适温度的正确方法?

A. 烹煮至内部变成棕色

B. 使用食物温度计,以确保中心温度达到160°F

C. 没必要确定汉堡包是否煮到适当的温度,因为它太小

D. 尝一口汉堡包,以判断它尝起来是熟的

5. 当怀疑发生食源性疾病暴发时,应该与卫生部门的什么人联系?

A. 卫生官员

B. 流行病学官员

C. 环境卫生官员

D. 上述均可

6. 下列哪项不符合炎性腹泻表现?

A. 粪便中有白细胞

B. 严重便血

C. 侵入性或细胞毒性细菌和原生动物感染

D. 小肠的损害

7. 如果怀疑是食源性疾病,应考虑采取以下哪些措施?

A. 提交适宜的标本进行化验

B. 联系州或地方卫生部门

C. 开始口服补液疗法

D. 以上全部

8. 蓄意污染食品事件是罕见的,但以下的哪种情况会让你怀疑它的可能性?(即那些使得怀疑是蓄意污染的不寻常情况)?

A. 在普通食物中出现不寻常的物质或病原体

B. 一种寻常的物质或病原体正影响着异常大范围的一个群体

C. 一种寻常的物质或病原体不寻常地出现在临床病例中

D. 以上全部

9. 多重耐药鼠伤寒沙门菌病例:

A. 美国自 20 世纪 90 年代以来一直在增加

B. 比其他型别更易引起的侵袭性疾病

C. 往往是对抗氨苄西林及磺胺耐药

D. 在暴发中会比敏感株引发更多的病例

E. 以上全部

10. 如感染诺如病毒,可在 24~48 小时内出现恶心,呕吐,水样/大量的腹泻。以下哪些食物可引起诺如病毒感染?

A. 未煮熟的贝类

B. 未煮熟的汉堡包

C. 即食食品(如沙拉)

D. 冰镇饮料

E. A,C 和 D 是正确的

11. 您的工作部门

A. 州/地方卫生部门

B. 其他公共卫生部门

C. 临床医院/私人诊所

D. 管理式护理机构

E. 学术机构

F. 其他

12. 哪些最能描述你的职业?

A. 医生

B. 护士

C. 健康教育者

D. 办公室工作人员

E. 其他

13. 我计划使用以上建议作为以下哪些信息的基础依据?(可多选)

A. 健康教育材料

B. 保险报销政策

C. 当地执业指南

D. 公共政策

E. 其他

14. 你每月大约治疗多少食源性疾病患者?

A. 没有

B. 1~5

C. 6~20

D. 21～50

E. 51～100

F. ＞100

15. 你花了多长时间阅读本报告,并完成测试?

A. ＜2.0 小时

B. 2.0～3.0 小时

C. 3.0～4.0 小时

D. ＞4.0 小时

16. 阅读这份报告后,我相信我可以对需要考虑食源性疾病的六种致病因子进行鉴别

A. 非常同意

B. 同意

C. 既不同意也不反对

D. 不同意

E. 强烈反对

17. 阅读这份报告后,我可以描述食源性疾病治疗时需要考虑的四个原则

A. 非常同意

B. 同意

C. 既不同意也不反对

D. 不同意

E. 强烈反对

18. 阅读这份报告后我可以总结食源性疾病报告的要求

A. 非常同意

B. 同意

C. 既不同意也不反对

D. 不同意

E. 强烈反对

19. 阅读这份报告后,我可以确定罹患食源性疾病的三个高危人群

A. 非常同意

B. 同意

C. 既不同意也不反对

D. 不同意

E. 强烈反对

20. 本报告的目标和目的性是一致的

A. 非常同意

B. 同意

C. 既不同意也不反对

D. 不同意

E. 强烈反对

21. 本报告的教学策略(文字、数字和表格)是有效的

A. 非常同意

B. 同意

C. 既不同意也不反对

D. 不同意

E. 强烈反对

22. 总体而言,报告的表现形式增强了我对教材内容的理解

A. 非常同意

B. 同意

C. 既不同意也不反对

D. 不同意

E. 强烈反对

23. 这些建议将影响我的行为

A. 非常同意

B. 同意

C. 既不同意也不反对

D. 不同意

E. 强烈反对

24. 报告的内容适合我的教育需求

A. 非常同意

B. 同意

C. 既不同意也不反对

D. 不同意

E. 强烈反对

25. 可获得继续教育学分是我决定阅读本报告的原因

A. 非常同意

B. 同意

C. 既不同意也不反对

D. 不同意

E. 强烈反对

26. 你是如何了解到这个继续教育活动的

A. 互联网
B. 广告(例如,事实表,MMWR,通讯,或期刊)
C. 同事/上司
D. 会议展示
E. MMWR 订阅
F. 其他

1~10题参考答案:

1. E;2. E;3. A;4. B;5. D;6. D;7. D;8. D;9. E;10. E.

MMWR 继续教育答题卡

2004,04,16/VOL. 53/NO. RR-4

食源性疾病的诊断和治疗

> 为了获得继续教育学分,你必须:
>
> 1. 提供你的联系方式;
>
> 2. 勾选:CME,CNE,CEU 或者 CHES;
>
> 3. 回答所有的测试问题;
>
> 4. 签名并注明填写表格或复印件的日期;
>
> 5. 在 2007-4-16 前提交你的答题卡。
>
> 没有完成这些项目会导致你延迟或拒绝你的继续教育学分申请。

姓名:_____

通讯地址:_____

部门:_____ 住址:_____

城市:_____ 州:_____ 邮编:_____

电话号码:_____ 传真:_____

电子邮件:_____

签名日期:_____

请你在正确的答案前画勾。注意:为了获取继续教育学分,你必须回答所有问题!

1. [ ]A [ ]B [ ]C [ ]D [ ]E
2. [ ]A [ ]B [ ]C [ ]D [ ]E
3. [ ]A [ ]B [ ]C [ ]D
4. [ ]A [ ]B [ ]C [ ]D
5. [ ]A [ ]B [ ]C [ ]D
6. [ ]A [ ]B [ ]C [ ]D
7. [ ]A [ ]B [ ]C [ ]D
8. [ ]A [ ]B [ ]C [ ]D
9. [ ]A [ ]B [ ]C [ ]D [ ]E

10.　[ ]A [ ]B [ ]C [ ]D [ ]E
11.　[ ]A [ ]B [ ]C [ ]D [ ]E [ ]F
12.　[ ]A [ ]B [ ]C [ ]D [ ]E
13.　[ ]A [ ]B [ ]C [ ]D [ ]E
14.　[ ]A [ ]B [ ]C [ ]D [ ]E [ ]F
15.　[ ]A [ ]B [ ]C [ ]D
16.　[ ]A [ ]B [ ]C [ ]D [ ]E
17.　[ ]A [ ]B [ ]C [ ]D [ ]E
18.　[ ]A [ ]B [ ]C [ ]D [ ]E
19.　[ ]A [ ]B [ ]C [ ]D [ ]E
20.　[ ]A [ ]B [ ]C [ ]D [ ]E
21.　[ ]A [ ]B [ ]C [ ]D [ ]E
22.　[ ]A [ ]B [ ]C [ ]D [ ]E
23.　[ ]A [ ]B [ ]C [ ]D [ ]E
24.　[ ]A [ ]B [ ]C [ ]D [ ]E
25.　[ ]A [ ]B [ ]C [ ]D [ ]E
26.　[ ]A [ ]B [ ]C [ ]D [ ]E [ ]F

发病率和死亡率周报是由 CDC 编制,提供免费的电子版和付费的纸质版。可以发送电子邮件到 listserv@listserv.cdc.gov 获取每周的电子版。详细内容可阅读 SUBscribemmwr-toc。也可以从 CDC 的互联网服务器 http://www.cdc.gov/mmwr 或者从文件传输协议服务器 ftp://ftp.cdc.gov/pub/publications/mmwr 获取。订阅纸质版,可联系美国政府文印办公室,地址:华盛顿,DC20402,电话:202-512-1800.

每周 MMWR 的实时数据是由州卫生部门向 CDC 提供,每周的数据在星期五截止,然后以国家为单位统一整理并在下一个星期五发表。咨询 MMWR 杂志,包括将要发表的资料,可联系 MMWR 杂志编辑部,地址:Mailstop C-08,CDC,1600 Clifton Rd,N.E.,Atlanta,GA30333;电话:888-232-3228。

所有 MMWR 的资料都是公开的,可任意复印和使用;然而,引用需要标明来源。可以在 http://www.cdc.gov/mmwr 获取所有的 MMWR 的相关资料。可以使用搜索引擎找特定的文章。

商标和商业信息仅用于标识,未经美国人类健康服务部允许,不得使用。

非 CDC 的网站提供给读者的相关资料是未经 CDC 或美国人类健康服务部的鉴定和允许,CDC 对这些网站上的内容不负有责任。MMWR 上列出的网页地址是实时的,以发表日期为准。

☆美国国家出版局:2004-633-140/69181 Ⅳ区　ISSN:1057-5987

附录 3　重要食源性疾病的危害、关联食品和诊断治疗参考手册

致病因子	常见中毒食品	自然栖息地/污染途径/中毒原因	常见潜伏期	主要症状体征	致病性/机制 生物性标本检验	暴发/中毒/疾病 诊断标准	临床治疗
				细菌性食源性疾病			
沙门菌	多由动物性食品引起,特别是畜禽肉类、蛋类及其制品,也可由霍乱沙门菌鸡血清型和玛丽那沙门菌鱼类、奶类等引起	通常能够从人或动物的肠道中分离到,但伤寒沙门菌只能从人人体中分离到,猪霍乱沙门菌宿主则主要与动物宿主相关。沙门菌可在环境中生活较长时间(也许数年)。罹患沙门菌病的人及动物或带菌者排泄物污染食品。肉类食品从屠宰到销售的各个环节都可能被沙门菌污染。在适宜的条件下大量繁殖。加热处理不彻底、或食品已加工成熟食又被沙门菌再次污染、食前未加热处理	12～36 小时	首先出现头痛、恶心、食欲不振,继之呕吐、腹泻(水样便)。腹痛。体温升高,约 38 ～ 40℃。发病 2～4 天体温下降,多数患者在 2～3 天后胃肠炎症状消失。中毒分为五种类型: **胃肠炎型:**突然发病,体温可达 38～40℃以上,伴有恶寒、恶心、呕吐、腹泻、腹痛,严重者有脱水现象,严重者可出现感染性休克。主要由鼠伤寒沙门菌、肠炎沙门菌等引起 **类伤寒型:**病情缓和,突出的有高热,体温可高达 40℃以上,头痛、全身无力、四肢痛、腓肠肌痛或痉挛、腰痛及神经系统紊乱。有时在唇周围、舌尖上出现许多疱疹。胃肠炎症状不明显。主要由甲乙丙型副伤寒沙门菌	表面抗原和菌毛具有侵袭力、内毒素可引起体温升高等系列生理病理改变,部分可产生外毒素。感染剂量一般较低(小于 10^3),排菌时间较长(1～6 周) 粪便、呕吐物、血清	WS/T13-1996:可疑食品,患者呕吐物或腹泻便检出血清学型别相同致病菌;或几个病人呕吐物或腹泻便中检出血清学型别相同致病菌; 美国 CDC 指南:从两个或多个患者临床标本中分离相同血清型的致病菌;或从流行病学关联食物中分离到致病菌	轻症患者以补充水分和电解质等对症处理为主。重症、患菌血症和有并发症的患者,需用抗生素治疗

致病因子	常见中毒食品	自然栖息地/污染途径/中毒原因	常见潜伏期	主要症状体征	致病性/机制/生物标本检验	暴发/中毒/疾病诊断标准	临床治疗
沙门菌				菌引起 **类霍乱型**：剧烈的呕吐、腹泻，粪便呈米汤样，体温升高，恶寒，无力，腹痛。可有严重脱水以致循环衰竭。严重者昏迷、抽搐、谵语等中枢神经系统症状。 **类感冒型**：体温升高，恶寒，全身不适，四肢及腰部疼痛，鼻塞、咽喉炎等上呼吸道症状。 **败血症型**：起病突然，有高热、恶寒，出冷汗和轻重不一的胃肠炎症状。一些患者可有胃髓炎、肺炎、脑膜炎等合并症。此型比较少见。病死率通常为0.3%～0.5%。主要由猪霍乱沙门菌引起			
志贺菌	冷盘（冷荤）、凉拌菜	通常能够从人或动物的肠道分离。痢疾志贺菌只能从人体中分离。人和其他大型灵长类动物是志贺氏菌唯一的自然宿主。可从被粪便污染的食品和	7～20小时	突然出现剧烈的腹痛、呕吐，频繁的腹泻，初期局部分或全部水样便，以后在便中或混有血液和黏液。有里急后重，恶寒、发热、头痛，体温重，高者可达40℃以上。可继发败血症和脑膜炎	产生志贺菌毒素 粪便、肛拭子	**美国CDC指南：** 从两个或多个患者临床标本中分离到相同血清型致病菌，或从流行病学关联的食物中分离致病菌	一般采取对症和支持治疗

144

续表

致病因子	常见中毒食品	自然栖息地/污染途径/中毒原因	常见潜伏期	主要症状体征	致病性/机制/生物标本检验	暴发/中毒/疾病诊断标准	临床治疗
志贺氏菌		水中分离到，并不是在环境中自由生存的细菌。食品从业人员患有痢疾或成为带菌者，或被粪便污染的食品，经手污染或成为食品存放在较高的温度下经过较长时间/细菌大量繁殖					
副溶血性弧菌	**海产品**，其中以墨鱼、带鱼、黄花鱼、鱼、贝、蟹、虾、螃蟹等为多；其次如咸菜、熟肉类、禽肉和禽蛋、蔬菜等。在肉、禽类食品中，约半数为腌制海蜇等海产品	是世界上温带和热带地区含盐水和海水环境中自由生存的一部分。烹调食物时未烧熟煮透，或熟调后重新受到污染、食前又未加热处理；生吃螃蟹、海蜇等海产品；带菌者污染食品；蝇类带菌污染食品	11～18小时	腹痛多在上腹部、脐部附近，呈阵发性绞痛，发病后5～6小时最重，以后逐渐减轻，腹痛大多持续1～2天。腹泻开始时是水样便，或成血水样便，可转成脓血分有血水样便，可转成脓血便、黏液便或脓黏液便。部分患者开始即为脓便、黏液或黏液脓便，腹泻多在10次/日以内，一般持续1～3天；恶心、呕吐、头痛、乏力，发热（多在37～38℃之间），脱水。大部分患者2～3天恢复正常	毒力与其产生TDH（一种溶血素）相关，产溶血素的菌株被列为Kanagawa阳性，这一特征别一致病学上已作为流行病学分离到的副溶血性弧菌具有致病性的依据。吐泻物（因本菌不耐酸，不易在呕吐物中检出）血清凝集效价试验	WS/T 81-1996；中毒食品、食品工具、患者粪便或呕吐物中检出生物学特性一致的副溶血性弧菌，动物（小鼠）试验具有毒性反应者血清有抗体反应**美国CDC指南：**从两个或多个患者的粪便中分离到神奈川试验阳性的致病菌；或从流行病学关联的每份食品（妥善保存）中分离到10⁵或以上神奈川试验阳性的致病菌	以补充水分和纠正电解质紊乱等对症治疗为主，重症病例才使用抗生素治疗

续表

致病因子	常见中毒食品	自然栖息地/污染途径/中毒原因	常见潜伏期	主要症状体征	致病性/机制 生物标本检验	暴发/中毒/疾病 诊断标准	临床治疗
大肠埃希菌	多由动物性食品引起,特别是肉类(如病畜或死性畜肉、酱或卤肉、熟肉脏等)也可由鱼类、奶类、蛋类及其制品引起	人和动物的粪便中无处不在。在水中检测到本菌可作为水被粪便污染的指标。其中 O₁₅₇ STEC 可在乳牛和肉牛体内定居。受粪便污染的土壤、水、带菌者的手均可污染食品,或经污染食品的器具具有污染	10～15 小时(急性胃肠炎型); 48～72 小时(急性菌痢型); 3～4 天(出血性肠炎型)	急性胃肠炎型:腹泻、上腹痛和呕吐。粪便呈水样或米汤样,每日 4～5 次。发热,38～40℃、头痛等。病程 3～5 天 急性菌痢型:血便,脓黏液便,里急后重、腹痛、发热,部分患者有呕吐。发热,38～40℃、可持续 3～4 天。病程 1～2 周 出血性肠炎型:突发性剧烈腹痛、腹泻,先水便后血便,甚至全为血水。亦可有低热或不发热,呕吐。严重者可出现溶血性尿毒综合征、血小板减少性紫癜等,老人、儿童多见。病程 10 天左右。病死率为 3%～5%。主要由 O₁₅₇:H₇ 引起	产肠毒素性大肠埃希菌(ETEC):产生热稳定毒素(ST)或热不稳定毒素(LT) 肠致病性大肠埃希菌(EPEC):在肠道繁殖,不产 LT 或 ST 肠侵袭性大肠埃希菌(EIEC):侵袭结肠细胞,导致严重的水样腹泻 肠聚集性大肠埃希菌(EAggEC):产生细胞毒素/肠毒素 肠出血性大肠埃希菌(EHEC):可产生毒力甚强的毒素,称为志贺样毒素 1 和 2(也称为 Vero 细胞毒素) 产志贺毒素样大肠埃希菌(STEC):O₁₅₇:H₇ 血清型和无动力的 O₁₅₇:H₇ 清型和其他一种或以上的志贺毒素(Vero 细胞毒素)吐污物	WS/T 8-1996: 中毒食品、患者吐泻物中均检出生化及血清学型别相同的致病菌; EIEC 应进行豚鼠角膜试验; ETEC 应进行肠毒素测定 美国 CDC 指南 从两个或更多的患者标本中分离到 STEC; 或从流行病学密切相关的食物中分离到 STEC(STEC) 从两个或更多的患者的粪便中分离到同血清型的致病菌;结果表明能产生热稳定的热(SD)和(LT)的(ETEC) 从两个或多个患者的粪便中分离同血清型致病菌(EPEC/EIEC)	主要是对症治疗和支持治疗,对部分重症患者应尽早使用抗生素。首选氯霉素、多粘菌素、庆大毒素;STEC 和 EHEC 慎用抗生素

146

续表

致病因子	常见中毒食品	自然栖息息地/污染途径/中毒原因	常见潜伏期	主要症状体征	致病性/机制 生物标本检验	暴发/中毒/疾病诊断标准	临床治疗
金黄色葡萄球菌	剩饭、糕点、凉糕、冰淇淋、奶及其制品、熟肉等	主要寄生在哺乳动物和鸟类的皮肤、皮肤腺和黏膜，自然界分布广泛。金葡菌污染了营养丰富、含水分较多的食品，在较高温度（25℃以上）放置较长时间（数小时），大量繁殖产生肠毒素	1～6小时	剧烈呕吐（多呈喷射性）、恶心、上腹部不适或疼痛、腹泻等。病程较短，一般多于1～2天痊愈，很少死亡。偶可因循环衰竭而死亡	主要取决于其产生的毒素和侵袭性酶：溶血毒素、杀白细胞素、血浆凝固酶、脱氧核糖核酸酶、肠毒素、外毒素休克综合征毒素（TSST-1） 吐泻物、粪便	WS/T 80-1996：①中毒食品检出肠毒素；②中毒食品、患者吐泻物检出同一型别肠毒素；③不同患者吐泻物检出同一型别肠毒素。凡符合以上一项者即可判断葡萄球菌食物中毒 美国CDC指南：从两个或多个患者粪便或呕吐物中分离相同噬菌体型的致病菌，或从与流行病学密切相关食物中检测出肠毒素，或提交的每克样品妥善保存后，从流行病学关联的每克食品中分离出 10^5 个病原体	按照一般急救处理的原则，以补水和维持电解质平衡等对症治疗为主。一般不需用抗生素。对重症者或出现明显菌血症者，除对症治疗外，还应根据药物敏感性试验结果采用有效的抗生素，不可滥用广谱抗生素

续表

致病因子	常见中毒食品	自然栖息地/污染途径/中毒原因	常见潜伏期	主要症状体征	致病性/机制生物标本检验	暴发/中毒/疾病诊断标准	临床治疗
肉毒杆菌	家庭制豆类的发酵制品,如臭豆腐、豆瓣酱、花生罐头、豆罐头等。国外食品多为火腿、腊肠等	广泛存在于地球上的土壤和水环境中。食品被本菌污染在适宜温度,不高的渗透压和酸度,以及厌氧的条件下繁殖,形成肉毒素。食品未再进行彻底加热处理	1~7 天	前驱症状:恶心、呕吐、全身无力、头痛、头晕、继而腹胀、腹痛、便秘或腹泻,不一定发热。眼症状:视力减弱、视力模糊、复视、眼睑下垂、眼球震颤。延髓麻痹:言语障碍、声音嘶哑直至失音、咀嚼障碍、张口困难、伸舌困难、吞咽困难、饮水呛咳、咽喉阻塞感。分泌障碍:口腔和咽喉干燥、顽固性便秘、汗液分泌也减少	肉毒毒素(BoNT):A、B、E 和 F 血清型是引起人类肉毒中毒的主要致病因子;C 和 D 血清型主要与动物的肉毒中毒有关。毒素进入人血液,地结合到运动神经元的神经肌肉结处,抑制乙酰胆碱的释放。血液、粪便、胃内容物	WS/T 83-1996:中毒食品中检出肉毒毒素,并确定其型别(如中毒食品未能采到,可采取患者粪便或血液进行检测)。美国CDC指南:血清、粪便、胃内容物或可疑食品检测 A 型肉毒毒素或从粪便或小肠分离出致病菌	肉毒抗毒素治疗,对症和支持治疗
产气荚膜梭菌	畜肉、鱼和禽肉类及植物类蛋白性食品	广泛分布于土壤样品中,儿子出现在任何被灰尘污染的表面。人及动物的健康带菌者通过昆虫或与食品接触而污染或与食品污染。屠宰过程中畜禽被污染。中毒食物常在食用前 1 天或数小时预先烧煮,冷食或再加热不彻底	2~36 小时	腹痛、腹泻、腹胀为多见,每日腹泻数次至 10 余次,一般为稀便或水样便,粪便有腐臭气味,很少有恶心、呕吐,少有头痛。重症者虚脱、痉挛、意识障碍及肠出血,循环死亡等症状	产生各种生物活性蛋白或毒素,是主要的白或毒素。可产生 5 种毒力因子。可产生 5 种毒素(A~E),高活力的磷酸酯酶或 α-毒素(磷酸酶 C)。粪便、肛拭子	WS/T 7-1996:多数患者的粪便检出肠毒素;多数患者的粪便,可疑中毒食品检出大量血清相同的致病菌。美国CDC指南:从流行病学关联的每兑食物(妥善保存)中分离出 10^5 个病原体,或两个或更多患者粪便中检测出肠毒素	一般以对症和支持治疗为主

续表

致病因子	常见中毒食品	自然栖息地/污染途径/中毒原因	常见潜伏期	主要症状体征	致病性/机制生物标本检验	暴发/中毒/疾病诊断标准	临床治疗
蜡样芽胞杆菌	乳及乳制品、畜禽肉类制品、蔬菜、米饭、汤、马铃薯、豆芽、甜点心、调味汁、油炒饭、偶见色拉、米饭和酱、鱼、冰淇淋等	腐生菌,广泛分布于自然环境中,各种土壤、水中以及水底沉淀物。其芽胞也很容易通过土壤、垃圾、气溶胶等到达其他生境中。多因剩饭菜贮存于较高的温度条件下,放置时间较长,细菌繁殖或食品虽经过加热而残存的芽胞得以发芽繁殖,进食前未充分加热	0.5～5小时(呕吐型) 8～16小时(腹泻型)	**呕吐型:** 呕吐为主、恶心、呕吐、腹痛、腹泻较少见、无体温升高。头昏、四肢无力、口干、寒战、结膜充血 **腹泻型:** 以腹泻为主、腹泻、腹痛、水样便。一般无发热、可有轻度恶心,但呕吐少见	呕吐型:由耐热的肠毒素引起 腹泻型:由一种不耐热的肠毒素复合物引起	WST 82-1996: 中毒食品中≥10⁵ cfu/g;中毒患者呕吐物、粪便、中毒食品检出生化性状或血清型相同的菌株 美国CDC指南:从两个或更多正发病的患者粪便中分离出病菌,或从流行病学关联的每克食品中分离到10⁵个病原体	以对症治疗为主。重症者可采用抗生素治疗
单增李斯特菌	奶及奶制品、肉及肉制品、水产品、蔬菜和水果	粪便和污染的青贮饲料污染奶及奶制品:冷藏条件下可生长繁殖;带菌者手污染食品	8～24小时(腹泻型) 2～6周(侵袭型)	**腹泻型:** 腹泻、腹痛、发热 **侵袭型:** 初起胃肠炎症状、脑膜炎、脑脊髓炎,发热,有时可引起心内膜炎	细胞内寄生菌、不产内毒素、可产溶血性外毒素 血液、脑脊液、粪便/血清凝集效价试验	美国CDC指南: 腹泻型:两个或多个暴露于有流行病学关联食物的患者粪便中分离到相同血清型的致病菌、或者从患者粪便与食物中分离到相同血清型的致病菌; 侵袭型:人体正常无菌部位分离到致病菌	进行对症和支持治疗,用抗生素治疗时可选择氨苄西林

149

续表

致病因子	常见中毒食品	自然栖息地/污染途径/中毒原因	常见潜伏期	主要症状体征	致病性/机制 生物标本检验	暴发/中毒/疾病诊断标准	临床治疗
弯曲菌	牛奶及肉制品等	肉类食品从屠宰到销售的各个环节中，水、土、容器、饮具、苍蝇等都可以造成肉类食品的污染	3~5天	突然发生腹痛、腹泻。腹痛可呈绞痛、腹泻一般为水样便或黏液便，重患者有血便，每日腹泻数次至10余次。腹泻带有腐臭味。发热，38~40℃。头痛、倦怠、呕吐等。部分患者可出现肠道外感染症状，如败血症、心肌炎、脑膜炎、格林巴利综合征等	肠黏膜上增殖，通过生物膜上皮表面侵入或迁移至下层组织；粪便培养、血清凝集效价试验、血清分型	美国CDC指南：从两个或更多患者的临床标本中分离到致病菌，或从流行病学关联的食品中分离到致病菌	临床上一般可用抗生素治疗。对红霉素、庆大霉素、四环素敏感。对症和支持治疗
小肠结肠炎耶尔森菌	牛奶、肉类、豆腐、速冻食品等	在人类，所有的温血野生和家养动物皮毛中均能够发现。宠物中均为患者或动物排泄物污染食品或饮用水；食品被污染后在适宜条件下存放一段时间，进食前未充分煮熟或生熟交叉污染。本菌为嗜冷菌(2~5℃可生长繁殖)，中毒秋冬多见	3~7天	腹痛、发热、腹泻(水样便)，少数是软便，体温38~39.5℃。可有恶心、呕吐、头痛等。临床表现呈多样性，依年龄而异。2岁以下婴幼儿以腹痛、发热、胃肠炎为主；儿童和青少年呈类似急性阑尾炎的表现；成年人表现结节红斑或关节炎症状，也可于胃肠炎后1~2周出现结节性红斑症；如出现关节炎节、败血症，可致死，病死率高达34%~50%。病程一般2~5天、长可达2周	嗜淋巴组织特性，从下层组织进入到淋巴结，在那里进行繁殖而侵袭机体。其耐热性肠毒素与发病的关系已得到证实；粪便、肛拭子	美国CDC指南：从两个或多个患者的临床标本中分离到致病菌，或者从流行病学关联的食品中分离到致病菌	一般采用对症治疗的方法。对重症病例可用抗生素

续表

致病因子	常见中毒食品	自然栖息地/污染途径/中毒原因	常见潜伏期	主要症状体征	致病性/机制 生物标本检验	暴发/中毒/疾病 诊断标准	临床治疗
椰毒假单胞菌	使用酵米面制作的各种食物，如：菜包、饺子、豆包、饼子、片汤等；南方汤圆；变质银耳	偏爱潮湿环境，在水、土壤、植物（包括水果和蔬菜）中均发现其存在。受本菌污染的原料炮制成酵米面后，在易于产毒的条件下贮存	4～24小时	消化系统症状：胃部不适、恶心、呕吐、腹胀、食欲减退、轻度腹泻、肝肿大、出现黄疸。神经系统症状：头痛、头晕、精神不振。严重者嗜睡、意识模糊、狂躁不安、抽搐、惊厥或昏迷，部分患者有眼球发出、球结膜水肿、脑压升高等。循环系统症状：休克、低血压。泌尿系统症状：肾脏受损，尿中出现红细胞、白细胞、蛋白及管型，重者出现少尿、尿闭和血尿、水肿血压升高。呼吸系统症状：发绀、呼吸困难，出现中枢性呼吸衰竭。皮下及黏膜出血	产生外毒素，主要是米酵菌酸	WS-T 12-1996：可疑中毒食品中检出椰毒假单胞菌酵米面亚种；可疑中毒食品、菌株培养物中检出米酵菌酸；动物（小鼠）试验具有毒性；如无，则不能判定	危重患者重点急救、轻症患者当症治、未发病者当患者治。排出毒物（洗胃、清肠）要及早，坚决及早。保肝护肾、防止脑水肿是对症治疗的重点
河弧菌	海产品，如鱼、虾、蟹、牡蛎、蛤、蚌、螺等。其次是被工器具污染的海产品或海产品、或熟食	是世界上温带和热带地区含盐水和海水环境中自身微生物群的一部分。生食海产品或海产品加热处理不彻底，或海产品被本菌重复污染；生熟食品交叉污染	13～14小时	腹泻、呕吐为主。腹泻多以水样便，少数便中有血液和黏液。多数在2天左右，腹泻可持续3～4天、大	肠道感染和肠道外感染（吐泻物）	—	脱水者应予补充水分，并注意纠正电解质紊乱。可选用对其敏感的氯霉素、庆大霉素、阿米卡星等

续表

致病因子	常见中毒食品	自然栖息地/污染途径/中毒原因	常见潜伏期	主要症状体征	致病性/机制 生物标本检验	暴发/中毒/疾病诊断标准	临床治疗
创伤弧菌	海产软体动物,牡蛎常见	是世界上温带和热带地区含盐水和海水环境中自身微生物群的一部分。进食生或半生的牡蛎交叉污染	24~48小时	**胃肠炎型**:恶心、呕吐、腹泻,腹痛,头痛,水样便,一般无发热,有时有带血或黏液样腹泻;**凶险型**:初期发热,寒战,后为败血症或蜂窝组织炎,痉挛性腹痛,肌肉痛,后为败血症,休克,甚至死亡	可在伤口上繁殖,导致菌血症或败血症 粪便 血清凝集效价试验	—	对症支持治疗,按药敏试验结果选用敏感的抗生素
气单胞菌	熟肉类、淡水鱼类	主要存在于水生系统,包括地面水,污水处理厂,饮用水及水输送系统,清洁河流,湖泊及蓄水池中,其生长密度可小于1~1000个细胞/ml。偶尔在海洋环境中也能发现。许多单胞菌可在新鲜或储存食品中广泛存在。加工烹调过程病菌未被彻底杀灭,销售熟肉类从业人员手污染	8~13小时	腹痛(脐下疼痛,不剧烈)。腹泻为软便或水样粪便,少者1~3次/天,多者4~7次/天。少数患者有恶心、呕吐、头痛,低热或不发热。病程1~3天	可引起腹泻,伤口感染及菌血症 粪便或肛拭子,血液 血清凝集效价试验 交互吸收凝集实验	—	一般无需治疗,必要时对症和支持治疗。如需抗生素治疗,可参考河弧菌感染

续表

致病因子	常见中毒食品	自然栖息地/污染途径/中毒原因	常见潜伏期	主要症状体征	致病性/机制 生物标本检验	暴发/中毒/疾病 诊断标准	临床治疗
类志贺邻单胞菌	淡水鱼、禽肉、畜肉、海产品等	在淡水和蒸汽水中比海水环境中更易存在。带菌患者或动物粪便污染水源和环境，致使食品受到污染	7~20小时	腹痛、腹泻、恶心、呕吐。腹泻为水样便或脓血便，3~5次/天。全身不适有头晕，全身不适，继发性败血症和脑膜炎等。病程1~2天	引起胃肠炎和肠道外感染（主要是败血症）。粪便	—	一般无需抗生素治疗。对症支持治疗
病毒性食源性疾病							
甲型肝炎病毒	贝类、沙拉、饮用水等	粪便、污水污染或病毒污染的食品从业人员，进食前未充分煮熟或生熟交叉污染	15~45天	分为急性黄疸型和急性无黄疸型。初期出现发热、乏力、恶心、厌食、呕吐、食欲不振。主要表现为肝损害症状：黄疸、肝肿大和压痛，部分患者有脾肿大。尿色加深。无黄疸型症状相似，但病情较轻。大部分感染者无症状	经粪-口途径入人体后，先在肠黏膜和局部淋巴结增殖，继而进入血流，形成病毒血症，最终侵入人靶器官肝脏。在肝细胞内增殖。血液	GB17010-1997 （甲型病毒性肝炎诊断标准及处理原则）美国CDC指南：进食与流行病学关联食物的两个或更多人的血清中检测甲肝病毒的IgM抗体	甲型肝炎是自限性疾病。治疗以一般及支持治疗为主，辅以适当药物，避免饮酒，疲劳和使用损肝药物。急性黄疸型肝炎宜住院隔离治疗
戊肝病毒	受污染的水或食物	主要通过粪-口途径传播，粪便污染的水是最常见的传播载体	15~64天	临床症状与甲型肝炎相似	引起肝细胞损伤。血液、粪便	GB17011-1997 （戊型病毒性肝炎诊断标准及处理原则）	一般及支持治疗，辅以适当药物，避免饮酒，疲劳使用损害肝药物

续表

致病因子	常见中毒食品	自然栖息地/污染途径/中毒原因	常见潜伏期	主要症状体征	致病性/机制生物标本检验	暴发/中毒/疾病诊断标准	临床治疗
诺如病毒	饮用水、生食鱼贝类、沙拉等	人类是已知的唯一宿主。传染性强，可通过污染的水源、食物品、空气等传播，也可通过密切接触传播	12~48小时	发病突然，主要症状为恶心、呕吐、发热、腹痛和腹泻。呕吐者呕吐普遍，成人患者腹泻为主。24小时内腹泻4~8次，粪便为稀水样便，无黏液脓血。原发感染者的呕吐症状明显多于续发感染者，有些感染者仅表现出呕吐症状，也可见头痛、寒战和肌肉痛等症状，严重者可出现脱水症状	病毒无囊膜，表面粗糙、侵袭性强，感染剂量可低至10~100个病毒颗粒。粪便、肛拭子	美国CDC指南：至少两份粪便或呕吐物标本进行实时或常规反转录-聚合酶链反应(RT-PCR)检测病毒RNA阳性；或两个或更多患者粪便或呕吐标本中通过电子显微镜观察到特征形态的病毒；或两个或更多患者粪便经商品化EIA检测病毒阳性	以对症治疗和支持治疗为主
真菌毒素性食源性疾病							
黄曲霉毒素(AFT)	霉变花生、玉米、大米、小麦、畜禽饲料等	主要由黄曲霉产生的二次代谢产物，黄曲霉在自然界中分布十分广泛，常和其他多种微生物一起，生长在土壤、粮食、油料作物的种子、各种食品和饲料中	因急性或慢性毒性而不同	黄曲霉毒素是一种肝毒素，中毒以后以肝脏损害为主，并伴有严重的血管通透性破坏和中枢神经损伤，临诊表现严重出血、水肿和神经症状	黄曲霉毒素可分为 B_1、B_2、G_1、G_2、M_1、M_2 等20多种，均为二氢呋喃香豆素的衍生物。其中以AFTB1毒性和致癌性最强；血液、尿液	—	目前尚无特效治疗药物，对症治疗为主

续表

致病因子	常见中毒食品	自然栖息地/污染途径/中毒原因	常见潜伏期	主要症状体征	致病性/机制 生物标本检验	暴发/中毒/疾病 诊断标准	临床治疗
脱氧雪腐镰刀菌烯醇(DON)	赤霉病麦、霉变小麦、霉变玉米等	主要由镰刀菌属的禾谷镰刀菌产生，赤霉病麦食物中毒多发生在麦食收季节(5~7月)，霉变小麦和霉变玉米食物中毒可发生在任何季节	一般0.5~2小时	胃部不适、恶心、呕吐、头痛、头晕、腹痛、腹泻等症状。还可有无力、口干、流涎，少数患者有发热、颜面潮红等。	DON依靠其倍半萜烯结构作用于真核细胞蛋白质翻译过程的不同阶段，抑制蛋白质合成，破坏人与动物的免疫系统	WS/T 11-1996 从中毒谷物中检出呕吐毒素	目前尚无特效治疗药物，对症治疗为主
3-硝基丙酸	霉变甘蔗	主要由节菱孢、黄曲霉、米曲霉等真菌产生，霉变甘蔗在非产生区贮存时间长、运输方式不当而易发生霉变	发病急，短者十分钟，长者十几个小时	呕吐、头晕、视力障碍、眼球偏侧凝视，阵发性抽搐、抽搐时四肢强直，屈曲、内旋，手呈鸡爪状，昏迷。重症患者可在1~3天内死亡	3-硝基丙酸是一种神经毒性物质，可损害人体神经中枢系统 血液、尿液	WS/T10-1996 从中毒变质甘蔗中分离到节菱孢及3-硝基丙酸	治疗上目前尚无特效解毒剂，以对症治疗为主
寄生虫食源性疾病							
旋毛虫	生或半生含有活体毛旋虫虫囊包的畜肉	含有活体毛旋虫虫囊包的畜肉包的畜肉加工不当，生熟交叉污染等	4~28天(平均9天)，但也有短至数小时，长达46天者	侵入期：小肠黏膜受成虫和幼虫侵袭。患者可出现恶心、呕吐、腹痛、腹泻等急性胃肠道症状，同时可伴有厌食、乏力、低热等全身反应。此期历时1周左右。幼虫移行期：主要表现：幼虫在横纹肌内，变部位在横纹肌内，表现池张热则恶，面部甚至全身水肿；过敏	机械性作用、过敏反应及中毒性损伤。成虫寄生于肠道引起消化道症状；幼虫移行造成血管和组织、脏器损害。幼虫及其分泌物、排泄物导致过敏和中毒性病变。	WS 369-2012 疑似：流行病学史+临床表现；临床：疑似+动物肉；类发现幼虫/ELISA抗体阳性；确诊：临床+动物肉类发现幼虫/嗜酸粒细胞增高	选用丙硫咪唑口服25~35mg/(kg·d)5~7天为一个疗程，效果最好。如需要可辅以激素类药物治疗

续表

致病因子	常见中毒食品	自然栖息地/污染途径/中毒原因	常见潜伏期	主要症状体征	致病性/机制 生物标本检验	暴发/中毒/疾病诊断标准	临床治疗
旋毛虫				皮疹；肌肉疼痛，以腓肠肌、肱二头肌、肱三头肌最为明显；伴有嗜酸性粒细胞增多的白细胞增多症；重症者可出现咀嚼和说话困难。幼虫移行至肺、心脏、脑等器官，可出现肺炎、心肌炎、非化脓性脑膜脑炎等。此期一般2周~2个月以上。囊包形成期：为受损肌细胞的修复过程，患者全身症状减轻或消失，但肌痛仍可持续数月。病死率约为3%	患者肌肉活检检出虫囊包；血清特异性抗体或抗原检测	美国CDC指南：两个或更多患者肌肉活检出幼虫，或血清学阳性，或从流行病学关联的肉类中检测出幼虫	
广州管圆线虫	生的或半生的含广州管圆线虫幼虫的福寿螺肉、东风螺肉等淡水螺	含有活幼虫的广州管圆线虫加工不当，生熟交叉污染等	1~27 天	以脑脊液中嗜酸粒细胞显著升高为特征，最常见的症状为剧烈头痛，颈项强直等急性脑膜脑炎表现，可伴有恶心、呕吐、颈部运动疼痛。部分患者低度或中度发热。早期常见同歇的感觉异常。躯干或四肢的性嗜睡或昏睡，可随头痛减轻而好转，还可出现病理性反射。少数患者可出现昏迷，为病情凶险征兆	幼虫在人体侵犯中枢神经系统，引起脑膜炎；从脑脊液中检查虫体；血清特异性抗体检测	WS 321-2010：血常规嗜酸粒细胞增高；脑脊液压力增高，嗜酸粒细胞增多；血清或脑脊液中抗体或循环抗原阳性；脑脊液或眼等部位幼虫。疑似：流行病史+临床表现；临床：疑似+以上任何一项。确认：临床+可见幼虫	甲苯达唑；对症和支持治疗

续表

致病因子	常见中毒食品	自然栖息地/污染途径/中毒原因	常见潜伏期	主要症状体征	致病性/机制 生物标本检验	暴发/中毒/疾病 诊断标准	临床治疗
肝吸虫	生的或半生的含有肝吸虫囊蚴的淡水鱼虾肉	生食或进食未煮熟的含有肝吸虫囊蚴的淡水鱼虾肉等	1~2个月	大量食入囊蚴可引起急性肝吸虫病,起病较急,主要表现为发热、乏力、明显的胃肠道不适,肝区疼痛,肝肿大等。慢性肝吸虫病一般起病缓慢,症状复杂。轻者无明显症状或仅有较轻的上消化道症状,重者表现乏力,倦怠,明显的消化道不适以及肝胆系统症状,甚至形成肝硬化,发育障碍。慢性感染常并发胆囊炎、胆管炎、胆色素性胆石症等。肝吸虫感染可能是原发性肝胆管癌(尤其是肝胆管原发性肝癌)的诱发因素之一	后尾蚴、童虫移行造成机械性损害和化学性刺激; 粪检虫卵;胆汁引流检查虫卵;血清特异性抗体检测	WS309-2009:(华支睾吸虫病诊断标准); 根据流行病学史、临床表现及实验室检查等予以诊断	吡喹酮;对症和支持治疗
猪(牛)带绦虫	生或半生含有活体带绦虫囊尾蚴的猪肉(牛肉);猪带绦虫虫卵污染无特定食物	含有活带绦虫囊尾蚴的猪肉(牛肉)加工不当,生熟交叉污染等;自粪便排出的猪带绦虫卵污染食物或饮用水	带绦虫病:约2~3个月 猪囊尾蚴病:不确定	食入带绦虫引起带绦虫病,成虫寄生于肠道,部分患者有消化不良,腹泻,体重减轻等症状。食人猪带绦虫卵引起猪囊尾蚴病,囊尾蚴寄生在人脑的部位,临床症状极为复杂	小钩和(或)吸盘钩挂和(或)吸附在小肠黏膜上,引起局部操作及炎症。带绦虫病:粪便检查;带绦虫虫卵或孕节;肛门拭子法查虫卵;猪囊尾蚴病:皮下或	—	带绦虫病:使用驱虫药,如槟榔、南瓜子、狼牙、氯硝柳胺、吡喹酮;囊尾蚴病:吡喹酮,丙硫咪唑

续表

致病因子	常见中毒食品	自然栖息地/污染途径/中毒原因	常见潜伏期	主要症状体征	致病性/机制 生物标本检验	暴发/中毒/疾病 诊断标准	临床治疗
猪（牛）带绦虫				杂;从全无症状到引起猝死,最常见的主要症状有癫痫发作,颅内压升高和神经精神症状,其中尤以癫痫发作最多见,寄生在肌肉与皮下组织,形成结节,可出现肌肉酸痛,发胀,麻木等;可寄生在眼的任何部位,引起视力障碍,甚至失明	浅表部位的囊尾蚴结节可手术摘除活检;血清特异性抗体检测		
异尖线虫	含异尖线虫幼虫的海鱼、海洋软体动物性食品	生食海鱼,海洋软体动物肉	不确定	多在生食海鱼或海洋软体动物肉后24小时内发病。轻者仅有胃肠不适。重者表现为急腹症,在进食后数小时,上腹部突发剧痛伴恶心,呕吐,腹泻等症状,纤维胃镜可见胃黏膜水肿,出血,糜烂,溃疡,晚期患者可见胃肠壁上有肿瘤样物。除在胃肠外,虫体可在腹腔,泌尿系统,皮下组织等处形成肿物	内脏幼虫移行证	—	目前尚无特效治疗药物,故可用纤维胃镜检查并将虫体取出
大片形吸虫（巨片形吸虫）	生的含大片形吸虫囊蚴的淡水生植物食品等	生食含大片形吸虫囊蚴的淡水生植物食品,生熟交叉污染	9～12周	患者表现发热、恶心、呕吐,肝大、肝区触痛及嗜酸性粒细胞增多,轻度营养染患者症状不明显或无症状状	幼虫造成的机械刺激、毒素作用;带入细菌、夺取营养;粪检虫卵,血清特异性抗体检测	—	驱虫治疗:硝氯酚;对症治疗和支持治疗

续表

有毒动植物性食源性疾病

致病因子	常见中毒食品	自然栖息地/污染途径/中毒原因	常见潜伏期	主要症状体征	致病性/机制 生物标本检验	暴发/中毒疾病诊断标准	临床治疗
河豚鱼	又名鲀。以卵巢毒性最大，肝脏次之，脾、胃、肾、睾丸、皮肤以及血液均含毒素，肌肉的毒性较低	误食；进食了未合理处理的鱼肉。由于进食河豚鱼危险性极高，我国禁止销售河豚鱼	10分钟～3小时	早期表现为手指和脚趾刺痛或麻痛，口唇、舌尖以及肢端感觉麻木，继而全身麻木，严重时出现运动神经麻痹，四肢瘫痪，共济失调，言语不清，失声，呼吸困难，循环衰竭，呼吸麻痹；还可有恶心、呕吐、腹痛、腹泻，血压下降、心律失常等临床表现	河豚毒素可直接作用于胃肠道，引起局部刺激作用；河豚毒素还选择性地阻断细胞膜对钠离子的通透性，使神经传导阻断，呈麻痹状态。 血液	美国CDC指南：与流行病学密切关联的鱼中检测到河豚毒素，或进食河豚鱼的人出现临床症状	尚无特效解毒药，一般以排出毒物和对症处理为主
鱼类组胺	腐败的鱼体（多见于青皮红肉鱼，如鲐鱼、金枪鱼等）	组氨酸含量较多的青皮红肉鱼在适宜条件下由微生物产生的组胺酸脱羧基酶脱去羧基，形成组胺	10分钟～3小时	面部、胸部及全身皮肤潮红，眼结膜充血并伴有头痛、头晕、脉快、胸闷、心跳加快，血压下降。可出现荨麻疹，咽部烧灼感。个别患者可出现哮喘。一般体温正常，大多在1～2天内恢复	组胺引起毛细血管扩张引起支气管收缩 呕吐物	美国CDC指南：与流行病学关联的鱼中检测到组胺，或进食导致组胺中毒的鱼类（如青花鱼、鲭鱼）的人出现临床症状	一般以抗组胺药物和对症治疗为主。口服盐酸苯海拉明，或静脉注射10%葡萄糖酸钙，同时口服维生素C
动物肝脏（维生素A）	狗、猪等动物肝脏	肝脏含有大量维生素A，过量食用导致中毒	0.5～12小时	头痛、恶心、呕吐、腹部不适、皮肤潮红，皮屑甚至皮肤脱落等，长期过多食用可引起慢性中毒	过量维生素A可引起细胞膜的不稳定和某些基因的不适当表达 血液	—	对症处理

续表

致病因子	常见中毒食品	自然栖息地/污染途径/中毒原因	常见潜伏期	主要症状体征	致病性/机制/生物标本检验	暴发/中毒/疾病诊断标准	临床治疗
贝类毒素	贝类、蛤类、牡蛎、螺类	贝类吸食有毒浮游藻类，毒物不断蓄积和代谢，形成对人体有害的毒素	3~20分钟	**麻痹性**：首先出现唇、舌、指尖麻木；腿、颈麻木，运动失调，伴头痛、呕吐。最后出现呼吸困难。重症者12小时内因呼吸衰竭或心血管系统衰竭死亡。病程超过24小时者预后良好	**麻痹性**：海藻毒素和膝沟藻毒素引起 胃内容物、呕吐物	**美国CDC指南**：从流行病学关联食物中检测到关联毒素，或从流行病学关联的软体动物集聚的水体中检测到大量与贝类中毒相关的鞭毛藻类物种	尚无有效解毒剂，有效的抢救措施是尽早采取催吐、洗胃，导泻的方法，及时去除毒素，同时对症治疗
			30分钟~3小时	**腹泻性**：恶心、呕吐、腹泻、腹痛，伴寒战、头痛、发热。病程2~3天，预后较好	**腹泻性**：1-赤甲藻毒素、2-赤甲藻毒素、冈田酸、赤甲藻毒素、7-临-氢基甲藻毒素-1 2-赤甲藻毒素和7-临-氢基甲藻毒素-1冈田酸 胃内容物、呕吐物		
			几分钟~数小时	**神经性**：既有胃肠道症状，也有神经性症状(唇、舌、喉咙和手指发麻、肌肉疼痛、头痛、冷热感消失)；可有意识障碍、幻觉等。预后较好，少见死亡报道	**神经性**：短裸甲菌毒素 胃内容物、呕吐物		

续表

致病因子	常见中毒食品	自然栖息地/污染途径/中毒原因	常见潜伏期	主要症状体征	致病性/机制 生物标本检验	暴发/中毒/疾病诊断标准	临床治疗
贝类毒素			24小时内	**胺酸性**：首先出现胃肠道症状，48小时内出现神经症状。老年人症状较重，并出现老年痴呆症，死亡多为老年人	致病性：胺酸性：软骨藻酸 生物标本检验：胃内容物、呕吐物		
毒蕈	各类毒蕈	误食	0.5～6小时	**胃肠炎型**：发病时表现为剧烈腹泻、腹痛等。死亡率甚低	毒素尚不明了	**美国CDC指南**：毒蘑菇进食史且日有临床症状，或从流行病学关联的蘑菇或含蘑菇食物中检测到毒素	及时催吐、洗胃，导泻、灌肠、迅速排出毒物。胃肠炎型中毒可按一般食物中毒处理；神经精神型可采用阿托品治疗；溶血型可用肾上腺皮质激素治疗。一般出现黄疸者，应尽早应用较大量的氢化可的松，同时给予保肝治疗；肝肾型可用二巯基丙磺酸钠治疗。对症治疗和支持治疗

161

续表

致病因子	常见中毒食品	自然栖息地/污染途径/中毒原因	常见潜伏期	主要症状体征	致病性/机制 生物标本检验	暴发/中毒/疾病诊断标准	临床治疗
毒蕈			1～6 小时	**神经精神型**：类似乙酰胆碱的毒蕈碱。除肠胃炎的症状外，高有副交感神经兴奋症状。严重者可有谵妄、幻觉，呼吸抑制等表现。个别病例可因此而死亡。由误食角鳞灰伞菌及臭黄菇等引起肠胃炎症状外，可有头晕、精神错乱，昏睡等症状。即使不治疗，1～2 天亦可康复。少见死亡。由误食牛肝蕈引起者，除肠胃炎等症状外，多有幻觉（矮小幻视），谵妄等症状。部分病例有迫害妄想等类似精神分裂症的表现。死亡率较低	其毒素为类似乙酰胆碱的毒蕈碱（muscarine）		
			6～12 小时	**溶血型**：其毒素为鹿花蕈素（gyromitra toxin）。发病时，除肠胃炎症状外，并有溶血表现。可引起贫血、肝脾肿大等体征。此型中毒对中枢神经系统亦常有影响，死亡率不高	鹿花蕈素		

续表

致病因子	常见中毒食品	自然栖息地/污染途径/中毒原因	常见潜伏期	主要症状体征	致病性/机制 生物标本检验	暴发/中毒/疾病诊断标准	临床治疗
毒蕈			15～30小时	**脏器损害型**：此型中毒病情凶险，如不积极救治死亡率甚高。此型中毒的临床经过可分为6期：1. 潜伏期：一般无症状。2. 胃肠炎期：可有吐泻，但多不严重，常在一天内自愈。3. 假愈期：此时患者多无症状，或仅感轻微乏力、不思饮食等。轻度中毒患者肝损害不严重，可由此期进入恢复期。4. 脏器损害期：以肝脏的损害最为严重。5. 精神症状期：部分患者呈烦躁不安或淡漠、嗜睡，甚至昏迷惊厥。可因呼吸、循环中枢抑制或肝性脑病而死亡。6. 恢复期：经过积极救治的病例一般在2～3周后进入恢复期，各项症状体征渐次消失而痊愈	毒素为毒伞毒素（amatoxin）及鬼笔毒素（phallotoxin）两大类共11种		

续表

致病因子	常见中毒食品	自然栖息地/污染途径/中毒原因	常见潜伏期	主要症状体征	致病性/机制 生物性标本检验	暴发/中毒/疾病诊断标准	临床治疗
曼陀罗	种子混入豆类制成制品，或误食其浆果、叶或种子等	误食	0.5~3小时	表现为副交感神经抑制和中枢神经兴奋症状，如口干、吞咽困难、声音嘶哑、皮肤干燥、潮红、发热、心动过速、呼吸加深、血压升高、头痛、头晕、烦躁不安、谵安、幻听、幻视、神志模糊、哭笑无常、便秘、瞳孔散大、肌肉抽搐，共济失调或出现阵发性抽搐等，严重患者可昏迷，甚至死亡	曼陀罗种子、果实、叶、花中的山莨菪碱、阿托品及东莨菪碱等。上述成分具有兴奋中枢神经系统、阻断中枢神经反应系统、对抗和麻痹副交感神经的作用	WS/T 3-1996：流行病学特点和临床表现；有条件时可进行生物碱比色定性或薄层层析定性；无进食史诊断不能成立	及时催吐、洗胃解毒治疗；皮下注射毛果芸香碱或新斯的明，肌内注射水杨酸毒扁豆碱。对症治疗和支持治疗
发芽马铃薯	发芽马铃薯	存储不当而发芽的马铃薯产生的龙葵碱	1~12小时	咽喉部瘙痒和烧灼感，头晕、乏力、恶心、呕吐、上腹部疼痛、腹泻等，严重者有耳鸣、脱水、体温升高、烦躁不安、谵安、昏迷、瞳孔散大、脉搏细弱、全身抽搐，可因呼吸麻痹致死	龙葵碱对胃肠道黏膜有较强的刺激作用，对呼吸中枢有麻痹作用，并能引起脑水肿充血。此外，对红细胞有溶血作用	—	催吐、洗胃。轻症患者喝淡盐水或糖水补充丧失的体液；脱水较重者静脉滴注5%葡萄糖盐水或5%葡萄糖液。对症治疗和支持治疗
钩吻	钩吻又名断肠草、野葛、毒根、大茶药类等	植株中的毒性成分为钩吻碱（钩吻素子），属于吲哚类生物碱，是极强的神经毒素	数分钟至2小时内	头晕、眼花、视物模糊、喉头干渴、吞咽困难、呼吸困难是钩吻中毒的主要临床特点。呼吸麻痹和衰竭是钩吻中毒最主要的致死原因	胃内容物、呕吐物　钩吻素子、钩吻素甲、戊、丙、乙	—	迅速催吐、洗胃排出毒物。保持呼吸道顺畅以及对症治疗

续表

致病因子	常见中毒食品	自然栖息地/污染途径/中毒原因	常见潜伏期	主要症状体征	致病性/机制生物标本检验	暴发/中毒/疾病诊断标准	临床治疗
四季豆	又称豆角、芸豆、菜豆等	四季豆中含有皂甙、红细胞凝集素等毒素，烹调时未熟透即可引起中毒	2～4小时	恶心、呕吐、腹痛、腹泻、头晕、头痛、少数有胸闷、心慌、冷汗、手脚发冷、四肢麻木、畏寒等。大多数在24小时内恢复	皂甙、红细胞凝集素等毒素	—	对症治疗
化学性食源性疾病							
亚硝酸盐	误食	误食；超量、超范围在食品中添加	一般为10～20分钟。由腌制不当或变质蔬菜引起的中毒一般为1～3小时，最长可达20小时	口唇、耳廓、舌及指(趾)甲、皮肤黏膜等出现不同程度发绀，可伴有头晕、头痛、无力、恶心、呕吐、胸闷、呼吸困难、心悸，中毒明显者可出现视物模糊等症状；严重者可出现心律失常、血压下降、昏迷、抽搐，甚至休克、呼吸衰竭	与血红蛋白作用，使正常的二价铁被氧化成三价铁，形成高铁血红蛋白。高铁血红蛋白能抑制正常的血红蛋白携带氧和释放氧的功能，致组织缺氧，特别是中枢神经系统缺氧更为敏感 血液(10ml)、呕吐物、胃内容物(50～100g)、液体样品(300～500ml)	WS/T 86-1996：明确进食史、剩余食物中检出超物或呕吐物中检出超过限量标准；血液中高铁血红蛋白含量超过10%	催吐、洗胃、导泻等；急救处理；美兰；特效解毒剂；美兰；对症治疗和支持治疗

续表

致病因子	常见中毒食品	自然栖息地/污染途径/中毒原因	常见潜伏期	主要症状体征	致病性/机制 生物标本检验	暴发/中毒/疾病诊断标准	临床治疗
甲醇	白酒、黄酒等酒类	饮入用甲醇兑制的白酒、黄酒等酒类；饮入用工业酒精兑制的白酒、黄酒等酒类；因不当致酿酒原料或工艺当致蒸馏酒中甲醇超标	12～24小时(少数长达48～72小时)口服纯甲醇中毒最短仅40分钟，同时饮酒或摄入乙醇潜伏期可延长	轻度中毒：头痛、头晕、乏力，且伴有以下任一项①轻度意识障碍②视乳头充血、视物模糊、眼前闪光感、眼球疼痛③轻度代谢酸中毒 重度中毒：有以下任一项①重度意识障碍②严重者意识障碍，甚至失明、光反射消失，可见眼底视神经萎缩③严重代谢酸中毒	剧烈的神经毒，主要损害视神经，导致视网膜受损、视神经萎缩、视力减退和双目失明 血液(采血量≥10ml) 尿液(采样量≥50ml)	—	催吐、洗胃、导泻等急救措施；尽早给予一定量的乙醇；对症治疗和支持治疗
克伦特罗	猪肉、牛羊肉及其肝脏、残留克伦特罗的动物性食品	食入残留克伦特罗的畜肉	0.5～3小时	头晕、头痛、心悸、心率加快、恶心、呕吐、面颈无力、四肢肌肉颤动，甚至不能站立。高血糖症、低磷酸盐血症、低镁血症、脂肪代谢异常等代谢紊乱、血乳酸、丙酮酸升高，可出现酮体	β肾上腺素受体激动剂 血液	—	以对症治疗和支持治疗为主

续表

致病因子	常见中毒食品	自然栖息地/污染途径/中毒原因	常见潜伏期	主要症状体征	致病性/机制生物标本检验	暴发/中毒/疾病诊断标准	临床治疗
有机磷	粮、菜、果、油等食物	多由于误食、与食物混装污染以及违法超量使用农药引起	10分钟~2小时	全身无力、头痛、头晕、烦躁不安、多汗、流涎、恶心、呕吐、食欲不佳、腹痛、腹泻、视力模糊、血压上升、全身肌肉紧束感、胸闷、四肢发麻、瞳孔缩小至全身肌肉跳动。重者瞳孔缩小针尖大。对光反射消失。有时肝肿大、心肌受损者、全身抽搐、大小便失禁、呼吸困难、发绀、气管痉挛、分泌物极多、甚至发生肺水肿。死亡多见于中毒9小时后，常因呼吸衰竭、麻痹或循环衰竭所致。肺水肿也可能是导致死亡的主要原因。也有中毒后3~15天突然死亡者。急性中毒者体温可上升至38℃左右，经2~3天恢复正常。严重中毒时往往体温下降。在急性中毒恢复后2~3周出现迟发性神经炎	乙酰胆碱酯酶的抑制，引起乙酰胆碱蓄积，使胆碱能神经受到持续冲动，导致先兴奋后衰竭的一系列的毒蕈碱样、烟碱样和中枢神经系统等症状 尿液（采样量300~500ml）； 血液（采样量5~10ml）	WS/T 85-1996: 符合流行病学调查特点，确认中毒由食物引起 临床表现符合急性有机磷农药中毒。 实验室检查包括中毒者剩余食物中检出超过最大残留限量的有机磷农药；全血胆碱酯酶活性低于70%；有条件时，可测定中毒者呕吐物或胃内容物有机磷农药含量。 排除其他途径摄入有机磷农药的可能性	迅速催吐、洗胃排出毒物。应用特效解毒药：轻度中毒者可单独给予阿托品，中度或重度中毒者需要阿托品和胆碱酯酶复能剂（如解磷定、氯解磷定）两者并用。对急性中毒者临床表现消失后，应继续观察2~3天

续表

致病因子	常见中毒食品	自然栖息地/污染途径/中毒原因	常见潜伏期	主要症状体征	致病性/机制/生物学标本检验	暴发/中毒/疾病诊断标准	临床治疗
有机氯	谷物、蔬菜、水果、动物性食品	食用有机氯残留量过高的谷物、蔬菜、水果、动物性食品；误服	急性中毒者多在0.5~数小时	**轻度中毒：**头痛、头晕、视力模糊、恶心、偶有肌肉不自主动作及全身衰弱等。**中度中毒：**多在中毒后1~2小时内发病，表现为极度出汗、流涎、呕吐、震颤、抽搐、心悸、发绀等。**重度中毒：**呈癫痫样发作，上下肢肌肉呈强烈的强直性收缩及眼球上翻等，发作性的次数可能一次或连续多次，甚至有达30次者。发作后多伴有精神行为改变，如遗忘、失去定向能力等	主要损害中枢神经系统和肝、肾等实质性脏器，中毒时中枢神经经的应激性显著增加，还能影响自主神经系统及周围神经。有机氯蓄积于实质性脏器，影响这些器官组织细胞的氧化磷酸化过程，引起肝脏等营养性失调，发生变性以至坏死。呕吐物或胃内容物	一	应保持患者安静，避免强光、声及其他刺激。给予富于维生素B、C、高钙、高蛋白、高热量而少脂肪的饮食。抽搐时可肌内注射苯巴比妥钠。对症治疗和支持治疗
有机锡	种子、粮食、食用油等	误食伴过有机锡的种子；装有有机锡的容器污染粮食、食用油及其他食品	1~4天	轻度中毒表现为神经系统，如头部阵发性胀痛或跳痛，头晕、乏力、食欲减退、失眠、易激动、掌面、足底、腰下多汗、体重减轻等。重度中毒时，由于脑水肿迅速发展，颅内压急剧升高，除上述症状外，阵发性头痛变为剧烈的持续性头痛（夜间尤重，服镇痛剂无效）、全身出大汗，并有恶心、呕吐、呼吸	有机锡在体内有蓄积作用。三烷基锡主要累及肝脏和胆道，而三、四烷基锡则主要损害神经系统。胃内容物、血液、尿液	美国CDC指南：从流行病学关联的食物中检测到高浓度的金属	一般以急救措施和对症治疗为主，支持治疗为主

续表

致病因子	常见中毒食品	自然栖息地/污染途径/中毒原因	常见潜伏期	主要症状体征	致病性/机制　生物标本检验	暴发/中毒/疾病诊断标准	临床治疗
有机锡				和脉搏加快，血压升高，谵妄，攻击性行为，失语，抽搐，随后转入嗜睡，神志模糊，脉搏减慢，血压下降，最后昏迷。此时可出现糖尿，尿潴留等。患者多在昏迷中死亡，其次因呼吸或循环衰竭而猝死，少数在惊厥时死亡。后遗症有头痛，头晕，乏力，失眠，记忆力减退等。			
甲基汞	鱼类；贝类	长期食用被汞（甲基汞）污染水体中生长的鱼，贝类食物	0.5～数小时，也可延长至2周或更长	四肢周围型（手套、袜套型）感觉衰退；向心性视野缩小15～30°，或有颞侧月牙状缺损到30度；高频部感音神经性听力减退11～30dB	甲基汞在细胞内抑制巯基，使细胞色素氧化酶等失去活性，影响细胞呼吸系统。体内甲基汞蓄积并超过一定阈值时引起以神经系统损伤为主的中毒表现　尿液、头发	—	驱汞治疗：应用二巯基类金属解毒药。对症治疗和支持治疗
氟醋酸钠	毒死的禽、畜肉	主要由误食引起，进食毒死的禽、畜肉等	6小时	精神恍惚不安、恶心、呕吐、流涎、四肢麻木、上腹痛、肌肉痉挛、血压下降和神志不清等，如出现窦性心房纤维颤动频繁的室性期前收缩、呼吸停止、心跳突然停止。往往在预后不良	氟醋酸钠与体内的三羧酸腺苷和辅酶A作用，从而破坏三羧酸循环，妨碍了正常的氧化过程。最后导致神经组织对刺激产生过敏现象　血液、尿液	—	催吐，导泻急救处理。解毒治疗：50%乙酰胺，口服或静脉注射钙剂。对症治疗和支持治疗

续表

致病因子	常见中毒食品	自然栖息地/污染途径/中毒原因	常见潜伏期	主要症状体征	致病性/机制 生物标本检验	暴发/中毒/疾病诊断标准	临床治疗
	毒死的禽、畜肉	主要由误食引起，进食毒死的禽、畜肉等	0.5~2小时，也可长至15小时或更长	轻度中毒有头痛、头晕、恶心、上腹痛及烧灼感，并出现口渴，体温降低，窦性心动过快等症状。中度中毒除上述表现外，并有烦躁不安，呼吸发性抽搐，分泌物增多，呼吸困难，轻度心肌损害和血压下降等表现。重度中毒者，伴有惊厥，呼吸衰竭，严重心肌损害者，心律失常，心力衰竭，神志不清，大小便失禁以及肠麻痹等	氟乙酰胺进入人机体后转化为氟醋酸，从而破坏三羧酸循环　血液、尿液	—	催吐、导泻等急救措施。解毒治疗：肌注解氟灵（乙酰胺）。对症治疗和支持治疗
氟乙酰胺							
毒鼠强	误食被污染食品	误食；使用和保管时比较随便；致鼠强污染食品污染；食用被毒鼠强毒死的家禽、家畜等	短者10分钟，长者45分钟	恶心、呕吐、腹胀、腹痛，神经系统症状明显，主要表现为头痛、头晕、乏力、四肢麻木；稍重者意识丧失和抽搐，癫痫大发作，常表现为癫痫大发作。严重者可因呼吸麻痹、衰竭而死亡	神经毒素　血液、尿液、呕吐物	—	迅速洗胃；对症治疗和支持治疗
溴敌隆	误食被污染食品	误食或投毒	1~10天	皮肤、黏膜、内脏广泛出血，部分患者有咽喉痛、胸腹痛、关节痛，低热和肌无力	影响肝脏及血液系统　血液、胃内容物、肝组织	—	迅速清除毒物，静脉滴注维生素K₁，特效治疗和支持治疗

续表

致病因子	常见中毒食品	自然栖息地/污染途径/中毒原因	常见潜伏期	主要症状体征	致病性/机制 生物标本检验	暴发/中毒/疾病 诊断标准	临床治疗
氨基甲酸酯类	粮食、蔬菜、水果	误食;食用氨基甲酸酯类含量过高的粮食、蔬菜、水果等	10~30分钟	**轻度中毒**:以M样症状为主,如食欲下降、恶心、头晕、呕吐、腹痛、腹胀、乏力、多汗、流涎、视力模糊等 **中度中毒**:上述症状外还有大汗、面色苍白、轻度呼吸困难、呼吸道分泌物增多,瞳孔缩小、肌肉震颤等 **重度中毒**:明显的胸部紧束感、肌肉震颤N样症状,甚至发生肺水肿、脑水肿、昏迷、呼吸衰竭等	抑制体内的乙酰胆碱酯酶 全血检验胆碱酯酶,呕吐物或胃内容物	—	催吐、洗胃等急救处理措施。轻度中毒不必阿托品化,重度中毒者使用阿托品治疗
砷化合物	水果、蔬菜、毒饵	误食;用碾子、磨粉碎过的砒霜,未经过细清理洗刷直接加工粮食而造成中毒;用盛装过砒霜的容器盛装粮食、或蔬菜;误食喷过砷剂的蔬菜和水果;误食含砷的毒饵	快者15分钟,平均1~2小时,也可长达4~5小时	咽喉及食管烧灼样感、腹痛、恶心、呕吐、腹泻呈米汤样或血样。严重者可致脱水、电解质紊乱、休克。重度中毒者可有急性中毒性脑病表现。严重者引起猝死,中毒性心肌损害引起重症中毒性肝病。并可出现中毒后1~3周同可发生迟发性神经病,表现为肢体麻木或针刺样感觉异常,肌力减弱等,之后尚可出现感觉觉减减	对消化道有直接腐蚀作用;在体内与细胞内酶的巯基结合而使细胞失去活性,引起细胞死亡;麻痹血管运动中枢和直接作用于毛细血管,使血管扩张、充血,血压下降;严重者还可出现肝脏、心脏及脑等器官的缺氧性损害	—	催吐、洗胃的方法尽快排出毒物;及时应用特效解毒剂:二巯基丙磺酸钠、二巯基丙醇;对症治疗和支持治疗

致病因子	常见中毒食品	自然栖息地/污染途径/中毒原因	常见潜伏期	主要症状体征	致病性/机制 生物标本检验	暴发/中毒/疾病诊断标准	临床治疗
砷化合物				退、腓肠肌痉挛疼痛、手足多汗、踝部水肿等。急性中毒一周后可出现糠秕样脱屑，色素沉着等皮肤改变。40～60天后指趾甲可出现 Mees 纹等。	血液、尿液、呕吐物		催吐、洗胃排出毒物，尽快排出毒物；及时应用二巯基丙磺酸钠等特效解毒剂；对症治疗和支持治疗
钡盐	误食	钡盐类常常被误认为小苏打、碱面、明矾、滑石粉等，误食等原因中毒	0.5～2小时	早期出现剧烈的胃肠刺激症状，如口和食管的灼痛感、口渴、流涎、恶心、呕吐、腹泻(可为血性便)，剧烈的腹痛，伴轻微全身症状，如头痛、头晕、四肢发冷、出冷汗、心慌无力。继而发生进行性肌肉麻痹，肌肉震颤、痉挛、抽搐、四肢瘫痪、运动障碍。可出现呼吸肌麻痹、心律失常，严重者血压下降，出现呼吸肌或心脏麻痹，迅速发生心跳或呼吸骤停而死亡。如积极治疗，数日内可痊愈，不留后遗症。一般低血钾先恢复，血压最后恢复	进食后与胃酸反应，转化为氯化钡而有毒　呕吐物	一	

续表

致病因子	常见中毒食品	自然栖息地/污染途径/中毒原因	常见潜伏期	主要症状体征	致病性/机制 生物标本检验	暴发/中毒/疾病诊断标准	临床治疗
铅化合物	误食	误食含铅的酒具或白酒；饮料中铝含量过高；劣质陶瓷的釉药中含铅量高；煮或存放酸性食物时溶出	0.5~5小时，多为3小时	**消化系统症状：** 口内金属味、食欲不振、恶心、剧烈呕吐、便秘、阵发性脐周围绞痛。消化道出血时有黑色便，少数患者可出现麻痹性肠梗阻。**贫血：** 不同程度贫血、溶血严重时出现血红蛋白尿、黄疸等。**神经系统症状：** 头痛、失眠、严重者谵妄、抽搐、瘫痪、甚至昏迷。**循环系统症状：** 脱水及电解质紊乱，剧烈的腹痛可引起休克；由于心血管系统受到损害，亦可引起循环性高血压，有患者可出现暂时性高血压。**泌尿系统症状：少尿、无尿。**	卟啉代谢紊乱；神经系统损害；神经细胞膜改变；脱髓鞘；肠壁小动脉平滑肌痉挛收缩。尿液、血液（点彩红细胞和碱性粒细胞增多）	—	驱铅治疗：用金属络合剂驱铅，首选依地酸二钠钙；对症治疗和支持治疗

附录 4　常见食源性有毒动植物鉴别彩图

（图片引自人民卫生出版社出版《有毒生物》一书）

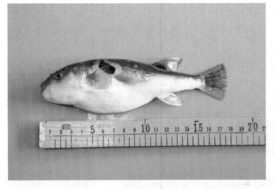

附图 4-1　弓斑东方鲀-侧面观图

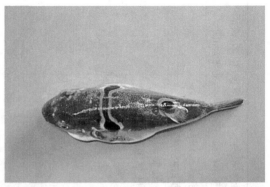

附图 4-2　弓斑东方鲀-背面观-1

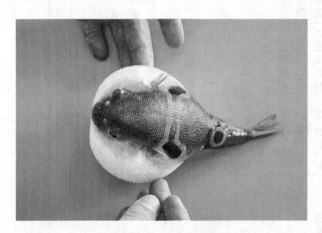

附图 4-3　弓斑东方鲀-背面观-2

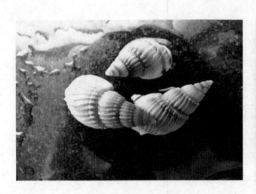

附图 4-4　织纹螺

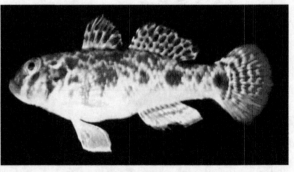

附图 4-5　云斑裸颊虾虎鱼

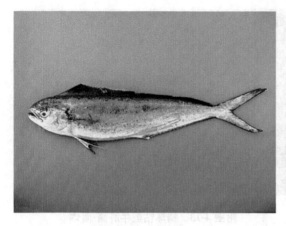

附图 4-6　鲯鳅鱼

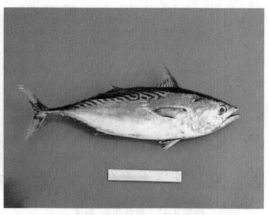

附图 4-7　扁舵鲣-侧面观

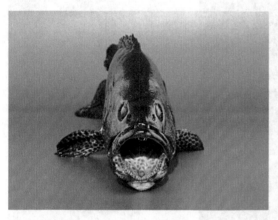

附图 4-8　棕点石斑鱼-头部正面观

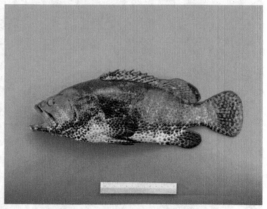

附图 4-9　棕点石斑鱼-侧面观

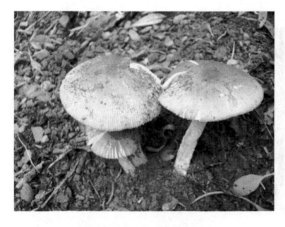

附图 4-10　灰鹅膏菌-菌体

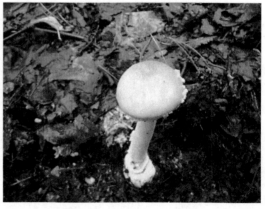

附图 4-11　毒蝇鹅膏菌-菌盖

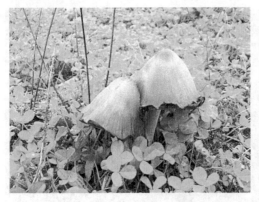

附图4-12　墨汁鬼伞-菌体

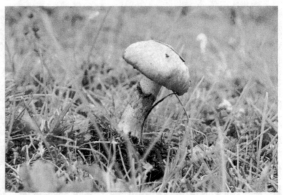

附图4-13　褐环粘盖牛肝菌-菌体

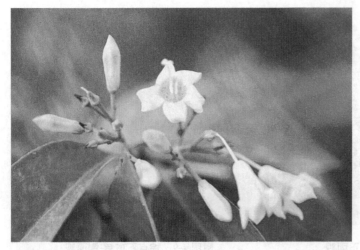

附图4-14　钩吻-花

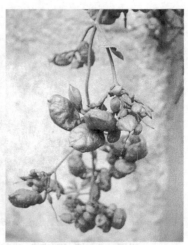

附图4-15　钩吻-果实

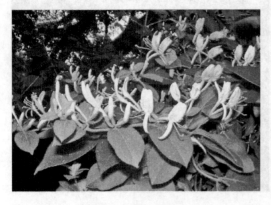

附图4-16　金银花

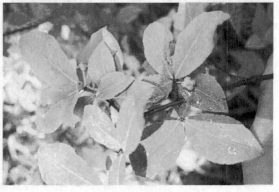

附图4-17　金银花叶

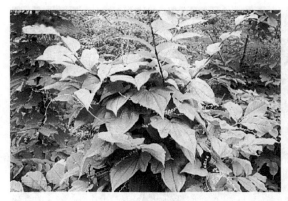

附图 4-18　穿山龙 1

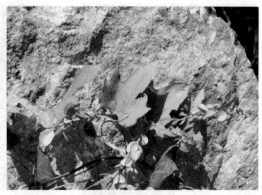

附图 4-19　穿山龙 2

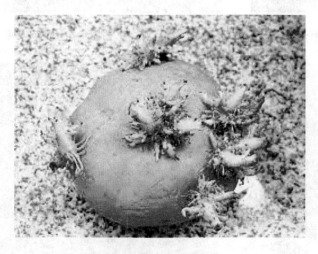

附图 4-20　发芽马铃薯

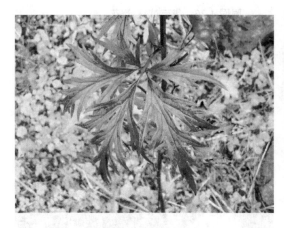

附图 4-21　北乌头-叶

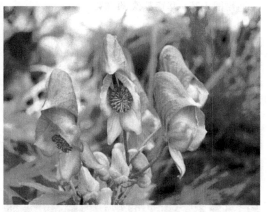

附图 4-22　北乌头-花

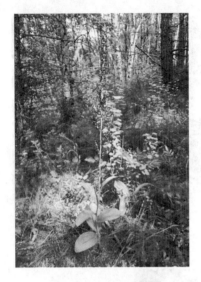

附图 4-23　藜芦-植株

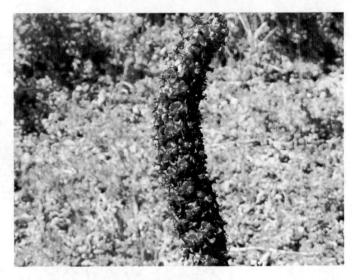

附图 4-24　藜芦-花序

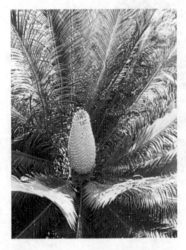

附图 4-25　华南苏铁-雄球花

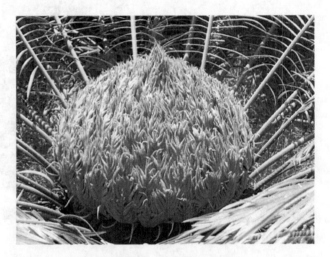

附图 4-26　华南苏铁-雌花

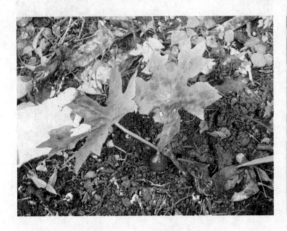

附图 4-27　川八角莲-植株

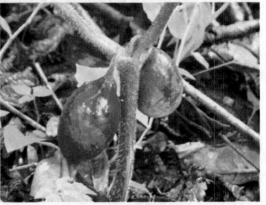

附图 4-28　川八角莲-果实

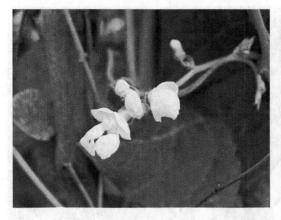

附图 4-29　菜豆-花

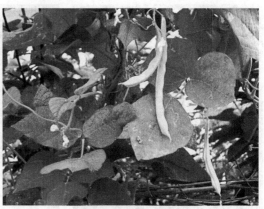

附图 4-30　菜豆-果实

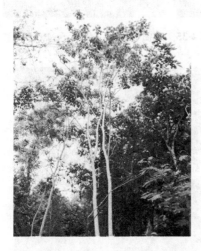

附图 4-31　巴豆-植株

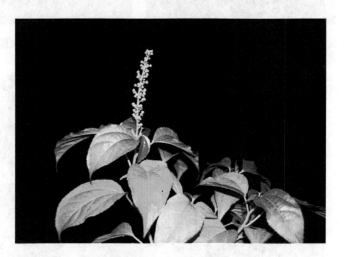

附图 4-32　巴豆-果序

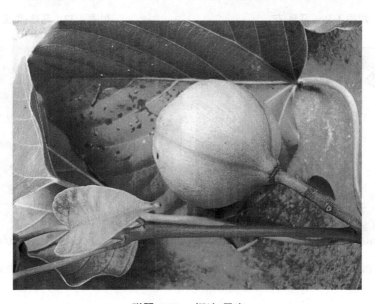

附图 4-33　桐油-果实

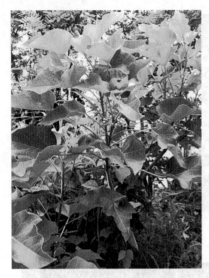

附图 4-34 麻疯树-植株

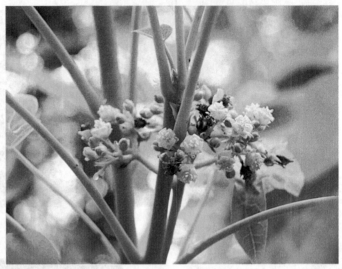

附图 4-35 麻疯树-花

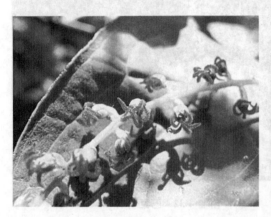

附图 4-36 马桑-花

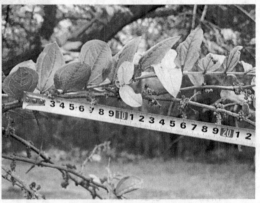

附图 4-37 马桑-果实

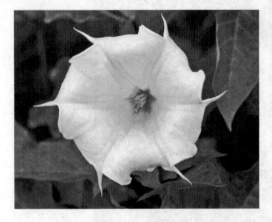

附图 4-38 曼陀罗-花

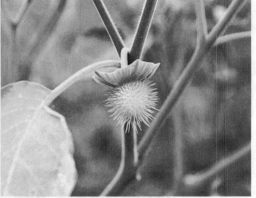

附图 4-39 曼陀罗-果实

附录 5　WHO 推荐食品安全五大要点

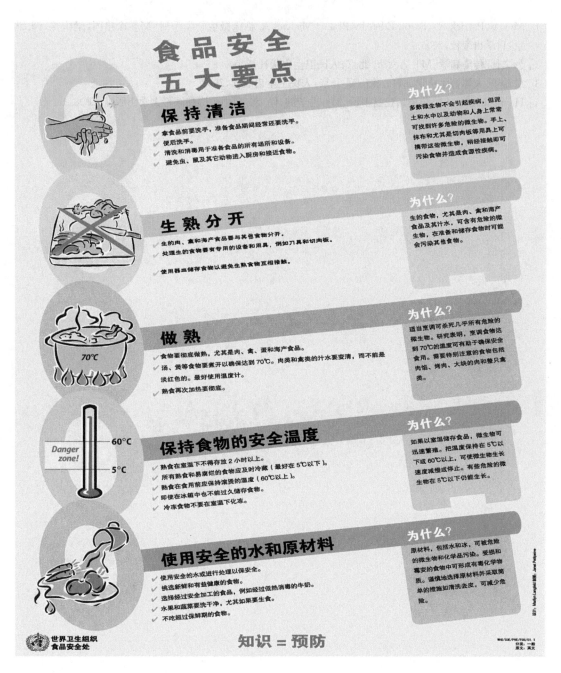

参 考 文 献

[1] Murray Patrick R. ,Baron Ellen Jo,Pfaller Michael A. 临床微生物学手册[M]. 徐建国,梁国栋,译. 北京:科学出版社,2005.

[2] 彭文伟. 传染病学[M]. 第六版. 北京:人民卫生出版社,2004.

[3] 詹希美. 人体寄生虫学[M]. 第五版. 北京:人民卫生出版社,2002.

[4] Heymann David L. 传染病控制手册[M]. 冯子健,译. 北京:中国协和医科大学出版社,2008.